The Trigger Point Therapy Workbook

触发点疗法

精准解决身体疼痛的肌筋膜按压方案

〔美〕克莱尔·戴维斯　　〔美〕安伯·戴维斯◎著

黎　娜◎译　鲁建东◎审定

北京科学技术出版社

THE TRIGGER POINT THERAPY WORKBOOK:YOUR SELF-TREATMENT GUIDE FOR PAIN RELIEF (THIRD EDITION) BY CLAIR DAVIES, NCTMB WITH AMBER DAVIES, NTCMB, FOREWORD BY DAVID G.SIMONS, MD

Copyright © 2013 by AMBER DAVIES AND MARIA WORLEY

This edition arranged with Roam Agency through BIG APPLE AGENCY, INC., LABUAN, MALAYSIA.

Simplified Chinese edition copyright © 2018 Beijing Science and Technology Publishing Co., Ltd.

All rights reserved.

著作权合同登记号　图字：01-2017-0290

图书在版编目（CIP）数据

触发点疗法 /（美）克莱尔·戴维斯，（美）安伯·戴维斯著；黎娜译. —北京：北京科学技术出版社，2018.9（2024.10重印）

ISBN 978-7-5304-9403-5

Ⅰ.①触… Ⅱ.①克… ②安… ③黎… Ⅲ.①按摩 – 基本知识 Ⅳ.① R244.1

中国版本图书馆 CIP 数据核字（2017）第 307064 号

策划编辑：孔　倩
责任编辑：田　恬
责任校对：贾　荣
图文制作：天露霖
责任印制：张　良
出 版 人：曾庆宇
出版发行：北京科学技术出版社
社　　址：北京西直门南大街16号
邮政编码：100035
电　　话：0086-10-66135495（总编室）　0086-10-66113227（发行部）
网　　址：www.bkydw.cn
印　　刷：三河市国新印装有限公司
开　　本：720mm×1000mm　1/16
字　　数：505千字
印　　张：23.75
版　　次：2018年9月第1版
印　　次：2024年10月第11次印刷
ISBN 978-7-5304-9403-5

定　价：109.00 元

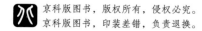

谨以此书献给我的女儿安伯·戴维斯。没有她对我的坚定信任，我不可能完成此书。她的耐心、鼓励、委婉的批评以及她对触发点疗法不竭的热情，让我不断地重建和坚定我对自己的信心和完成此书的信心。

　　安伯是我的忠实追随者。因为她自己长期受到疼痛的折磨，她积极地尝试和验证每一种新的自我疗法。她在我们的共同努力下逐渐自己动手减轻了疼痛，这是我得到的最大的回报。安伯已经成长为一名有经验的按摩治疗师，她致力于推广触发点疗法，使之惠及大众。

——克莱尔·戴维斯

　　献给我的爸爸。

——安伯·戴维斯

中文版序

伍尔夫的《论生病》中有这样一段对疼痛感受的描述："即使最无知的少女，恋爱时也能用莎士比亚或济慈的诗为她诉说心情；但要一个病人向医师描述他的疼痛，语言马上就干涸了。"当我拿到这本书时，这句话就立刻出现在我的脑海中。

每个人都知道疼痛，大多数人从自己和别人身上认识了疼痛，但我们真要描述疼痛时，却找不到合适的字眼。很多医学检查结果没有任何问题却被疼痛困扰的人士常常对我说"我这里痛"，而我只能通过他们的表情去感受他们面对身体疼痛时的那种困扰和无助。

这种困扰和无助主要源于疼痛原因令人费解或疼痛难以忍受，尤其是当你不知道疼痛何时会停止、何时再发生时。"疼痛是一种信号，而不是疾病本身。只有正确看待疼痛，才能找到疼痛的根源，从根本上治疗疼痛。"作者的这种观点我深表认同。

这本书是集原理讲解、实用案例和清晰图解于一体的疼痛治疗指南。触发点疗法已被医学界认可，并被广泛使用。近年来国内康复行业发展迅速，我相信本书会给物理治疗、徒手治疗、中医针灸、健身、按摩推拿等行业的从业者提供重要的帮助。

李 哲

广东医科大学·李哲人体科学工作室

2018.7

■ **李 哲**

广东医科大学李哲人体科学工作室负责人，中国解剖学会科普工作委员会副主任委员，开设新浪微博"李哲教你学解剖"、微信公众平台"李哲教你学解剖"以及"人体科学微课堂"，其中"人体科学微课堂"点击量突破 1.2 亿。

英文第二版序言

　　克莱尔·戴维斯拥有得天独厚的资源，他临床实践经验丰富，写作能力强，帮助人们去除病痛的决心坚定，这些优势使得这本书犹如被遗忘的荒原中的一曲福音。在医学界，肌肉是个被遗忘的"孤儿"，没有哪个医学学科是专门研究它的。因此，也没有哪个医学学科会投入资金来研究引起疼痛的会不会是肌肉，医学生和物理治疗师也缺乏专门的训练来认识触发点和处理触发点引发的问题。幸运的是，按摩治疗师虽然很少接受专门的医学培训，但都学习过如何辨认触发点，因此能逐渐学会这方面的治疗方法。

　　因为缺乏这方面的研究体系，目前医学界还没有一个广为认同的病原理论。但已有一些严谨的科学研究对触发点和触发点疗法进行了研究，得出了许多可信的结论，并且在进一步探究触发点的本质。这个一直被忽视的领域还有很多未知等待人们去探索。

　　现在医学界已经日益明确，几乎所有的纤维肌痛患者身上都有导致疼痛的触发点。有些被确诊患有纤维肌痛的患者身上有多个触发点。触发点是可以消除的，不过消除这些触发点需要特别精细的技术。

　　虽然经验丰富的临床医师都已经认识到，触发点是大量病例中肌肉与骨骼疼痛难以治愈的重要原因，但是，能够进行触发点治疗的治疗师却可谓"一医难寻"。本书既可以指导那些尚未了解肌肉骨骼疼痛本质的从业人员进行治疗，也可以为那些苦于缺少称职治疗师的患者进行自我治疗提供帮助。

　　控制肌肉骨骼疼痛，除了触发点疗法，暂时还没有别的替代手段。触发点疗法不仅能缓解疼痛，还能直接消除疼痛的根源，是一种既治标又治本的治疗方法。

大卫·西蒙，医学博士

致　谢

我衷心地感谢先父克莱尔·戴维斯，他倾尽心血编写了这本书的第一版和第二版，能有机会在这两版的基础上继续扩展，是我莫大的荣幸。先父的思想和精神仍贯穿于现在这一版中。衷心感谢所有曾支持和帮助过先父的亲人朋友。

感谢我的丈夫詹姆斯及我的孩子索菲亚和诺拉，感谢他们给予我爱与支持，感谢他们给予我自由，让我得以完成这本书。感谢妹妹玛利亚和妹夫维恩的关注；感谢弟弟克莱的鼓励；感谢祖母露丝的倾听和建议；感谢婆婆珍妮帮我照看孩子。我还要感谢已故的母亲简·曼希沃，感谢她的爱与包容，感谢她温柔的指导。

感谢南希·富勒绘制新增的插图；感谢肯恩·马丁，他像工蜂一样勤劳；感谢我的好友蕾贝卡·伊利亚特、珍妮·克莱尔·霍夫曼、麦拉·埃文斯、法雅·浩泽，以及其他许多好友，感谢他们帮助我保持了良好的心态；感谢我的客户们，感谢他们的鼓励，感谢他们给了我学习和练习的机会；感谢工作室里我的学生们，感谢他们帮助我成长为一名按摩治疗师和老师。

我要特别感谢茱蒂丝·德兰尼、简·多梅霍尔特、司徒·维尔德、莎伦·绍尔、德比·卜罗德泽科、比约恩·思维、梅兰迪·思维、蕾贝卡·科恩、凯瑟琳·马默和玛莎·格拉齐亚诺，感谢他们专业的素养和对本书内容的指导。感谢贝尔·迪卡特和朱莉·哈博在我需要时给予的真知灼见。感谢编辑简·布鲁姆奎斯特，他总是温文尔雅地帮助我纠正错误。还要感谢新哈宾格出版社的策划编辑杰斯·欧布莱恩，感谢他的鼓励、冷静和指导。感谢新哈宾格出版社的全体同仁为这本书付出的努力和对我不懈的支持。

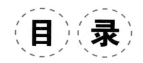

目 录

第一章　为什么选择触发点疗法 / 1

第二章　触发点的前世今生 / 7

第三章　治疗指南 / 37

第四章　头部、脸部和颈部疼痛 / 57

第五章　肩部、上背部和上臂疼痛 / 95

第六章　肘部、前臂和手部疼痛 / 133

第七章　胸部、腹部和生殖器疼痛 / 169

第八章　中背部、下背部和臀部疼痛 / 201

第九章　髋部、大腿和膝部疼痛 / 233

第十章　小腿、踝部和足部疼痛 / 271

第十一章　触发点疗法的临床应用 / 317

第十二章　肌肉紧张和慢性疼痛 / 351

第一章

为什么选择触发点疗法

　　珍妮弗，28岁，喜欢在清晨跑步锻炼，但是现在不得不放弃，因为她的膝部和脚跟持续疼痛，连短途行走都成问题了。

　　拉里，52岁，持续性背痛让他无暇他顾。不管是坐着、站着，还是躺着，他都感到疼痛，甚至连上床和下床都成问题。疼痛让他讨厌工作，也让他失去了妻子。

　　梅拉妮，36岁，白天对着电脑工作，晚上因为手臂及手部疼痛和麻木而担忧未来。但她是一位单身母亲，不管怎样，她都得工作。

　　杰克，45岁，肩部的疼痛让他难以入睡。他连抬起手臂梳头都做不到，更不用说反手挠背了。偶尔一个动作过猛，他就像被电击了一样，疼得龇牙咧嘴、喘不上气。难道这就开始走向老年和残疾了吗？

　　霍华德，23岁，小提琴专业一名极有天分的学生，跟随一位顶级小提琴老师学习多年。可是，最近手指的持续疼痛和不明原因的僵硬让他担心自己的职业生涯会因此走到尽头。

　　你身边有像珍妮弗、拉里、梅拉妮、杰克、霍华德这样的人吗？这样的人无处不在——每一个行业、每一间办公室和每一座城市，都有他们的身影。这些人不仅身体疼痛，而且没有什么办法缓解疼痛。他们四处问诊、遍寻良药，而且不惜重金，可效果却几近于无。

　　他们尝试过脊柱指压治疗法、针灸疗法、磁疗法、饮食疗法、草药疗法，服用过止痛药，坚持做过拉伸运动，有时候会感觉好点儿，但很快疼痛又会袭来。除了手术治疗，没有能从根本上解决问题的方法。可是医生说手术也无法确保有效，而且可能存在风险。他们多么希望有人知道怎么缓解疼痛！

　　成千上万的按摩治疗师、物理治疗师和内科医生日积月累的经验强有力地证明：大部分的常见疼痛以及其他不明原因的症状，实际上都是由肌肉中的触发点或收缩的小结节导致的。

> 　　如果这里的描述和你（或者你关心的人）的情况相符，那么这本书可以提供帮助。在这本书中，我会对身体所出现的疼痛给出一个合理的解释，并帮助你找到疼痛的根源。甚至，我会教你如何为自己消除疼痛——不用吃药，不用花钱，不用预约挂号。

擅长处理疼痛问题的临床医生发现：大约 75% 的疼痛是由触发点引起的，而且触发点对几乎所有的疼痛问题都起一定作用，甚至连折磨着数百万人的纤维肌痛，也是肌筋膜疼痛和触发点引起的。"肌"就是肌肉，"筋膜"是包裹在肌肉外面和贯穿于肌肉组织中的结缔组织。肌筋膜疼痛是由肌肉中的触发点引起的。大部分纤维肌痛患者也有肌筋膜疼痛综合征的症状和触发点，因此，有些患者其实是被误诊了——肌筋膜疼痛被误诊为纤维肌痛，这种情况并不在少数 [1][2][3]。

　　触发点会导致头痛、颈部疼痛、下颌痛、腰痛、腕管综合征以及各种关节痛，而各种关节痛常常被误认为关节炎、肌腱炎、肌腱退化、滑囊炎、韧带损伤的症状等。触发点引发的问题还有耳痛、眩晕、恶心、胃灼热、假性心绞痛、心律失常、网球肘以及生殖器疼痛等。触发点还会引起婴儿疝气和儿童尿床，也可能是引起脊柱侧弯的原因之一。触发点还会导致鼻窦疼痛和鼻窦阻塞，还可能是导致慢性疲劳和免疫力低下的原因之一。因为触发点是长期疼痛和行动不便（这些似乎是无法改善的）的主要原因，所以它还会间接导致抑郁。

> "肌肉是个被遗忘的'孤儿'，没有哪个医学学科是专门研究它的。因此，也没有哪个医学学科会投入资金来研究引起疼痛的会不会是肌肉，医学生和物理治疗师也缺乏专门的训练来认识触发点和处理触发点引发的问题。"

　　其实，由触发点引发的问题很容易解决，大多数人在正确的指导下都可以自己动手解决。这真是个好消息，这意味着普通人掌控自己身体状况的时代来临了。为什么这么说呢？因为，虽然在过去的 70 多年里，大量的医学文献记载了与触发点相关的信息，但很多医生和其他从业人员仍然对它不了解。为什么医学界不能接受触发点疗法的思路呢？一部分原因在于做磁共振、X 射线和 CT 扫描时人们看不到触发点，解剖时也看不到。但更深层次的原因在于，没有哪个研究机构研究是不是肌肉引起的疼痛，也没有专门研究肌肉的医生。肌肉——我们身体里面最大的器官——就像个没人要的孤儿。正如医学博士大卫·西蒙医生在序言里所说的："肌肉是个被遗忘的'孤儿'，没有哪个医学学科是专门研究它的。因此，也没有哪个医学学科会投入资金来研究引起疼痛的会不会是肌肉，医学生和物理治疗师也缺乏专门的训练来认识触发点和处理触发点引发的问题。"

　　尽管在肌肉、筋膜、神经、触发点和牵涉痛方面还有许多未知的事物需要我们去探索，但有一点却是肯定的：触发点真实存在，我们可以用手指感觉到。触发点发出的独特的电流信号可以用灵敏的电子设备测到，活体肌肉组织中的触发点也可以被电子显微镜拍到 [1]。除此之外，触发点还可以通过 2D 灰阶超声、振动性弹性成像和多普勒超声等被我们看到 [4]。利用新型的微透析针，我们完成了活跃的和潜在的触发点的生化检测采样。除此以外，我们检测了已知的与疼痛、敏感状态、细胞交流以及炎症相关的生化指标，用以区分触发点和普通组织的特征 [5]。

　　医学博士珍妮特·特拉维尔和大卫·西蒙编著的两卷本著作《肌筋膜疼痛和功能障

碍：触发点手册》① (*Myofascial Pain and Dysfunction: The Trigger Point Manual*，1983，1992) [6][7] 详细介绍了关于触发点的知识。该书使用了一些比较难懂的术语，如果把这些术语换成日常用语，那么关于触发点的基础知识其实并不难懂。

特拉维尔和西蒙把触发点形容为肌肉组织中收缩的小结节，它比周围的肌肉组织紧实。在包裹着触发点的肌纤维中，它给人的感觉更像一根绷紧了的吉他弦。构成触发点的纤维长期处于紧张状态，会阻碍周围的血液循环，从而导致新陈代谢副产品的累积以及新陈代谢所需氧气和养分的缺乏，它们反过来又使构成触发点的纤维更紧张。如果没有其他外来力量的介入，这种恶性循环就无法打破，触发点则长期存在。按摩触发点就是要将这种恶性循环打破 [1][8]。

处理触发点引发的问题的困难在于，触发点总是把疼痛传递到其他部位。人们通常认为，哪里疼，问题就在哪里，大部分的疼痛治疗都是基于这一认识进行的。但实际上，触发点总是把疼痛传递到其他部位。人们常常忽略了这种牵涉痛。特拉维尔和西蒙认为，传统疼痛治疗失败的原因就在于都只关注疼痛本身、治疗疼痛所在部位的疼痛，而没有意识到引起疼痛的部位与疼痛所在的部位其实有一定的距离。

比治疗疼痛的传统方法更为糟糕的是，对局部的问题进行全身性药物治疗。大部分常见的疼痛，如头痛、肌肉痛以及关节痛，是人体对肌肉过度使用或者肌肉损伤的一种保护性反应，同时也是向人们发出的警告：出问题了，需要注意。止痛药虽然止住了疼痛，让人们产生一种错觉，以为病情好转了，但这本质上只不过是掩盖了病情。我们要知道，疼痛是一种信号，而不是疾病本身。只有正确看待疼痛，才能找到疼痛的根源，从根本上治疗疼痛。

> 疼痛是一种信号，而不是疾病本身。只有正确看待疼痛，才能找到疼痛的根源，从根本上治疗疼痛。

特拉维尔和西蒙的书就重点讨论了对疼痛的误诊。由触发点引起的牵涉痛与很多疾病的症状相似。特拉维尔和西蒙认为，大部分常见的疼痛都是由触发点引起的，认识不到这一点，就难免会误诊，从而导致后期治疗无效 [1]。

幸运的是，我们现在已经发现，牵涉痛是有规律可循的。特拉维尔和西蒙在这方面取得了重大进展，芭芭拉·卡明斯帮助他们把这些规律用插图的形式直观地展示了出来。一旦知道触发点大概在哪个部位，就很容易找到它们，然后用几种方法就可以轻松地使之失活（失去活性）。触发点不活跃了，疼痛问题也就解决了。

不过，特拉维尔和西蒙在书中介绍的两种方法——注射与拉伸——不能用于自我治疗。本书的目的就是在特拉维尔和西蒙的基础上，介绍一种更具操作性、更经济的疼痛治疗方法。这种方法不依赖医院和医生，自己动手就可以。针对触发点进行自我按摩，几分钟后疼痛症状就可以在很大程度上得到缓解，三至十天内大部分疼痛就可以消除，

---

① 这套著作的上下册中文版本分别名为《肌筋膜疼痛与功能障碍——激痛点手册.第一卷.上半身》(人民军医出版社，2014) 和《下肢肌筋膜疼痛和机能障碍——触发点手册.第二册》(世界图书出版公司，2014)。——编者注

六周后一些长期慢性疾病就可以痊愈。对纤维肌痛和肌筋膜疼痛综合征患者来说，疗效会来得慢一些，但他们仍然会明显感觉到病情在逐渐好转。

按摩触发点有三个作用：打破使肌肉保持收缩状态的化学和神经反应循环；促进被处于收缩状态的组织所抑制的血液循环；使触发点中形成结节的肌纤维得到舒展。书中的插图为读者演示了如何找到引发不同问题的触发点的位置，以及如何用自己的双手使触发点失活。在介绍按摩方法时，本书还会提醒大家注意保护手，避免对已经有问题的手造成进一步损伤。

自我按摩非常简单，患者一学会就可以在任何方便的时候按摩，而且可以根据自身情况调整按摩的次数和强度（根据自己对疼痛的忍受程度调节按摩的力度）。即使是半夜开始疼痛也没有关系，患者马上就可以给自己按摩。自我按摩的突出特点是方便，可以自己动手，无须请假跑医院，无须求人，也不需要昂贵的设备。

本书是一本自我治疗手册，也能作为教材使用。书中介绍的简单、直接的自我按摩

> 自我按摩非常简单，患者一学会就可以在任何方便的时候按摩。自己动手，无须请假跑医院，无须求人，也不需要昂贵的设备。

方法可以作为专业触发点疗法课程的一部分，适合想要学习按摩和物理治疗的学生。第十一章"触发点疗法的临床应用"供使用触发点疗法的按摩治疗师学习，以便为病人治疗：学习者如果能够了解自身的牵涉痛，找到对应的触发点进行按摩治疗，会对治疗病人的疼痛有所帮助。

医学院开设触发点自我按摩课程对医学生同样重要。即将走向工作岗位的准医生们通过自我按摩治疗自身疼痛有助于他们更好地理解疼痛，为病人治疗也就更游刃有余。触发点疗法是对医学的补充，可以使疼痛治疗的效果更好，也可以减少疼痛治疗的花费。

对已经工作的医生而言，现在开始学习和运用触发点和肌筋膜疼痛方面的知识也不晚。本书以简单的语言介绍了特拉维尔和西蒙的研究成果以及这一被世人遗忘的医学领域。如果大家有兴趣，可以去阅读特拉维尔和西蒙的著作《肌筋膜疼痛和功能障碍：触发点手册》（1983，1992）[6][7]。这方面的著作还有简·多墨浩特和彼得·惠济布莱克特编著的《肌筋膜触发点：病理生理学、循证诊断及治疗》（*Myofascial Trigger Points: Pathophysiology and Evidence-Informed Diagnosis and Management*，2011）[9] 以及齐格弗里德·门斯和罗伯特·D. 格温编著的《肌肉疼痛的原理》（*Muscle Pain: Understanding the Mechanism*，2010）[10] 和《肌肉疼痛诊疗》（*Muscle Pain: Diagnosis and Treatment*，2010）[11]。发表肌筋膜疼痛相关研究成果的学术期刊有《身体和行动治疗》（*Journal of Bodywork and Movement Therapies*）、《徒手和推拿治疗》（*Journal of Manual and Manipulative Therapy*）、《肌肉骨骼疼痛》（*Journal of Musculoskeletal Pain*）、《疼痛》（*Pain*）和《物理治疗及康复文献》（*Archives of Physical Medicine and Rehabilitation*）等。

医学界并非没有意识到当前疼痛治疗方法研究上的不足。有些医生自己就深受其"痛"，他们也和普通人一样厌倦了不停地服药。有些医生因为不能缓解病人的疼痛而

感到沮丧。触发点疗法既可以用于普通人的自我治疗，又可以用于专业治疗，它的推广将给全世界的疼痛治疗带来一场真正的变革。

新生

照理来说，这本书的作者应该是一位医生，他身穿白大褂、科班出身、行医多年并且在学术期刊上发表无数科研论文。可是，它的作者却是我的父亲——克莱尔·戴维斯，他是一个普通人，因为对疼痛治疗的现状不满意，所以开始了这项艰巨的工程。

在本书的前两版中，我父亲讲述了他为什么对触发点感兴趣，如何成为一名按摩治疗师，以及后来为什么开始写书——疼痛是根源。20 世纪 90 年代中期，我父亲饱受肩周炎之苦，曾在长达八个月的时间里几乎丧失劳动能力。刚开始他只是在铲雪后感觉肩部有轻微的疼痛，后来病情发展到手臂无法抬到齐肩的高度、开车时无法抬手系安全带、无法开瓶盖，再后来发展到连抬手开门都做不到。有一位医生将这种症状诊断为滑囊炎，建议用绑带将手吊在脖子上固定六个月。可是对我的父亲——一位钢琴调音师（他自己经营店铺）来说，用这种方法治病就意味着不能工作。另外一位医生的诊断是肩周炎，他建议的治疗方法是，在麻醉的状态下强行切除关节囊部位的粘连。父亲认为这两种方法都不大靠谱，他倾向于采用物理治疗的方法。可是一个疗程结束后，情况更糟糕了。此时，父亲发现给他做物理治疗的治疗师自己就有肩周炎。他治不好自己的肩周炎，也治不好我父亲的肩周炎，而治疗的费用我父亲还得照付。再后来，父亲尝试了按摩治疗。在按摩治疗的过程中，父亲发现按摩治疗师参考的书是关于触发点的。这一次父亲看到了希望，他去买了这本书，也就是特拉维尔和西蒙编写的《肌筋膜疼痛和功能障碍：触发点手册》，开始了自我治疗的历程。

父亲的经历的特别之处在于，他治好了自己的肩周炎，用到的工具只有三种：一个网球、一根触发点按摩杖（thera cane）以及《肌筋膜疼痛和功能障碍：触发点手册》。父亲用了四周时间认真研究并找到了与肩周炎相关的 23 块肌肉中的所有触发点，然后对这些触发点进行了按摩，四周后触发点就消失了。父亲又做了两周拉伸运动（之前的物理治疗师给他安排的）后，他的关节的活动度全部恢复。他非常惊讶，自己竟然治好了自己的肩痛。

后来，父亲来找我并告诉我这个方法。我 18 岁在剧场抬布景板时不小心受伤，从此饱受腰痛的折磨。六年来，我没有哪一次能轻松地坐上一小时，提 20 多斤东西腰就会疼上三天。年轻人能做的事情，我都不敢做。是自我按摩改变了我的生活。有一天，我连续坐着穿了四小时的珠子，等抬头看时间时，我突然意识到，腰居然没有痛！六年来如影随形的疼痛就这么消失了。几个月之后，熟悉的疼痛又一次光临，我带着复仇的情绪用力地敲打触发点，幸好我的身体能适应这种充满暴力的自我治疗——除了留下几处瘀青外，没有别的后遗症。一年之中我的身体也有别的几处出现疼痛，几乎每次我都用按摩触发点的方法消除了疼痛。

父亲和我都上了按摩学校，成为按摩治疗师。我们的优势在于，在此之前我们自学了触发点疗法的技术。在这本书的第一版出版（2001年）后的两年半的时间里，我们走遍美国，接触了几百名按摩治疗师，为按摩治疗师和其他从事康复工作的人员进行讲座。父亲的性格更适合单独做事，合作对他而言是个挑战。当我可以独当一面的时候，我和父亲结束了之前那种"父女档"的合作模式。我继续进行讲座，为按摩治疗师和病患开设讲习班。在我们的网站（www.triggerpointbook.com）上可以找到更多相关的信息。

现在，有很多按摩治疗师可以治疗触发点引发的疼痛。虽然找到一位帮助你减轻疼痛的好按摩治疗师并不太难，但是，现在，你不用等待——只要跟随本书第四章到第十章的指导，你就可以开始自我按摩了。在这几章中，你将学会从哪里开始查找引起疼痛的触发点，因为牵涉到的肌肉和触发点也许不止一处。第三章介绍了有效的按摩技术。希望你仔细地了解关于肌肉的知识。总而言之，自己动手，大胆尝试，缓解疼痛近在咫尺。

下一章是关于触发点的知识，讲述了触发点研究的历史和一些科学知识。如果你无须深入了解这些，想直接进入治疗方法的学习，可以跳过下一章，从第三章开始阅读。

第二章

触发点的前世今生

特拉维尔和西蒙在他们的著作《肌筋膜疼痛和功能障碍：触发点手册》（1999）[1]中用四章详细介绍了关于触发点和牵涉痛的科学研究，他们参考了数百篇相关学术论文来论证他们的观点。特拉维尔和西蒙博士在业界的威望本身就很高，再加上论据充分，他们的观点得到了大家的认可。

珍妮特·G.特拉维尔，医学博士（1901~1997）

20世纪初，医学院很少招收女性，而珍妮特·特拉维尔幸运地进入了大学学习医学，后来成了著名的心脏病专家和药理学家。因为自己肩痛，她进入了肌筋膜疼痛治疗领域。后来她不仅让自己的疼痛彻底消失了，而且在肌筋膜疼痛的诊断和治疗上达到了行业领先水平。当然，每一项革新都是以前人的大量研究成果为基础的。特拉维尔博士发现，其实有很多研究者已经在试图研究由肌肉中的触发点导致的牵涉痛，可是他们大多埋头苦干，没有关注别人的思想和成果。而特拉维尔博士在广泛阅读文献之后，集百家之所成，最终完成了这一著作。

到1983年《肌筋膜疼痛和功能障碍：触发点手册》[2]第一卷出版时，特拉维尔博士已经研究及治疗触发点和牵涉痛40多年了，并在医学期刊上发表学术论文40多篇。她的研究刷新了人们对肌筋膜疼痛的认识，她的理念和治疗方法被全世界的医师和物理治疗师采纳，这使得数百万患者终身受益。

特拉维尔博士曾经治好了一位特殊的病人，这对历史造成了深远影响。她在肯尼迪和约翰逊两位美国总统在任期间担任白宫内科医生。肯尼迪总统曾饱受肌筋膜疼痛以及其他病痛的折磨，一度无法正常工作，他的政治生涯几乎因此结束。正是珍妮特·特拉维尔治愈了肯尼迪总统，挽救了他的政治生涯。

从白宫退休时特拉维尔已经60多岁了。但是，退休之后的她并没有停止工作，甚至没有放慢脚步。在接下来的30年里，她继续完善和传授肌筋膜疼痛的治疗方法，而且依然孜孜不倦、热情洋溢。她在80多岁的时候出版了《肌筋膜疼痛和功能障碍：触发点手册》第一卷 [2]，90 多岁的时候出版了第二卷。在撰写这两卷时，特拉维尔没有因为赶时间而忽略细节，反而一丝不苟地处理书中的每一个细节，直至全部确认无误才付印出版。

1997 年 8 月 1 日，95 岁高龄的珍妮特·特拉维尔在美国纽约州首府奥尔巴尼去世，被安葬在了父亲、母亲和丈夫旁边。她的墓碑上只刻了一个名字——"珍妮特·格雷姆·鲍威尔"。她连姓都改成了丈夫的姓，墓碑上没有记载她成名后的名字，没有她的成就，也没有她在历史上的地位。也许这些将永远刻在那些消除了病痛的人的心里。

大卫·G. 西蒙，医学博士（1922~2010）

大卫·西蒙长期从事科学研究，是肌筋膜疼痛研究方面的权威。西蒙博士早期从事航空航天医学方面的工作，研究出在失重状态下测量人体生理反应的方法。他也是太空动物实验研究组成员之一。他的职业生涯中还有一段精彩的插曲——1957 年，身为空军医生的他创造了载人热气球飞行高度的最高纪录。实际上，是他将史波尼克号人造地球卫星送入太空的。他也是用肉眼确认地球是圆形的第一人。同一年，他成为杂志《生活》（*Life*）的封面人物。1960 年，他出版了《人类的高度》（*Man High*）[3]，讲述了他那段精彩的冒险旅程。

大卫·西蒙在 1963 年和珍妮特·特拉维尔初次相识。当时珍妮特·特拉维尔是白宫的内科医生，正去往得克萨斯州圣安东尼奥的布鲁克斯美国空军基地对空军医学院的学生进行以触发点和肌筋膜疼痛为主题的培训。1965 年，西蒙从空军退休，开始担任退役军人事务部主任。同一年，他开始跟着特拉维尔博士学习治疗疼痛的方法。他们志同道合，在之后的 20 多年配合密切，完成并出版了《肌筋膜疼痛和功能障碍：触发点手册》（1983，1992，1999）[2][4][1]。

西蒙是推动这套书出版的主力，完成了大部分内容的写作。西蒙客观科学的方法、严谨的态度与特拉维尔博士广博的知识、丰富的经验都充分体现在了这一著作中。

大卫·西蒙博士于 2010 年 4 月 5 日去世，享年 87 岁。直到生命结束前，他还致力于肌筋膜疼痛领域的工作，发表学术论文、评论新的学术研究成果、给全世界研究肌筋膜触发点的研究者和临床医师提建议。位于瑞士温特图尔的、以他的名字命名的大卫·G. 西蒙学院是欧洲几所教授肌筋膜疼痛知识的学院之一。

《触发点手册》

《肌筋膜疼痛和功能障碍：触发点手册》[1] 用了四章介绍关于触发点和肌筋膜疼痛的知识，内容非常翔实，因此这四章就足以成一本书。我们的目的就是把这四章的内容和新的研究成果结合起来，再运用通俗易懂的语言写一本大家都看得懂的书。

触发点——抽打人类的鞭子

特拉维尔博士曾形象地把触发点比喻为"抽打人类的鞭子"。触发点引发的疼痛丝毫不亚于心绞痛、肾结石和骨折。一块小小的肌肉引发的疼痛有时候可能也不亚于一块大肌肉。触发点引发的疼痛虽然一般不会危及生命，但对生活质量的影响却是非常大的[1]。

触发点——无处不在

触发点的产生是非常常见的自然现象，几乎没有谁能避开触发点，也没有谁能免受它的折磨。它存在于大部分人的肌肉系统中，或至少以一种隐性状态存在。

触发点存在于肌肉中，而肌肉又是人体中最大的器官——其重量占人体总重量的42%~47%。因此，人体中可能出现触发点的范围比较大。研究肌筋膜疼痛治疗方法的医生发现，75%的疼痛都是肌肉疼痛，而几乎所有的疼痛都和触发点有关，即使是疾病或创伤引起的疼痛也不例外。在办公室、运动场或日常生活中的行动不便，都可能是肌肉疼痛导致的[1][5]。

诊断和治疗触发点引发的疼痛的困难之一在于，其症状和很多其他病症相似。据研究，触发点会导致头痛、颈部和下颌痛、腰痛和腕管综合征，还有各种关节痛，如关节炎、肌腱炎、肌腱退化、滑囊炎和韧带损伤等。

另一个困难在于，触发点的潜伏期很长，因此常常被忽略。它可以在人体中长时间潜伏，没有任何可以被感觉到的症状。但是，它很容易找到，因为在受到按压时人体会有疼痛感。一旦有外界的刺激，潜在触发点就会被激活，从而引发自发痛。

被医学界忽略的触发点

肌肉是常见疼痛发生的主要器官，然而这一点不仅为医学界所忽略，甚至连医学院的学生在学习人体解剖学时也很少学习有关肌肉的知识，他们学习的重点集中在关节、骨骼、脏器、血管和神经等方面。这种不合理的安排会导致大量误诊事件的发生和错误的治疗方法被采用[1]。而且，研究经费也集中投入到制药、医疗设备、医疗程序等方面，而很少投入到无利可图的手法治疗方面。手法治疗中最常见的物理治疗法也缺乏与临床疼痛机制和疼痛控制方法相关的培训[6]。

一些对触发点疗法持怀疑态度的人认为关于触发点的研究太少，现在我们可以说，这种说法早就过时了，触发点已经成为研究热点。触发点是真实存在的，可以用特制的针对它进行取样，其生化特征可以被分析出来并以科学的方式呈现[7][8]。

触发点是什么？

虽然触发点广泛存在，也很重要，但是很长时间以来，它却一直是个谜。"触发点"这个词对普通老百姓来说很陌生，在普通的字典中也找不到。现在，医学词典以及其他一些医学参考书终于开始"承认"触发点了，可提到时常常只有短短的几句话，顶多也就一两段文字。可喜的是，"触发点"这个概念已经得到美国疼痛学会医生的认可 [9]。

> 触发点就是肌肉组织中的紧带区中一个娇弱的小结节，按压它会产生疼痛感。

特拉维尔和西蒙认为，触发点是"骨骼肌中过度应激的点，这个点与紧带区中高度敏感的可以触摸到的小结节密切相关。按压这个点会引发典型的牵涉痛、触痛、运动功能障碍以及自主神经症状" [1]。换句话说，触发点就是肌肉组织中的紧带区中一个娇弱的小结节，按压它会产生疼痛感。

紧带区比触发点更容易察觉到，有人形容紧带区就像肌肉深处一小段煮得半熟的意大利面。要发现触发点则需要更为敏感的触觉，因为它是紧带区内部的小结节，不是每个人都能感觉得到的。西蒙博士解释得很清楚，他说："你不要以为这是去肌肉里找边界清晰的包块，实际上它们是难以识别的单个肌节（收缩的肌纤维），这些肌节处于稳定的挛缩状态。一个边界清晰的小结节（触发点）是由很多有问题的肌节聚在一起形成的。

> 进行触发点自我按摩时，你不必通过手指触摸来确定触发点的位置，哪个部位感觉疼痛，触发点就在哪里。

这些肌节常常分散到同 5 美分或者 50 美分的硬币那般大，当然，前者更多见一些。它们摸起来比正常的肌肉硬，但也不完全像一个'结'。因此，触发点其实是一小片区域，其决定性特征是柔软度与周围组织的不同。"（以上为 2006 年西蒙与克莱尔·戴维斯私下交流的内容。）

触发点通常会在特定的部位，也就是运动神经进入肌肉、给肌肉传递信息的部位产生。其所在部位通常比较硬。有触发点，就会有触痛感。因此，进行触发点自我按摩时，你不必通过手指触摸来确定触发点的位置，哪个部位感觉疼痛，触发点就在哪里。

紧带区很容易被察觉。它是肌肉中一根绷紧的纤维，就像一根琴弦或者缆绳，它的形成晚于触发点（图 2.1）。它从触发点向两端延伸，有时候会被误认为

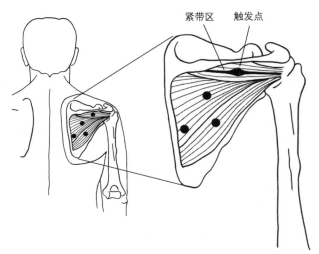

紧带区　　触发点

图 2.1　冈下肌——触发点及其相关的肌纤维中的紧带区的放大图，所有的黑点都是触发点

较小的肌腱。在触发点引发的问题中，紧带区是最麻烦的，因为它会限制肌肉拉长，从而缩小肌肉运动的范围。很多时候，触发点还未被人察觉，紧带区就已被察觉到了。

要注意区分触发点和肌痉挛。有些医学文献把二者混为一谈。肌痉挛是整块肌肉的突然收缩，而触发点以及与之相连的紧带区是肌肉中收缩着的一个很小的部分。虽然触发点有可能导致整块肌肉痉挛，但它与肌痉挛是完全不同的。

肌筋膜

筋膜是一种结缔组织，包裹和隔离肌肉，长得像保鲜膜。浅层筋膜位于皮肤下方，覆盖整个人体，包裹着脂肪、神经、血管以及其他结缔组织。深层筋膜环绕所有的肌肉、肌束，甚至单个肌细胞。（把生鸡腿的皮去掉，就可以清楚地看到表层筋膜。）如果筋膜变紧变厚，那就出问题了。

触发点和其他"点"一样吗？

现在我们说的触发点，珍妮特·特拉维尔等人在之前的文献里称为"触发区域"[10]。之所以称其为"触发区域"，是因为这个出问题的区域深深地藏在肌肉里面，其边界也不清晰，只能触摸到一片小小的区域。

针灸穴位

针灸疗法是一种用于治疗疾病、改善功能失调状况、舒缓压力和缓解疼痛的方法，有4000多年的历史。人体有几百个针灸穴位，其中有一些位于人体的十二经络上。针灸疗法指通过针刺穴位来缓解肌肉骨骼疼痛、功能障碍等症状的方法。对于这里所说的穴位和《肌筋膜疼痛和功能障碍：触发点手册》中所说的触发点是否一致的问题，专家们的意见不统一[11][12][13]。虽然针刺触发点和针刺穴位都能有效缓解疼痛，但针灸疗法和触发点疗法是两种不同的治疗方法——针灸疗法的范围比西方医学中徒手疗法的范围更大，针对的部位也大不相同。如果你想找人帮你治疗触发点引发的疼痛，至少要找一位经过各种训练，包括学过珍妮特·特拉维尔和大卫·西蒙的书中关于牵涉痛区的内容的执业按摩治疗师。

压迫止血点

人们经常混淆触发点和压迫止血点，因为二者都需要按压。但是，压迫止血点存在于动脉上，受伤出血时只要按住即可有效止血，所以它和触发点是不一样的，尽管两者的位置比较近。"压迫止血点"这个术语经常用于指压按摩和反射疗法。

武术中的穴位

按压穴位也用于武术中，但显然并非用于治疗，尽管在一场激烈的武术比赛后，你可能需要按摩一些穴位来缓解疼痛。习武者（如学习空手道、功夫、跆拳道、柔道等的人）会用点压对手穴位的方法来自卫，使对手短时间内剧烈疼痛、无法移动，然后就可以趁机逃脱，或者进一步用其他技艺对对手进行攻击以使其失去战斗力。

纤维肌痛的触痛点

触发点也常常容易和触痛点混淆。触痛点是美国风湿病学会确立的判断纤维肌痛的标准之一。纤维肌痛共有 18 个触痛点，这些触痛点对称分布在身体的正面和背面，共 9 对（图 2.2）。根据美国风湿病学会 1990 年提出的标准，患者若有 11 个点（或 11 个以上的点）持续疼痛三个月以上，且触痛点分布在身体各个部分，则可判定他患有纤维肌痛。

但美国风湿病学会目前又确立了一个诊断纤维肌痛的新标准，新标准并不完全依靠触痛点来诊断纤维肌痛，而增加了其他指征。2010 年 5 月发表在杂志《关节炎护理及研究》（*Arthritis Care and Research*）[14] 上的一篇文章认为："本研究中诊断纤维肌痛最重要的标准是疼痛的扩散范围（全身有多少个部位疼痛），其他症状，如认知困难、睡眠质量差、疲劳等也可以作为诊断纤维肌痛的标准。这些其他症状根据其程度分为轻度、中度和重度。"纤维肌痛的典型症状为：中等到大范围的身体疼痛，中等到严重程度的认知困难、睡眠质量差、疲劳及其他症状。在这一研究中，研究者不再把触痛点作为诊断纤维肌痛的唯一标准。

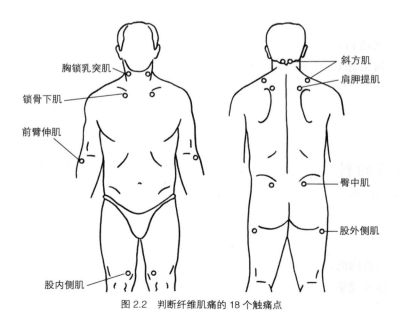

图 2.2　判断纤维肌痛的 18 个触痛点

　　在诊断纤维肌痛时需要考虑患者身上是否有触痛点，而 18 个触痛点所在的位置有时候与触发点重合或者接近 [15]，这样就会使诊断变得困难。很多纤维肌痛患者同时有肌筋膜疼痛和触发点，肌筋膜疼痛和触发点会增强这些患者的疼痛感。纤维肌痛的触痛点可能是中枢神经系统过度反应的结果，也可能是过度活跃的触发点导致中枢神经系统过度兴奋的结果。

　　根据当前的科研成果，我们认为，纤维肌痛患者和治疗专家可以适当使用触发点疗法来缓解纤维肌痛，治疗时根据患者对疼痛的耐受程度来调整治疗强度和时间。莎伦·索尔，一名有专业资质的触发点治疗师、芝加哥 MYO 疼痛治疗中心的按摩治疗师，在纤维肌痛治疗方面有丰富的经验。2000 年，莎伦·索尔将百丽宫诊所和美国纤维肌痛治疗中心的重心调整为纤维肌痛综合征的治疗。治疗之前，她会对患者进行全面的肌筋膜检查，消除其他一些继发因素，之后在患者家里对患者的高度敏感组织进行脱敏治疗。她让患者浸浴在温水中，用一把洗澡用的软毛刷轻轻地擦洗触发点和牵涉痛所在的部位，然后在温水中轻轻地拉长肌肉。之后，如果患者可以承受，就以较小的力度对触发点进行极其温柔的按摩。"治疗纤维肌痛和敏感很重要的方法是全面评估肌筋膜触发点、进行专门的自我护理训练、拉伸、活动以及消除一些导致触发点持续存在的因素，做了这些工作便可以让身体顺利走向恢复健康之路。"（以上为 2012 年索尔与笔者私下交流的内容。）

触发点的生理学原理

　　除了研究触发点的位置、症状及起因，世界各地的科学家也开始对其物理和化学的构成情况进行研究，这方面的研究成果不断涌现。本节主要概述这方面的最新研究成果。如果你对这方面的研究有很大的兴趣，请时常关注两个相关网站（www.myopainseminars.com 和 www.dgs.eu.com）。

　　大部分读者主要想了解如何发现和治疗触发点引发的疼痛。如果是这样，可以直接跳过这一章，从下一章开始学习。

触发点的科学依据

　　研究者对触发点的研究是全方位、多角度的。科技的进步使我们不仅能用肉眼看到它们，还能够监测它们的电活动和生化活动。例如，研究者用肌电图描记法监测到，活跃触发点及其所在的紧带区有自发的高频低幅电活动，即自发性电活动。研究认为，自发性电活动与肌肉的运动终板相关；肌肉的运动终板在肌肉与运动神经相连的位置。大卫·西蒙将这种现象戏称为"终板噪音"。以前人们认为运动终板只出现在肌纤维的中部，现在的研究发现，运动终板不只分布在肌肉的中部 [5]。通过研究电子信号，研究者还有其他发现，这些发现可以帮助我们对触发点进行精确定位。例如，研究者发现，按压触发点时，它的电活动会增强；快速拉伸肌肉会使身体释放更多乙酰胆碱，这也会使电活动增强[16]；因为新陈代谢加快，研究者还监测到运动终板所在区域的温度有细微的波动[1]。

因为触发点是一种软组织，所以不能通过照射 X 射线被观察到，但它们所在的紧带区可以通过磁共振检测到。新的研究发现，通过振动性弹性成像的刺激，触发点可以通过彩色多普勒超声诊断仪被观察到[8]。研究者还发现，通过电子显微镜和光学显微镜在新鲜尸体中可以观察到触发点，在给动物进行活体组织检查时也能观察到触发点（在实际生活中这样做显然不现实）。在《肌筋膜疼痛和功能障碍：触发点手册》（1999）[1]中，特拉维尔和西蒙展示了一张用显微镜拍到的照片，它非常清晰地呈现了一只狗的腿部肌肉中的触发点。我们在下面会详细讨论那张照片。

但就现实性、可操作性以及效率而言，以上方法都不可行，训练有素的专业人员通过用手触摸来查找触发点还是最简单易行的方法。

触发点的位置也可以通过活体组织检查和化学检查来确定。美国国立卫生研究院的研究人员发明了一项新技术，即对人体触发点周围的环境做活体取样，将其与正常的肌肉组织进行比较。研究发现，活跃触发点的生物化学物质存在异常，这样一种酸性环境会导致促炎症反应、促收缩和致痛的物质增多[7][16]。

当然，这并不是说要懂得很多才能自己处理触发点带来的问题。如果你觉得这些知识有点儿难懂，可以跳到本章后面的"触发点的种类"这一节。如果你对肌筋膜疼痛科学特别感兴趣并且愿意自我挑战，可以和我们一起继续通过显微镜和电化学这两个途径来了解触发点。

显微镜下的触发点

接下来我们开始了解肌肉的构造。如图 2.3 所示，肌肉由肌束组成，每一束肌束都被肌筋膜包裹着，且与其他肌束隔开，比如肱三头肌的长头就是一束独立的肌束。肌束由肌纤维组成，肌纤维又由更小的肌原纤维组成。每一束肌束大概有近百根肌纤维，每一根肌纤维有 1000~2000 根肌原纤维。有意思的是，一根肌纤维实际上就是一个肌细胞，但是由于它特别长，它包含的细胞核数量不止一个。

显微镜下能看到的肌原纤维中最基本的肌肉收缩单位叫肌节（图 2.3，图 2.4）。图 2.4 显示的是正常长度的肌节和收缩的肌节。收缩的肌节短一些。

肌原纤维由一串首尾相连的肌节组成。肌节之间由薄薄的 Z 膜隔开。从图 2.4 中可以看到，收缩的肌节中的 Z 膜受到压缩后相互靠近。处于舒张状态的正常长度的肌节的平均长度大约是 2.5 微米[5]，肌节被压缩后的长度仅仅是正常长度的一半。

肌节主要由细丝状的蛋白分子——肌动蛋白和肌球蛋白构成。肌动蛋白和肌球蛋白

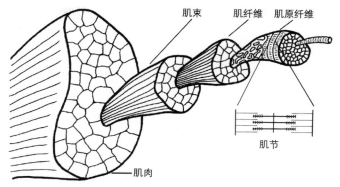

图 2.3　肌肉组织分级解剖示意图

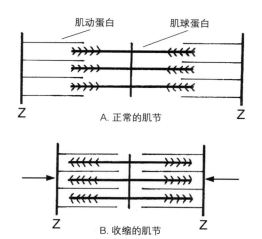

图 2.4　肌节，肌肉收缩原理

相互靠近，则肌节收缩变短，相应的肌肉也变短，就像你的十指紧扣导致双手合拢一样。肌节缩短是肌肉收缩的关键所在。正如你想象的那样，就算一个最小的动作，也需要数百万肌节收缩才能做到。

当肌动蛋白和肌球蛋白分离时，肌节舒张。只要神经系统发出脉冲刺激，肌动蛋白和肌球蛋白就会重新聚拢。当肌动蛋白和肌球蛋白因为过度使用（劳损）而粘连时，触发点就产生了[1]。

图 2.5 显示的是肩部冈下肌内部触发点中的几根肌原纤维。图 2.5 中的放大图是对图 2.6 的清晰再现。图 2.6 是狗的腿部肌肉进行活体组织检查的显微镜图，展示了肌节收缩导致触发点产生的情况[1]。

图 2.5 中的 A 代表处于正常休息状态的肌原纤维，它既没有拉伸也没有收缩。肌原纤维中细小的纵向的 Z 膜隔开了各个肌节。肌节的高度大于宽度，肌节沿肌原纤维伸缩的方向排列。

B 代表肌原纤维内部的一个结节，它由一群处于最大连续收缩状态的肌节组成，反映了触发点的收缩状态。在这个球状结构内，肌原纤维中的肌节收缩，隔开肌节的 Z 膜相互靠拢。

C 代表从收缩的结节到肌肉附着点（向着肱骨头方向）之间的那部分肌原纤维。这一部分的 Z 膜间距比较大，肌节因为旁边的结节而处于拉伸状态。这就是紧带区又硬又紧的原因。

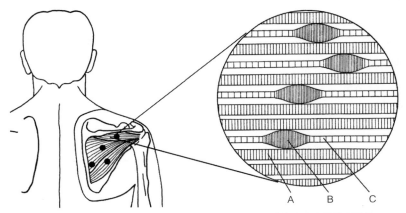

图 2.5　收缩的肌节的显微镜图。一个触发点可能包含很多个这样的小结节

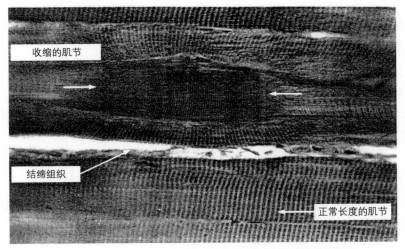

图 2.6　放大 240 倍的狗的腿部肌原纤维中收缩的肌节形成的结节

在正常情况下，肌肉就像水泵一样交替收缩和舒张，帮助心脏进行血液循环，心脏又通过毛细血管将血液供给肌肉，满足肌肉自身的新陈代谢。研究发现，肌原纤维上的结节堵住了毛细血管，阻碍了结节所在区域的血液流动，导致结节所在区域氧气的缺乏以及代谢废物的累积，这最终导致更多肌纤维收缩[8]。这也是为什么非类固醇类抗炎药

在触发点治疗中没有效果[5]。足够多的结节产生后，就会形成一个触发点[1]。

从电化学的角度看触发点

下面这一节的内容，只要你有一点点化学知识就比较好懂。高中生物教材中关于肌肉的生理学知识比我们这里讲的要深奥难懂得多。

肌肉的新陈代谢

身体肌肉中发生的电化学反应就是肌肉的新陈代谢，而肌肉的新陈代谢使得肌肉收缩和舒张的基本功能得以实现。没有肌肉的新陈代谢就没有肌肉收缩，也就没有相应的其他活动。而没有能量来源（食物），肌肉也没办法进行新陈代谢。新陈代谢过程将食物中的葡萄糖转化为糖原以及作为能量储备的脂肪分子。当分子需要能量时，糖原和脂肪就转化为三磷酸腺苷以辅助完成代谢，包括运输能量。三磷酸腺苷在肌肉收缩中的作用将在后面讲解。

肌肉的收缩

虽然肌肉只需要来自脊髓的脉冲信号就可以做出反射动作（比如医生用反射锤敲击你的膝部而引发的膝跳反射），但肌肉的收缩通常始于从大脑发出的电子信号。在这两种情况下，信号通过运动神经传递到肌肉。运动神经就像一根缆绳，包含数千根独立的神经纤维，即神经元。

每根神经元都由其轴突与肌纤维连接起来，轴突末端一般分为许多分支，每个分支分别与一根肌纤维相连。将血液输送到这个区域的毛细血管通常和运动神经平行（图2.7）。当来自中枢神经系统的信号沿着运动神经的轴突传输时，钙离子释放的通道被打开。钙的流入促使乙酰胆碱释放，乙酰胆碱进入位于运动神经轴突和肌纤维中的运动终板之间的狭窄间隙（被称为突触间隙），它是神经肌肉接头处兴奋传递的递质，可以激活肌肉端的乙酰胆碱，打开钠离子通道，继而引发动作电位。动作电位传递到肌纤维，

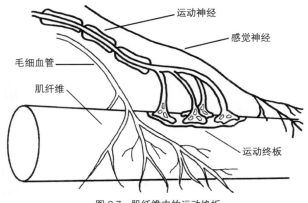

运动神经

感觉神经

毛细血管

肌纤维

运动终板

图 2.7　肌纤维中的运动终板

在那里它使肌浆网释放出钙离子。这些钙离子使肌动蛋白上的结合位点暴露，从而使肌球蛋白和肌动蛋白靠拢，于是就缩短了肌节。

图 2.8 显示的是乙酰胆碱释放前的肌肉运动终板，此时肌节处于放松状态。图 2.9 显示的是乙酰胆碱的流入引起肌节收缩变短。肌节一直保持收缩状态，直至肌球蛋白和肌动蛋白被三磷酸腺苷分开。三磷酸腺苷还会将钙离子吸收回肌浆网中，从而减少导致收缩的刺激。

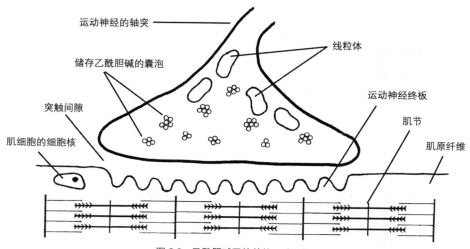

图 2.8 乙酰胆碱释放前的运动终板

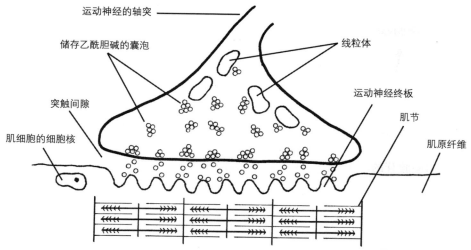

图 2.9 乙酰胆碱释放时的运动终板

触发点联合假说

触发点的产生有很多诱因，如肌肉突然承受过大的负荷、持续低强度的静态肌张力、离心收缩（肌肉被拉长的同时收缩）、长期肌肉紧张、严重创伤、劳损、持续快速运动等。

以上这些因素会促使乙酰胆碱释放，这会引起肌节收缩，也会引起为肌肉新陈代谢供血的毛细血管收缩；肌节和毛细血管收缩会导致血液循环不畅、局部供血不足，从而损伤线粒体；线粒体受损又会导致提供能量的三磷酸腺苷无法产生。因为三磷酸腺苷是分离肌球蛋白和肌动蛋白的必要物质，它的缺乏会使肌节处于收缩和变短的状态[1]。三磷酸腺苷这一能量的缺乏导致肌肉运动终板出现恶性循环。通常我们认为，这是触发点产生的基础。触发点联合假说指出，因为阻碍乙酰胆碱释放的成分被抑制了，所以运动终板出现了过量乙酰胆碱（图2.10），这进一步推动了能量缺乏假说。

> 触发点的产生有很多诱因，如肌肉突然承受过大的负荷、持续低强度的静态肌张力、离心收缩（肌肉被拉长的同时收缩）、长期肌肉紧张、严重创伤、劳损、持续快速运动等。

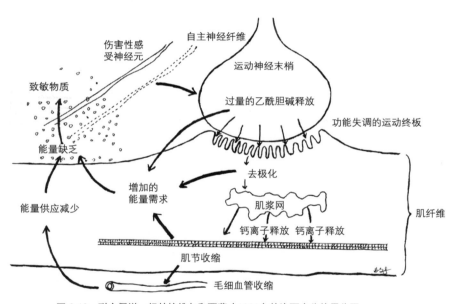

图2.10 联合假说，经特拉维尔和西蒙（1999）的许可在此使用此图

当三磷酸腺苷的减少使肌细胞中的肌浆网对钙离子的再吸收停止时，能量缺乏的关键一步就出现了。这一步很重要，因为只要钙离子一直存在，就会导致肌节无法舒张和拉长。轴突中过量的钙离子会促使乙酰胆碱释放，乙酰胆碱通过神经元的突触到达肌纤维，刺激肌纤维释放更多钙离子。钙离子是收缩的中介，直接刺激肌球蛋白和肌动蛋白相互靠近。除了因运动神经刺激而增加的动作电位，一些化学反应也会导致过量的乙酰胆碱释放。目前的研究还提出了一些更复杂的理论，这些新理论不在图2.10的描述范围

内。这些新理论指出，增加的工作负荷及由此引起的缺氧会使细胞的 pH 值降至 4 ~4.5（正常状态下的 pH 值是 6.5~7），这会反过来促使降钙素基因相关肽释放，而降钙素基因相关肽又会增加乙酰胆碱的释放。降钙素基因相关肽同时会抑制乙酰胆碱酯酶的活性，这种化学物质是用于分解乙酰胆碱的。所有这些促使形成恶性循环，使运动终板处的肌节持续收缩。随着恶性循环不断发展，导致疼痛的物质不断被释放。这些物质刺激游离神经末梢的痛觉感受器（对潜在危险刺激产生反应的感受器），给痛觉感受器传递信息——触发点所在部位出问题了，有疼痛感——并把疼痛的信号传到中枢神经系统，从而引起敏感 [1][7][16]。

打破恶性循环

不管用什么方法，只要能让肌球蛋白和肌动蛋白分离，让肌节变长，就可以让触发点失去活性。但我们无法强迫肌肉舒张，也不能强迫它变长，否则会导致更多乙酰胆碱被释放出来。要打破这个导致触发点持续存在的恶性循环，最安全有效的方法是增强血液循环，从而增加肌肉组织的氧气和能量供应；能量供应恢复了，钙离子的吸收就会重新开始，肌节就会变长。而按摩触发点可以恢复受影响区域的毛细血管的血液循环，这可能是最没有风险的方法了 [1]。最新研究表明，干针疗法（不使用药物或注射用水，用注射器针头对触发点进行针刺）能直接有效地打破触发点所在部位的恶性循环 [16]。

触发点的种类

不同种类的触发点的重要性有很大差别，你在开始治疗前很有必要了解一下，这可能决定了你能否成功解决触发点引发的问题。注意，触发点可分为主触发点和卫星触发点，活跃触发点和潜在触发点。当然，无论是哪种触发点，它们都有一个共同的诊断特征：按压它们就会有疼痛感。在讨论触发点的种类之前，我们近距离了解一下肌纤维。

肌纤维

上文提到过，触发点出现的位置在神经肌肉接头处，是运动神经给肌肉下工作指令的地方。以前人们认为这是一个非常精确的位置，但现在的研究发现，这其实是一个有点儿大的区域，而且运动神经在多处支配肌肉。因此，肌肉中可能会有多个触发点和多个紧带区。以前我们认为触发点分为"中心触发点"和"附着触发点"，"中心触发点"被定义为位于肌腹（运动神经进入肌纤维的部位）的触发点，"附着触发点"则被定义为位于肌腱附着点（肌腱附着于骨骼的部位）的触发点。新的研究不能证明存在附着触发点，所以现在不再提这种分类方法（2012 年多墨豪尔特与笔者交流的内容）。据我们所知，触发点会出现在运动神经支配肌肉的任何地方。本书中的插图将引

本书中的插图将引导你去了解已知的会产生触发点的地方，但你自己仍然要慢慢触摸肌肉以查找其他紧带区，靠手感发现触发点。

导你去了解已知的会产生触发点的地方，但你自己仍然要慢慢触摸肌肉以查找其他紧带区，靠手感发现触发点。

要想详细了解肌肉，就要了解肌纤维的走向。肌纤维的排列方式因肌肉功能的不同而不同（图2.11）。格斗型肌肉的肌纤维平行排列（A）；力量型肌肉的肌纤维则斜着排列，像一片羽毛（C）或半片羽毛（D），三角肌中束就是这样的。有趣的是，这种肌肉中所有肌纤维的长度都是一致的[1]。有一种肌肉由几块肌肉（或者称几"头"肌肉）组成，通常肌肉的名称就告诉了我们有几块（头），如肱二头肌、肱三头肌和股四头肌分别有两块、三块和四块肌肉，每一块肌肉的肌纤维排列方式都不同。还有一种肌肉，其内部被腱划——一种横向的结缔组织隔开（B）。这样的肌肉就像一串香肠，每一部分都有各自的肌腹，因此，在一根肌纤维上可能出现一个以上的触发点。腹直肌（腹部的肌肉）属于（B）类，而大腿上的股薄肌、缝匠肌和半腱肌则属于力量型肌肉[1]。

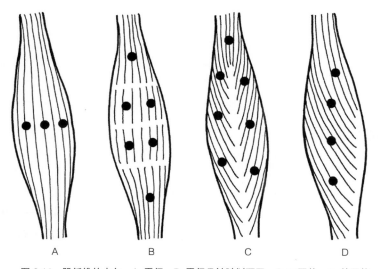

图2.11　肌纤维的走向：A. 平行；B. 平行且被腱划隔开；C. 双羽状；D. 单羽状

主触发点和卫星触发点

一个触发点常常会导致其牵涉痛区内的其他肌肉产生触发点（图2.12），这些被促使产生的触发点被称为"卫星触发点"（以前被称为"二级触发点"）。只有促使别的触发点产生的触发点才能被称为"主触发点"。

长期持续疼痛常常是一连串卫星触发点共同导致的，是从一块肌肉到另一块肌肉的连锁反应，有时候患者的整个半侧身体都痛。当主触发点失活后，卫星触发点即使不经治疗通常也会自行消失。同理，如果主触发点被忽略了，没有得到治疗，卫星触发点就很难失活，甚至不可能失活。

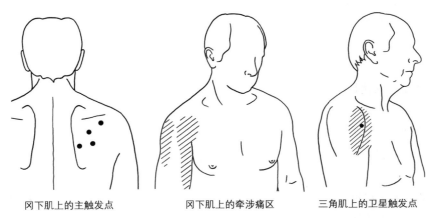

冈下肌上的主触发点　　　　　冈下肌上的牵涉痛区　　　　　三角肌上的卫星触发点

图 2.12　冈下肌触发点的牵涉痛区产生的三角肌触发点

内脏疾病引起的牵涉痛也会引发卫星触发点，它们通常出现在胸部、肩部、背部、骨盆底和腹部。这些内脏疾病引发的触发点很难消除，触发点疗法似乎有效，但它们会再次产生。这种情况下的内脏疾病及其引发的触发点可以分别被看作主触发点和卫星触发点。如果出现了这种情况，患者要警惕，有可能是内脏出现了问题[1]。对这种由内脏疾病引发的触发点来说，即使主要疾病或者主要问题解决了，触发点也可能依然存在。

活跃触发点和潜在触发点

根据触发点的活跃程度，我们可将其分为活跃触发点和潜在触发点。无论患者是否活动，活跃触发点都会引发自发痛；潜在触发点则不活跃，也不引发自发痛。无论是活跃触发点还是潜在触发点，它们都与关节僵硬以及活动度受限有关。潜在触发点比活跃触发点更多见。特拉维尔和西蒙认为，对于老年人的关节僵硬和不灵活，长期累积的潜在触发点是一个主要因素。在压力、紧张、肌肉过度使用等情况下，潜在触发点会转化为活跃触发点[1]。

"作恶者不哭，受害者才哭"——因对抗而产生的触发点

人体有时会出现肌肉不平衡的现象：一组肌肉又短又紧，从而导致与其对抗的另一组肌肉被过度拉伸而变长。被过度拉伸的肌肉为了自我防御而产生触发点，这种情况虽不多见，但也时常发生。这时长的、被过度拉伸的肌肉是"受害者"，短而紧的肌肉才是真正的"始作俑者"。在这种情况下，仅仅按摩"受害者的"触发点是不能解决问题的，只有对短而紧的肌肉及其触发点进行按摩才更有效[17]。

如果在治疗过程中发现问题迟迟不能解决，就要找出是"谁"拉伸了这部分肌肉、让它们"哭泣"，也就是说，是哪部分肌肉

这时长的、被过度拉伸的肌肉是"受害者"，短而紧的肌肉才是真正的"始作俑者"。在这种情况下，仅仅按摩"受害者的"触发点是不能解决问题的，只有对短而紧的肌肉及其触发点进行按摩才更有效。

中的触发点引发了牵涉痛。通常情况下，对那些产生了活跃触发点、因过度拉伸而变长的肌肉来说，可以通过做出使关节角度变小（也就是屈曲）的动作来使它们变短。"屈"是表示缩小关节角度的术语。例如，位于上臂前区的肱二头肌能屈曲肘部，也就是将肘关节的角度变小——从伸直情况下的 180° 减小到 40° 左右；而上臂后区的肱三头肌则会增大关节的角度。一旦确定了是什么肌肉负责屈曲关节、缩小关节的角度，就能确定就是这些肌肉让有症状的肌肉处于拉伸

> 过度拉伸变长的肌肉与收缩变短的肌肉相互对抗（举例）：
> 　　菱形肌对抗胸大肌；
> 　　冈下肌、小圆肌对抗肩胛下肌、胸大肌；
> 　　背部的表层肌肉对抗腹肌；
> 　　腘绳肌对抗股直肌；
> 　　肱三头肌对抗肱二头肌；
> 　　旋后肌对抗旋前圆肌。

状态，它们是"始作俑者"，是"作恶者"，因此，按摩这些负责屈曲的肌肉即可达到治疗效果。怎么找这些"始作俑者"呢？这里有一条捷径，那就是在身体正面找，因为我们平常习惯于前倾。例如，我们每天坐着工作的时候，常常耷拉肩膀，手臂放在身体前面。因这种过度前倾而导致的肌肉缩短现象通常出现在髋部前面、下腹部、胸部（胸前倾）、肩部（肩关节内旋）以及前臂（前臂内旋）。向经验丰富的高级按摩治疗师和物理治疗师咨询有助于发现和指出那些容易引发活跃触发点的不正确姿势。

触发点引发的症状

由触发点引发的症状多种多样，除了疼痛，还可能有麻木感、刺痛感、过度敏感、烧灼感等。触发点引发的身体问题还包括虚弱、肢体协调困难、僵硬、肿胀、活动度受限等。

触发点引发的疼痛程度不完全相同，从隐隐的疼痛到无法忍受、影响正常活动的剧痛，不同程度的疼痛都有可能发生。触发点引发的疼痛可能是急性的，也可能是慢性的。剧烈的疼痛说明问题产生还没多久，也许只产生了几小时或者几天；相反，慢性疼痛则说明问题存在的时间较长，疼痛可能是几星期、几个月甚至几年后的一种症状。而且，触发点引发的慢性疼痛比急性疼痛更难以治愈。

> 触发点引发的疼痛程度不完全相同，从隐隐的疼痛到无法忍受、影响正常活动的剧痛，不同程度的疼痛都有可能发生。

牵涉痛

虽然触发点引发的症状各不相同，但这些症状也有共同特征，即牵涉痛——触发点会将疼痛转移到身体的其他部位。"牵涉痛"这个词对大家来说也许并不陌生，多年来医学界都用这个词来指将疼痛从内脏器官传递到肌肉骨骼系统的现象。

内脏牵涉痛

内脏 - 躯体牵涉痛是一种非常常见的现象 [1]，身体内部的疾病常常表现为身体外部的疼痛。图 7.1 显示的就是由不同器官病变引发的牵涉痛区。

牵涉痛产生的方向也可能反过来，从肌肉传递到内部器官，这称为"躯体 - 内脏牵涉痛"。背部或者下腹部肌肉中的触发点引发的疼痛和溃疡、胆结石、心脏病、结肠炎、间质性膀胱炎甚至癌症的症状很像[1]，有时候我们很难辨别到底是什么引起了什么。如果采用触发点疗法几天或几周后症状仍然没有明显减轻，那就要考虑是不是判断错了病原，并排除其他非肌肉的问题。严重的症状都要严肃对待，如果直觉告诉你有问题，你的直觉也许就是对的。

肌肉骨骼牵涉痛

在肌肉骨骼系统中，来自触发点的疼痛大部分（85%）都离身体的中心部位比较远，其他 15% 的疼痛被传递到身体中心部位或者出现在触发点周围。大部分情况下，牵涉痛是一种身体深层的触痛，有时因为身体移动或运动，疼痛会变得尖锐，让人感觉像被电击一样刺痛。肌筋膜牵涉痛也会像由其他原因引起的疼痛一样让人无法忍受。疼痛程度更多地因末梢致敏和中枢致敏程度不同而不同，而不是因为肌肉的大小，因为最小的肌肉中的触发点也可能让你疼得不良于行[1]。

> 大部分情况下，牵涉痛是一种身体深层的触痛，有时因为身体移动或运动，疼痛会变得尖锐，让人感觉像被电击一样刺痛。

肌筋膜牵涉痛的常见症状包括由颈部肌肉触发点引发的紧张性头痛（图 4.3）、由腹肌触发点引发的背痛（图 7.23）和由肱四头肌触发点引发的膝部疼痛（图 9.9）。对于关节的僵硬和疼痛，我们不应该首先想到是关节炎，而应该考虑是不是和肌肉相关的触发点疼痛。指关节、腕关节、肘关节、肩关节、膝关节和髋关节等的疼痛是触发点引发的典型症状。

> 如果有以下五种情况之一，就需要考虑导致疼痛的部分或者全部原因是内脏出了问题（引自格雷 [2004] 第 361 页的内容）：
>
> 1. 持续疼痛，不因体位或者活动的变化而变化；
> 2. 发力并没有压迫疼痛部位，但是疼痛加剧，如走路时肩部疼痛加剧；
> 3. 在进食后或者胃肠活动、膀胱活动、咳嗽、深呼吸时，疼痛加剧；
> 4. 疼痛伴随胃肠病，如消化不良、恶心、呕吐、腹泻、便秘或直肠出血等；
> 5. 伴有发热、盗汗、脸色苍白、头晕、疲劳或不明原因的消瘦等；不过要注意，触发点也会引起恶心、头晕和疲劳。触发点牵涉痛和内脏牵涉痛同时发生的情况也比较多见。

按压肌肉上的疼痛点，如果它将疼痛传递出来，那么它就是触发点。这种疼痛的感觉在 10~15 秒后才可以感觉到。只要按压本书插图中所示的每个触发点，有些人就可以感到牵涉痛；有些人即使按压活跃度很高的触发点，也只能感到轻微的刺痛。因此，按摩触发点时，不能以疼痛的程度作为诊断标准。受过良好训练的治疗师在用针直接刺触发点时，很有可能找到牵涉痛区（2012 年多墨豪尔特与笔者私下交流的内容）。要检验某一触发点是不是引发某种疼痛的因素，唯一可靠的方法是使此触发点失活，然后看疼痛是否消失。

牵涉痛的产生机制

目前有好几种理论可以用于解释牵涉痛。西奥多·鲁赫提出的理论最为简单易懂，他认为这是因为疼痛的信号被混在了一起，所以被神经系统误读了，生理学家称之为"会聚投射学说"[18]。鲁赫的研究表明，脊髓中单个的第二级神经元实际上会接收第一级神经元发出的信号，第一级神经元位于内脏、皮肤、关节和肌肉中。这些电子信号在脊髓中被整合在一起，然后传送到大脑。因为各种不同的信号可以在脊髓中同时得到处理，所以从本质上来说，这些信号就混合成一个整体。研究人员兼治疗师简·多墨豪尔特这样解释："这就像来自山里的多条溪流汇集成一条河一样，一旦小溪里的水流到了河里，它们就合在一起，分不出彼此了"（2012 年多墨豪尔特与笔者私下交流的内容）。

"中枢敏感化学说"认为，对组织造成损伤或潜在损伤会刺激与某一特定肌肉相连的脊髓背角神经元的感受区域，还会将远处其他不活跃的背角神经元的感受区域唤醒。理论上，那些离得远但汇聚在一起的背角神经元的敏感化会导致牵涉痛[19]。大脑接收和理解的是混合在一起的各种疼痛信号，之后产生的牵涉痛会沿着由某个脊髓神经元提供的整条神经通道被投射出来，被投射到的组织区域甚至超出了原本刺激区域的管辖范围。牵涉痛，很多时候（虽然不是所有时候）是成片出现的，而且出现在同一脊髓运动神经元控制的肌肉上。这也就意味着，由同一运动神经元控制的多组肌肉牵涉痛区是有关联的。

中枢敏感化是中枢神经系统的一种过度兴奋，其特征是对疼痛和通常情况下的非疼痛刺激有过度敏感的反应。研究表明，活跃触发点和潜在触发点都会对脊髓背角神经元输出伤害性信息[19]。"伤害性（感受）"是中枢神经系统或末梢神经系统对威胁人体组织的刺激进行的反应和加工[5]。也就是说，神经系统把触发点看成威胁。多墨豪尔特认为，活跃触发点和潜在触发点发出的伤害性信息会导致肌肉负荷过大甚至肌肉失用性萎缩，最终导致中枢神经系统和末梢神经系统过度兴奋[6]。

幸运的是，触发点疗法的实际操作不需要你懂这么多关于牵涉痛的神经学知识。你只须明白，牵涉痛实实在在存在，而且很常见。

特拉维尔发现，牵涉痛区是可以预估的，在不同的人身上只有很小的差异。牵涉痛常常出现在关节或者靠近关节的地方，关节一旦痛起来，你就不得不改变原来导致疼痛的不正确的活动方式[1]。

要注意的是，牵涉痛区在不同人身上还是有细微差异的。正如我们之前提过的，只有因最常见的触发点形成的牵涉痛区是得到证实的，也有可能肌肉里还有因其他触发点形成的牵涉痛区。更有甚者，并非所有的骨骼肌被证实是存在触发点的，但从理论上讲，可能所有的肌肉中都存在触发点。关于肌筋膜疼痛的研究还在继续发展，也许还有新发现。

> 本书中的插图记录了一些主要的牵涉痛区，它们是最常见也是疼得最厉害的。一些次要的牵涉痛区，因为出现得少一些，我们就只用文字描述，不再配图。本书每一章前面的"引起疼痛的触发点所在肌肉索引"列出了已知和常见的肌肉在特定区域引起的疼痛。此外，你也可以参考之后的"引起其他症状的触发点所在肌肉索引"以快速查看其他细节。

神经及血管方面的症状

有触发点的肌肉会持续保持一定程度的紧张状态，穿过肌肉的神经或肌肉附近的神经会因此受到收缩肌肉的压迫。神经受压迫后通常会令人体出现一些异常的感觉，如麻木感、刺痛感、烧灼感、过度敏感，或者是相应神经支配区域出现的如电击般的疼痛等，比如颈部斜角肌触发点可能导致肩部和上臂疼痛，也可能导致前臂、手部和手指有麻木感、刺痛感和烧灼感（图 5.2，图 5.3）。

触发点还会导致肌肉压迫血管，阻碍血液流动。例如，颈部斜角肌收紧会上拉第一肋骨，并压迫锁骨下的静脉，这会使血液淤积在手部，手部因此暂时发热、肿胀，将手向上举可以促进血液回流到手臂，缓解肿胀。触发点不会导致血液凝块出现。如果你发现某些部位有疼痛、肿胀、发热、发红等急性症状，按摩前最好向医生咨询。如果这些症状出现在小腿上，就需要马上去看医生，因为有可能是腿部出现了血液凝块。

神经受到持续性压迫会导致其支配区域内产生触发点。例如，椎间盘突出会压迫臀部和腿部肌肉中的运动神经根，从而产生触发点。这些触发点就是坐骨神经痛所表现出的典型的臀部疼痛和腿部疼痛的罪魁祸首。在这种情况下，臀部和腿部肌肉中的触发点对触压非常敏感，只有神经压迫完全解除后触发点才会消失。

身体功能障碍方面的症状

除了疼痛以及其他感觉方面的症状外，触发点通常还会妨碍肌肉在人体中正常地发挥其功能，可能表现为无力，比如股内侧肌触发点会将疼痛传给膝部（图 9.15），还会使膝部不能受力；又比如胫骨前肌触发点引起的无力感可能让人走路时因绊倒而摔跤（图 10.2）。这种肌肉无力感和肌肉萎缩无关，因此锻炼肌肉并不是合适的治疗方法。其实只要使触发点失活，力量马上就会恢复。

触发点还会使肌肉无法拉长，从而导致身体僵硬。与关节相连的肌肉如果处于这种紧张状态，就会导致身体相应部位的活动度减小，如颈部发僵、无法弯腰、肩部发硬等，这些症状都是由触发点引起的。如果控制关节的肌肉一部分收缩拉紧，另一部分却出现无力的状况，就会出现肌肉不平衡的现象，进而导致关节方面的障碍。骨头之间不正常的摩擦会导致关节不能顺畅地工作。肌肉不平衡可能就是关节咯吱作响的原因。

由触发点引起的肌肉长时间收缩可能导致不良体态，比如收缩的胸肌使肩部前倾，从而让人习惯性地含胸和驼背。长期形成的这种不良体态仅靠自律是无法得到纠正的。只有采用触发点按摩和拉伸的方法，同时锻炼与其对应的被过度拉伸的肌肉，增强其强韧度，才有助于纠正长期形成的不良姿势 [20][21]。

触发点也会导致用力过度后的肌肉难以恢复。有触发点的肌肉不能得到真正的休息，这会导致这些肌肉不必要地疲劳。与运动少的人相比，运动员的肌肉恢复和放松所需要的时间可能更长，耐受力也可能下降得更快。进行触发点按摩后，你会发现，你能把棒球投得更远了，你能卧推更大的重量了，你抱孩子的时间能更长了。

自主神经功能紊乱

在触发点引发的症状中，有些是你想象不到的。这些症状各不相同，有些症状跟疼痛无关，而有些症状你很难相信居然是触发点引起的。

这些奇怪的症状都是自主神经系统异常活动的表现。自主神经系统的功能是支配腺体、消化系统的平滑肌、血管、心脏、呼吸系统和皮肤等。特拉维尔和西蒙列举出来的已知的由自主神经系统异常引起的症状有：眼睛发红、容易流泪、视物模糊、眼睑下垂、唾液分泌过多、持续流鼻涕等。颈部肌肉触发点会导致头晕、平衡感降低、持续咳嗽、鼻塞和长期流鼻涕等。下颌翼内肌触发点会导致耳闷、耳内颤振等。咬肌附近的触发点会导致耳朵深处奇痒难忍。令人惊讶的是，胸大肌中有一个触发点还会引起心律不齐，冈下肌触发点会导致手掌多汗[1]。

导致触发点产生的元凶：肌肉过度使用

引发触发点的行为和事情很多都是显而易见的，如发生事故、摔跤、肌肉拉伤，以及各种各样的肌肉劳损。在电脑前工作、在桌子前低头学习、躺着时手拿书举到头部上方等都会引起几个肌群的低强度持续收缩。这种"非最大强度的肌肉等长收缩"（收缩，却没有缩短）是很多触发点产生的主要起因。肌肉喜欢在短时间内努力工作，然后充分放松。

肌肉过度使用一次，比如偶尔提了一次重物、运动过度、用力时间过长等，就会长时间疼痛。

离心收缩也会给你带来麻烦。前面提到过，当肌肉在被拉长的同时收缩，离心收缩就会出现，比如我们下坡或下楼梯时用力工作的股四头肌中的股内侧肌就是典型的例子。在所有的运动中，以这种方式（拉长时收缩）工作的肌肉都是通过制动力来保护我们的关节免受伤害的。离心（拉长）收缩与向心（缩短）收缩对抗。过量的离心收缩会导致肌肉拉伤，表现为触发点产生或延迟性肌肉酸痛。

可避免的肌肉过度使用

为了避免以上各种情况的发生，我们需要仔细观察我们的行为。使触发点失去活性的第一步就是纠正那些引发触发点的行为；如果不能马上纠正过来，那也要有所限制。有时候，完全纠正错误的行为，比如与工作相关的重复性肌肉劳损（见下文"工作中的肌肉过度使用"）可能比较难，但也并非不可能。我们可以做一些小小的改变以提高工作效率，进而缩短工作时间，或者隔一段时间就休息一下。

对于那些给你带来麻烦的行为或者运动，其实并不一定非要完全避免，因为真正引

> 触发点自我按摩是一种能让你终身受益的技术，它将问题扼杀于摇篮中，从而阻止触发点恶化到无法治疗的程度。

发问题的也许只是这些行为或运动中的个别因素。我们要做的是，了解在某一行为中哪些肌肉有受损的风险，然后准备好对这些肌肉中的触发点进行治疗。触发点自我按摩是一种能让你终身受益的技术，它将问题扼杀于摇篮中，从而阻止触发点恶化到无法治疗的程度。

工作中的肌肉过度使用

对于我们的工作环境，我们的要求应该高一些，不要让不好的工作环境给我们的身体带来疼痛。虽然触发点治疗起来并不难，但如果促使触发点产生的工作环境不改变，疼痛很快就会卷土重来。说到工作环境，我们需要考虑的因素有很多，但总的来说就是要放松、减少动作和有效利用体力。无论什么样的工作环境，只要动动脑子动动手，你就可以做出一些改变，避免肌肉过度使用。你可以想办法合理利用工具，并把物品放在合理的位置，从而减少不必要的肌肉拉伸。但有时候，肌肉会使用不足，比如连续几小时都处于低强度收缩的状态。在这种情况下，你需要改变你的姿势，或者先充分收缩再充分拉长肌肉，这样可以避免触发点产生。白天工作的时候，每天在固定的时间举一举重量为 11~22 千克的哑铃，这有助于肌肉中的血液循环，避免肌肉一整天都处于轻微收缩的状态。

最容易产生问题的地方就是电脑前了。大家一致认为这是导致重复性劳损的主要原因。低头敲键盘这样的动作看起来好像不累，但问题却不知不觉上身了。实际上，对肌肉来说，这样的持续状态造成的压力不比抡锄头干体力活小。

建议使用一些支撑腕部和肘部的工具，这样会让手臂、颈部、上背部以及肩部都轻松一点儿。例如，把键盘放在合适的位置，这样你的手臂就不会太累；把显示器放在合适的高度，这样坐着的时候你的头部就能保持平衡，避免颈部屈曲以及头部向前倾；把要看的书或者文件架起来，这样看的时候颈部就不用屈曲得太厉害。

鼠标也是一个潜在因素。鼠标的位置放得不合适的话，不仅会伤害手和手指，还会伤害肩部。如果鼠标放得太远，手臂就会向前伸。每次用鼠标时，冈下肌和小圆肌都会收缩，一天下来，这两处肌肉使用的频率就会过高。

触控鼠标比较符合人体工程学，你只须在按键板上轻触一下就可以实现一次点击，不用像使用传统鼠标那样运动手指和前臂肌群才能实现点击。如果你用的是台式机，可以考虑使用那种更符合人体工程学的键盘。对某些工作而言，长时间坐着不动是最大的问题。现在有一些桌子可以升降，因此，我们也可以站着工作。你可以登录这个网站（www.ergotron.com）了解更多信息。还有人喜欢在跑步机上放一张桌子，这样可以边走边工作。不管是在办公室还是在自己家，为了你的健康，你都有必要购买一些更符合人体工程学的产品以改善工作环境。

使用笔记本电脑、平板电脑、手机等移动设备也会使肌肉疼痛。使用这些设备时，你需要动动脑子，让你的使用方式更符合人体工程学。观察别人使用这些设备的姿势会给你带来更多改善你自己的姿势的灵感。用电子阅读器阅读的时候，适当调整一下设备的角度，避免颈部过度屈曲；使用笔记本电脑的时候，另外接一个键盘，这样你可以把屏幕放在与眼睛等高的高度；在厨房看平板电脑的时候，用几本厚书把它垫起来；如果你经常用手机发短信，可以学习如何用弹性很好的小球来按摩手臂和拇指。

长时间保持一个姿势的话，不管这个姿势有多舒服，都会对肌肉造成损伤。固定不变的姿势会阻碍血液循环，从而促使触发点产生。肌肉保持健康的前提是有一定数量的收缩和舒张。很多工作是静态的，特别是那些需要坐在桌子前面完成的工作。更糟糕的是，那些久坐不动的工作给人的印象往往是很轻松，一点儿也不累；实际上恰恰相反，久坐工作时，人体承受了极大的负担，但这些负担不易被察觉。做这种工作的人每天要多站起来走动，做一些大跨步或者弓箭步的动作来舒展屈髋肌群。

和久坐不动相对的另一个极端则是高强度工作。我们需要训练自己轻松地工作，工作时注意关注我们的肌肉，并想办法避免工作中那些会引起不必要的肌肉紧张的动作。经过有意识的训练，我们可以学会选择性地放松那些工作中并没有用到的肌肉。我们无须做很大的改变，因为一个小小的改变就可以带来很大的好处。

同一个动作，即使只需要很小的力气，但如果不断重复，也会让肌肉负担过重。从这个角度来说，那些艰苦的重复性劳动反而对身体更有利，因为我们很容易就会意识到肌肉已经疲劳了。但是，这种重复性劳动还是会使肌肉出问题。你要学会有规律地给自己按摩来缓解疼痛。从公司的角度来讲，如果公司能够给员工提供机会，让员工在一天中做不同的工作，那么对缓解疼痛更有效[1]。

珍妮特·特拉维尔在做家务这个问题上给了一个很好的建议。她建议，不要长时间做同一种家务，可以一件事做一会儿，几件事交替着做。这样，不同的肌肉就可以得到短暂的休息，从而避免肌肉疲劳。这个方法也可以用于家务以外的劳动。

运动中的肌肉过度使用

培养意识很重要。锻炼时，如果能早点儿意识到自己有触发点方面的问题，你就可以早点儿治疗，这样就可以远离运动伤害。做所有的运动——打网球、打篮球、打高尔夫球、打棒球、踢足球、跑步、爬山、溜冰、打冰球等——都会对肌肉造成潜在的伤害。运动的时候，要了解一下，在某项运动中哪些肌肉的负担最重。一旦使用过度，就要对触发点进行按摩。对那些特别容易受伤的肌肉，在运动前和运动后都要适度按摩。

坚持锻炼的运动员通常会做一些拉伸运动来避免运动伤害。需要注意的是，已经产生触发点的肌肉很容易拉伤甚至撕裂，因为它们会对抗拉长的趋势。定期的触发点按摩有更好的拉伸效果，既能使触发点失活，也能起预防作用。

不当运动和过度运动是触发点产生的常见原因。你也许有过这样的经历，运动时原本疼痛的部位居然不疼了，但运动一旦停止，疼痛很快就会回来。这其实就意味着是活跃触发点引发了疼痛。此时，如果你还继续运动，希望用运动的方法来治疗疼痛，就不太明智了。当然，这个时候我们需要区别触发点引发的疼痛和运动后的普通酸痛。触发点引发的疼痛是肌肉中的某个点疼痛，而运动后的普通酸痛则是整块肌肉都酸痛。

其他可以避免的肌肉过度使用

除了工作和运动中的肌肉过度使用，还有很多其他很隐蔽的方式会造成肌肉过度使用，从而导致触发点产生。例如，体重超标会使肌肉使用过度，这是触发点产生的前奏。

不当的睡姿也会使肌肉使用过度，特别是有些睡姿会让某一肌肉或肌群长时间处于缩短的状态，比如趴着睡可能会导致腰痛。解决由不当睡姿导致的疼痛问题时，别急着换床垫和枕头，而要先按摩肌肉；然后，你需要改变一些长期养成的不良习惯。其实，一个星期的时间就足够改变一个坏习惯或养成一个好习惯了。

无论是久坐于电视机前看电视，还是久坐于方向盘前开车，这些动作都会导致一些肌肉长时间不动，因此具有潜在的危险性。上文提到，在工作或者运动中，我们需要改善动作，使之更符合人体工程学。在日常生活中也是如此，我们要注意观察自己的爱好、做家务时的动作以及其他日常生活中会做的动作等，看它们是否会导致肌肉过度使用；如果会，就要改变这些动作。

不可避免的肌肉过度使用

在摔倒或发生车祸时，肌肉会受伤，从而导致触发点产生。肌肉的过度收缩和过度拉伸都会促使触发点产生。触发点是出现疼痛的主要原因，而这种疼痛常常没有得到足够的重视，也很少有文献提到。身体上的一些损伤，如挫伤、肌肉拉伤、韧带撕裂或关节脱位等，也会促使触发点产生。有时候虽然肌肉没有明显的损伤，但其实触发点已经产生了[1]。因此，外部损伤治愈后，你还要对受损肌肉中的触发点进行按摩。

不易察觉的肌肉过度使用

特拉维尔和西蒙认为，人们常常没意识到，治疗也会导致触发点产生和肌筋膜疼痛[1]。医学上称之为"医源性疼痛"，意思是这种疼痛是由治疗导致的。例如，治疗中给肢体做的支架、手臂吊带、石膏绷带等都会让相关部位的肌肉长时间保持不动，从而导致触发点产生。手臂骨折后，为防止骨折的手臂移动，医生会用石膏绷带将其固定起来，但这常常会导致肩周炎；脚上打了石膏绷带后，腰部和臀部的肌肉就会产生触发点，导致行走不便。

手术切口一愈合我们就可以开始对瘢痕组织进行按摩。当然，对旧瘢痕来说，什么时候开始按摩都为时未晚。

手术后如果长时间疼痛，那就有可能是割伤、拉伤、擦伤或受到其他损伤的肌肉产生了触发点。触发点还会将疼痛传递到远离疼痛源的部位，有时候医生只专注于治疗疼痛所在的部位，而忽略了这种牵涉痛，从而忽略了产生疼痛的真正源头，即触发点和与外科手术有关的瘢痕组织。手术切口一愈合我们就可以开始对瘢痕组织进行按摩。当然，对旧瘢痕来说，什么时候开始按摩都为时未晚。

臀肌注射可能会导致触发点产生，从而让患者患上坐骨神经痛；臀中肌因肌肉注射而产生的触发点可能会导致下背部疼痛；肩部肌肉注射可能导致三角肌产生触发点。

药物治疗现在还是主流的疼痛治疗方法，因为药物治疗能明显减轻疼痛。但疼痛其实只是一个信号，告诉人们什么地方出了问题，应当引起注意。用止痛药把信号消除，对信号传递的信息视而不见，这显然是不对的。

已经有研究表明，用钙通道阻滞剂治疗高血压会刺激触发点产生，换句话说，治疗高血压的药可能会使疼痛恶化[1]。有研究表明，降胆固醇和降血脂药立普妥在 15% 的服用者身上产生了肌肉疼痛和肌肉无力的副作用[16][22]。悉尼·沃尔夫在与他人合著的《最坏的药，最好的药》（*Worst Pills, Best Pills*）[23]中列举了十几种存在导致肌肉疼痛的潜在可能性的药。在服用任何药物之前，你都应该花一点儿时间阅读说明书中的"不良反应"。如果你现在正在服用止痛药，那么学会了触发点自我按摩后，你就能远离这些药了。如果在触发点按摩治疗过程中还在服用止痛药，那么按摩时一定要更加轻柔。如果用 1~10 级代表疼痛的程度，此时按摩的力度以感到 3~4 级疼痛为宜，因为止痛药会减弱你对按摩的反应，从而导致按摩过度。

> 如果在触发点按摩治疗过程中还在服用止痛药，那么按摩时一定要更加轻柔。如果用 1~10 级代表疼痛的程度，此时按摩的力度以感到 3~4 级疼痛为宜，因为止痛药会减弱你对按摩的反应，从而导致按摩过度。

触发点还可能被情绪低落、病毒感染、莱姆病、念珠菌病、胃肠疾病、糖尿病、关节炎、关节障碍或内脏功能失调激活。这些系统性问题之所以能促使触发点产生，是因为它们对肌肉代谢造成了影响[1]。

导致触发点产生的帮凶

触发点很容易卷土重来，其原因在于，人们常常低估了造成肌筋膜疼痛的帮凶的威力，它们使触发点一直存在且难以消除。这些帮凶是一些不容易被发现的潜在因素，在本质上属于化学方面的因素，在人体的整个系统中广泛存在。

控制好这些帮凶是治疗慢性触发点疼痛最关键的一步，只有控制好这些帮凶，触发点才有可能被成功消除，成果也才能永远保留。有时候只要消除了这些帮凶，触发点就能逐渐自行消失，或者至少不会反复出现。系统性因素，如维生素缺乏，会导致触发点产生[1]；新陈代谢紊乱、遗传病、腺体结构紊乱，以及心理方面和身体方面的其他问题，都会导致触发点产生。

> 控制好这些帮凶是治疗慢性触发点疼痛最关键的一步，只有控制好这些帮凶，触发点才有可能被成功消除，成果也才能永远保留。

身体方面的因素

身体方面的问题，如不良姿势、关节活动度过大、脊柱侧弯、不良工作习惯、反复拉伤或扭伤、缺乏锻炼、胸部过大、肌肉不平衡、先天骨骼结构异常等都会导致触发点难以根治。

骨骼结构异常

有些人天生骨骼结构异常，这使得触发点难以消除。两条腿长短不一、骨盆结构不对称、上臂偏短、足部第二跖骨过长等都会导致肌筋膜疼痛反复发作。骨骼结构异常，就需要身体来不断补偿这种不平衡，这就会给部分肌群造成永久损伤。两条腿长短不一会促使腿部、臀部、背部、颈部肌肉等产生触发点。如果把一只脚的脚跟垫高，则可以解决这个问题。甚至有研究表明，把脚跟垫高还能治愈一部分顽固性头痛[1]。但腿长不容易测量，要借助 X 射线，建议向有经验的医生寻求帮助。还有，腿部受伤后要打石膏，此时，未受伤的腿就会短一些，这种情况会给背部造成很大伤害。解决的办法是在没受伤的那只脚的鞋中加一片增高鞋垫，让两条腿一样长。

有时，身体的一侧比另一侧小。在这种情况下，身体一侧的骨盆也可能比另一侧小。于是，人坐着的时候骨盆就处于倾斜状态，脊柱就会侧弯，腰方肌以及其他背部肌肉就会因此承受额外的负担，甚至还会影响颈部的胸锁乳突肌和斜角肌。有人坐着时总是喜欢跷二郎腿，而且总是固定地把某一条腿放在上面，这可能就是因为骨盆倾斜，身体试图用这种方法弥补这种不平衡。在骨盆较小的一侧放置坐垫可能有助于改善坐姿[1]。

上臂偏短的情况可能比你想象的更为常见。很少人意识到这种情况会成为肌筋膜疼痛的潜在诱因[1]。坐着的时候，上臂偏短意味着肘部够不到椅子的扶手，而肘部没有支撑会给颈部、上背部和下背部的肌肉造成持续损伤。解决办法是，在桌子、你喜欢的扶手椅以及汽车中的扶手上垫一两层橡胶海绵。

第二根脚趾比大脚趾长的莫顿脚是许多疼痛的诱因。这种脚形会引起足部和踝部的不平衡，这种不平衡进而会影响整个身体。这也是很多人患跟腱炎的潜在原因[1]，解决办法参见第十章。

注册触发点治疗师以及部分神经肌肉治疗师受过专门训练，有能力发现这些天生的结构性因素。在我们周围这类专门人才并不太多，不过他们值得我们花时间去寻找。

不良姿势造成的压力

工作时紧张或不舒服的姿势会引发触发点，姿势不改变，触发点就很难消除。一些表面上看起来舒适的姿势或者长期形成的习惯会在无形中影响你的肌肉。建议大家审视自己的坐姿、站姿、提东西的姿势、工作的姿势等，在保持这些姿势时，你可能让相关肌肉处于持续紧张和收缩的状态。观察一下，你的头部是不是长时间偏向一侧或者向前伸。打电话时把听筒夹在头部和颈部之间会使上背部和颈部肌肉压力过大，建议使用耳机或开启免提功能。请培养一种意识——经常思考是不是不正常的肌肉紧张导致了姿势不平衡。

不合适的家具（如沙发、椅子等）、汽车上的凹背座椅等都可能是引发触发点并使之难以消失的原因。这些沙发、椅子并不能正确地支撑身体，你却已经习惯了这种状态，而这种状态会给肌肉带来损伤。

我们更难意识到文胸、领带、挎包、背包、帽子、皮带、鞋子甚至袜子会造成肌肉受压迫。肌肉受压迫会导致血液循环不畅、血液中氧气供应不足，于是促使触发点产生；如果肌肉持续受压，触发点就会继续发展。你可能听说过这样的病例：有人长期在裤子后面的口袋中放一个厚钱包，最终患上了坐骨神经痛。厚钱包阻碍了臀肌的血液循环，从而促使触发点产生；触发点使肌肉挤压坐骨神经，从而导致腿部疼痛或麻木。背包、长短不一的文胸带、挎包等都可能导致斜方肌产生触发点，或导致慢性颈部疼痛和头痛[1]。

久坐不动的生活方式也会导致触发点产生。肌肉需要时常运动来保持健康，肌肉若长时间不动或不活跃，就会变僵硬和变短。垂头、耸肩、驼背、含胸等不良姿势也是肌筋膜疼痛的诱因[1]。

维生素和矿物质的缺乏

肌肉能量的来源被切断会加剧触发点的问题，其中包括人体所必需的维生素和矿物质的缺乏。特拉维尔和西蒙发现，他们治疗过的近半数的慢性疼痛患者都缺乏某种维生素或矿物质，而它们都是肌肉新陈代谢所必需的[1]。这里的"缺乏"指的是低于正常摄入量，但这种"缺乏"对不熟悉肌筋膜疼痛的医生来说可能不是很重要，因此常常被忽略。这些非常关键的维生素包括维生素 B_1、维生素 B_6、维生素 B_{12}、维生素 C 和叶酸。而且，维生素 D 的缺乏也是导致慢性疼痛的原因之一[16]。钙、铁、镁、钾、锌等矿物质对人体也是非常重要的，容易缺乏这些物质的人群包括老人、孕妇、节食者、经济困难人群、情绪低落者以及患有严重疾病的人群。

维生素和矿物质的缺乏可能并不是摄入不足导致的，而是身体摄入了其他物质导致的。例如，吸烟会阻碍维生素 C 的吸收；酒精、抗酸剂和茶叶中的鞣酸会阻碍维生素 B_1的吸收；抗酸剂会影响钙和叶酸的吸收；口服避孕药、抗结核药和皮质激素类药物会导致维生素 B_6 缺乏；咖啡因的摄入会引发触发点。好的物质摄入过多也会有反作用，如维生素 C 和叶酸摄入过多会消耗维生素 B_{12}。

肌肉正常行使其功能的前提是钙、镁、铁、钾等矿物质的含量在正常范围内。钙直接参与肌纤维的收缩和舒张；镁参与身体对钙的利用，镁的含量过低与肌肉过度兴奋（包括肌肉抽搐、肌肉痉挛、肌肉紧张、肌肉疼痛等）和肌肉无力症相关；铁帮助肌肉通过血液传输营养物质和氧，还会参与体温调节，缺铁的人常常会觉得冷，但铁元素过多也不好，会导致皮肤色素沉着、患心脏病，也会影响中风后的恢复；钾元素的缺乏会影响心肌和其他平滑肌的功能[5]。

如果触发点总是难以根除，或者肌肉疼痛反复出现，建议你去做血液检查以检验体内是否缺乏某些元素。表 2.1 提供了人体所需的一些重要维生素和矿物质的建议标准。

表 2.1　部分维生素和矿物质实验室检查参考值

	男性	女性
铁蛋白（铁元素储存于人体的主要形式之一）	50 ng/ml	50 ng/ml
维生素 B_1（硫胺素）	4.0 mcg/l	4.0 mcg/l
维生素 B_6	5.4 ~ 6.7 mcg/l	2.0 ~ 2.8 mcg/l
维生素 B_{12}	350 pg/ml	350 pg/ml
维生素 D	32 ng/ml	32 ng/ml
血清叶酸	5.4 mg/ml	5.4 mg/ml
血清钙	8.5 ~ 10.6 mg/dl	8.5 ~ 10.6 mg/dl
血清镁	1.8 ~ 3.0 mg/dl	1.8 ~ 3.0 mg/dl
血清钾	3.5 ~ 5.2 mmol/l	3.5 ~ 5.2 mmol/l
维生素 C	0.4 ~ 2.0 mg/dl	0.4 ~ 2.0 mg/dl

本表引自索尔和比安卡拉纳的著作（2010），获得索尔和比安卡拉纳的准许在此使用，并在简·多梅霍尔特的帮助下进行了修改（2012）

新陈代谢紊乱

当肌肉的新陈代谢受到来自体内的化学物质或者腺体功能紊乱的干扰时，触发点就很难消除。以下情况需要注意：甲状腺功能低下（甲状腺功能减退症）、睾酮水平低、雌激素水平过低、低血糖、贫血、哺乳时间过长、高尿酸血症等。尼古丁、咖啡因和酒精都会导致新陈代谢异常，使触发点难以失活[1]。

甲状腺功能低下会令肌肉更容易受刺激，因而更容易产生触发点，触发点的治疗效果也难以长时间保持。它的典型症状有肌肉痉挛、肌肉无力、肌肉僵硬和肌肉疼痛等，其他症状还包括慢性疲劳、畏寒、皮肤干燥、月经紊乱、不明原因的消瘦等。锂元素会降低甲状腺的分泌，而补充雌激素则能使这种情况好转。也就是说，锂元素会间接使触发点方面的问题恶化，而雌激素能间接治疗触发点[1][24][25]。

低血糖反复发作也会使触发点方面的问题更严重，并减弱触发点疗法的疗效。其症状有心跳加速、出汗、颤抖及焦虑感增强，较严重时会让人视物模糊、烦躁不安、不能正常思考和说话，甚至晕厥。情绪低落更容易让人出现低血糖。咖啡因和尼古丁会促进肾上腺素分泌，而肾上腺素会使病情加重。酒精，即使是中等剂量的，也会阻碍肝脏生成糖原，并让人更容易出现低血糖，其影响甚至在饮酒后的 1~2 天仍存在[1][26]。

高尿酸血症同样会加重触发点方面的问题。痛风（尿酸结晶沉积在关节）是这个问题的极端表现形式。肉类摄入过多而水摄入过少可能会引发高尿酸血症，维生素 C 有助于治疗此病 [1][27]。

心理因素

紧张、焦虑、长期压抑等不良情绪会影响触发点疗法的疗效，患有疑病症或对疾病痊愈放弃希望等都会干扰身体的免疫系统，降低人体对疾病的抵御能力，使触发点疗法的疗效降低 [1]。

你可以逐渐培养一种自我审视的意识，看看什么时候你的姿势会僵硬，这种僵硬的姿势和什么样的情绪相关。当事情不顺利时，人们呼吸会比较浅，甚至会屏住呼吸。如果你在紧张的时候观察自己的状态，就会发现你身体的某个部位会收紧。对于这种习惯性肌肉紧张，我们一般会采用一种系统的方法来改善。可以学习一下"渐进式放松法"，这种方法可以一次放松一个部位，是一种系统性放松方法。本书第十二章对这种方法有详细介绍。

其他因素

除去前面介绍的一些因素，还有其他方面的因素会影响触发点疗法的疗效。例如：长期的细菌感染（如牙龈炎、鼻窦炎、尿道感染等）会导致触发点难以消除；流感和 1 型单纯疱疹等病毒性疾病，以及睡眠不足或睡眠质量低也会影响触发点的治疗。

对空气传播物过敏会导致呼吸困难，也会导致颈部、胸部和腹部的触发点不易消除；足部过敏会让身体的肌肉更容易紧张；肠道寄生虫会消耗基本营养物质，从而间接引发触发点。感染是潜在的，而且很常见 [1]。

我们不能只通过控制这些触发点的诱发因素来消除触发点和肌筋膜疼痛，自我按摩是必不可少的治疗手段。

采取行动

很多导致触发点产生的诱因很难消除，也很难改变，比如改变工作环境就不容易实现。对于工作中无法避免的重复性动作带来的疼痛，我们可以通过触发点自我按摩来减轻。下一章将介绍触发点自我按摩的技巧，到时候你一定会惊讶：原来触发点按摩这么简单和有效！

第三章

治疗指南

  找专业人士治疗触发点引起的疼痛毫无疑问是很好的办法，但是自我按摩也有优势。学会了自我按摩，你就不用去排长队等待了，什么时候需要就可以什么时候按摩，还不用花一分钱。自我按摩最大的优势是你再也不用依赖别人了，因为你对自己的身体是最了解的，也许你还可以成为专家。

  没有人比你自己更了解你身上的疼痛。你可以准确知道自己哪里疼，疼得有多厉害，哪一种方法奏效，哪一种方法不行，你比别人都明白你身上的感觉。按摩触发点时，你可以直接掌控整个按摩过程。好多人因为自己治好了身上的疼痛而感觉非常自豪。

  当然，我们也要明白，治疗的过程不可能一帆风顺，还是有一些困难需要我们克服。有些疼痛可以很快消除，但消除那些慢性疼痛可能需要好几个月的时间，因为长期存在的触发点已经在神经系统里形成了它自己的传导通路，一直在强化疼痛 [1][2]。那些长期存在的不良姿势、结构变异、营养缺乏等也会导致触发点难以消除。（在电脑前耸肩伸头等习惯性的不良姿势会造成部分肌肉长时间收缩，也会导致关节和脊柱失去平衡。这些变短的肌肉已经适应了这种缩短的状态，因此在纠正姿势后的很长一段时间里这种不平衡都难以消除。）

  还有一点要注意，即使操作正确，按摩触发点也会很疼。当然，这种疼是一种令人比较舒服的疼——虽然难受却让人放松。我们的按压力度以让人感觉比较舒服为宜。如果疼得太厉害了，就要按得轻一点儿。如果你治病过于心切，按摩过度了，你的身体就会反抗，于是在接下来的一两天里疼痛会加剧。按摩过度或者使用太硬的工具不仅会导致皮肤瘀青，还会对肌肉和神经等组织造成损伤。如果活跃触发点很多，按摩的时间又太长，人就会头晕或者恶心。如果身上有好几个地方疼痛，别想一次消除所有疼痛，而要先对付问题最大的地方。要有耐心，不要过于心急。先用两周时间阅读本书的前三章，然后对照第四章到第十章，找到 3~4 块重要的肌肉。刚开始，每天按摩三次，两周后，自己评估一下疗效。如果有效果，就继续按摩；如果没有效果，请阅读第 53 页 "为什么没有效果？"。

  另外，要知道，问题最大的触发点是很容易反复出现的，别想一劳永逸。不过，自己学会按摩后，问题再次出现时我们就能更有准备。触发点的自我按摩是一种非常有用的生活技能。

问题排查：如何找到疼痛之源

触发点按摩能否有效的关键在于你能否辨别你的疼痛是不是牵涉痛，如果是，你能否顺藤摸瓜，找到引起牵涉痛的触发点。通常人们很容易就止步于疼痛本身，而忽视了疼痛的根源。虽然有一些触发点引起疼痛的部位就在触发点所在部位，但不要误以为疼痛的部位就是出问题的部位。要想战胜疼痛，我们就要对牵涉痛区给予足够的重视。

> 不要误以为疼痛的部位就是出问题的部位。

从第四章到第十章，每一章都有"引起疼痛的触发点所在肌肉索引"，还有"引起其他症状的触发点所在肌肉索引"，它们主要列出了已知的会将疼痛传递到特定区域的那些肌肉。如果要找引发某个特定部位疼痛的触发点，可以对照索引中的肌肉一个一个排查。每一章还有"疼痛区图示索引"，其中的插图可以帮助你快速找到疼痛部位所对应的肌肉。通过查阅这些插图和插图下对症状的描述，你可以明确疼痛区。在插图中我们只重点介绍了一些最常见的严重的疼痛，那些次要的和不常见的，本书就没有给出插图，只有文字解释。在"引起疼痛的触发点所在肌肉索引"，加粗字体表示的是疼痛发生的主要区域，非加粗字体表示的是疼痛发生的次要区域或者牵涉痛区。并不是列在最后的肌肉就不重要，很有可能位于索引最后的那块肌肉就是让你疼痛的罪魁祸首。几块肌肉中的触发点一起导致同一个地方出现问题是很正常的，肌肉名称后会列出相应的页码。本书中的"引起疼痛的触发点所在肌肉索引""引起其他症状的触发点所在肌肉索引"以及"疼痛区图示索引"改编自《肌筋膜疼痛和功能障碍：触发点手册》[1][3]。这些章节列出了很多肌肉的名称，记住这些肌肉的名称可以加强我们对这些肌肉的了解，也可以帮助我们更快地找到它们。找到这些相关的肌肉是找到肌肉中的触发点的前提。

了解人体的运行机制

在与肌肉相关的章节中，你将知道每块肌肉的功能，这有助于找到引发问题的触发点。而了解人体的运行机制能帮助我们防止问题复发。消除疼痛并不是我们的最终目的，我们还要了解怎样让疼痛不卷土重来。

了解了肌肉并且积累了一定的关于确定触发点位置的经验后，你就不用每次都对照这些插图了。了解了你自己的身体并且理解了肌肉的工作方式后，问题出现时你就能及时感觉，并将问题扼杀在摇篮中。

查找触发点

　　治疗疼痛的前提在于找到疼痛的根源。触发点的根本特征是会引发牵涉痛，没找到根源的按摩仅仅是按摩，当时可能会让你感觉比较舒服，但这治标不治本，甚至还会让疼痛加剧。治疗牵涉痛的关键在于找到牵涉痛的根源。本书中的插图展示的每一块肌肉的牵涉痛区是找到触发点的关键。这里以图3.1为例，说明后面几章中"疼痛区图示索引"的形式。牵涉痛区用平行线表示，平行线的方向是自右上向左下；平行线也代表一块肌肉，它与牵涉痛区的区别是其周围有一圈轮廓线；黑点代表触发点，一个黑点也许代表好几个触发点。为了使插图简洁明了，我们只标了身体一侧的触发点，其实身体的另一侧也有触发点，或者说身体左右两侧都有触发点。触发点和由其引发的疼痛通常在身体的同一侧，很少有触发点把疼痛传递到身体的另一侧。而且大部分情况下，触发点传递疼痛的方向是从身体中央向外缘，当然从身体外缘向中央传递的情况也偶有出现。

> 我们只标了身体一侧的触发点，其实身体的另一侧也有触发点，或者说身体左右两侧都有触发点。

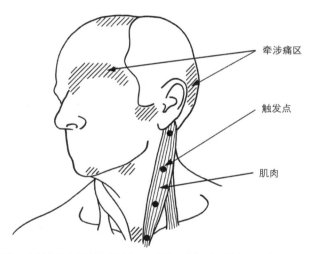

图3.1　疼痛区图示示例。在图中标出的牵涉痛区中，有可能只有部分区域会出现疼痛。另外，不常见的牵涉痛区会在"引起疼痛的触发点所在肌肉索引""引起其他症状的触发点所在肌肉索引"以及正文中列出来

　　插图有时候能帮助你准确地找到触发点的位置，但有时候只能帮助你找到一个大致范围。在确定大致范围后，通过不断尝试，你最终能准确地找到触发点。触发点摸起来更像收紧的肌肉，而非一个一个的小结节。触发点位于触痛区域中最紧的部位。有时，你并不能确定是否找对了触发点的位置，直到按摩后症状减轻了。查找触发点最可靠的方法是找触痛感，通过按压去找痛得最厉害的部位。当然，除了触发点之外，身体的许多其他问题都会引起肌肉和其他软组织疼痛。通过适度按摩，触发点引起的疼痛会逐渐减轻。如果按摩后疼痛没有减轻，此时，你要考虑看医生，而且最好找那些了解触发点和肌筋膜疼痛相关知识的医生。

按摩禁忌

深度推压按摩时需要注意几个问题。首先，不要按摩动脉。动脉为不同器官和身体各部分输送新鲜血液，并且容易聚集血小板。为了避免血小板分散并且被送入你不想让它去的地方，比如你的大脑，不要按摩大动脉。颈部前面的颈动脉、下腹部的降主动脉和腹股沟的股动脉不会有触发点，但这些动脉附近可能会出现触发点，对这些部位进行按摩之前，要找到动脉的位置，并在按摩时避开。对于有风险的部位，我们在后面介绍相关肌肉时都会提醒。动脉粥样硬化患者在按摩前要向医生咨询。

另外一个需要注意的是淋巴系统。按摩时你可能会摸到肿大的淋巴结，正常、健康的淋巴结比一颗斑点小得多，不大容易摸到。淋巴结发炎或胀大后摸起来比较硬，有疼痛感。如果摸到了淋巴结，要避免按压或挤压。淋巴结外面没有肌肉组织包裹，几乎不能用手指捏。按摩时不仅要避开淋巴结，按摩其周围肌肉时手法也要轻柔。淋巴系统有抵御传染病、真菌、病毒、细菌甚至癌症的作用，如果你发现淋巴结持续多天肿大，一定要向医生咨询。淋巴系统受损的患者，如做过乳腺癌手术的，按摩前也要向淋巴引流方面的专家或淋巴引流按摩专家咨询。

患者若出现感染问题，比如发热、皮肤感染、患接触性皮炎、急性全身感染（如感染性肾衰竭）等，不能进行按摩；若有严重的健康问题，如患有动脉瘤、动脉粥样硬化、癌症、充血性心力衰竭、冠状动脉疾病、腹膜炎、多囊肾等，在按摩前要向医生咨询；若患有肝硬化、凹陷性水肿、血栓、骨折、深静脉血栓、栓塞、眩晕、无法控制的高血压、肠梗阻、淋巴管炎、心肌炎、风湿性关节炎、癫痫、肺结核等，不能进行按摩 [4]。

上面提到的一些疾病与身体中体液的流动或者物质的转移有关，而身体按摩，包括触发点按摩，会促进循环，只不过触发点按摩涉及的范围小一些。按摩前向医生确认你的身体能否承受深度推压按摩，谨慎一点儿总是没错的。

按摩技法

进行正确按摩，有两个关键词要牢记，那就是安全、有效。按摩时，不要让手臂和手部的肌肉紧张和疲劳；掌握正确的按摩技法，使按摩产生疗效。

表 3.1 列出了触发点自我按摩中需要注意的九条原则。这些原则适用于全身的基本按摩。对触发点的按摩所用时间相对要短，一次不超过一分钟，然后转到下一个触发点。过度按摩可能会产生副作用。医学的一个基本准则是，治疗只是创造一个让身体康复的环境，身体自己才是治疗师，身体可以在这样的环境中自己慢慢康复。

不要拔苗助长，要遵循以下原则：每天对触发点进行按摩，触发点自己会放松。在按摩过程中你要有耐心，只要你每天坚持进行简单的按摩，就会看到意想不到的效果。

治疗失败往往是因为过于心急，或者是没找准触发点。

下面的九条原则对没有专业人士指导的触发点自我按摩很有用，在按摩过程中保守一点儿比过于心急好。只要持之以恒，病情就会逐渐好转。

治疗失败往往是因为过于心急，或者是没找准触发点。

表 3.1 自我按摩的原则

1．尽可能地使用工具，避免手部疲劳
2．用深度推压按摩的手法
3．按摩时运用短促、多次的推压手法，从疼痛点的一端推到另一端
4．沿着一个方向进行按摩
5．按摩要慢
6．如果把疼痛的程度分为 10 级，按到 5 级为宜
7．每个触发点每次轻柔按摩 10～12 下
8．每个触发点每天按摩 3～6 次
9．如果疼痛没有减轻，可能是按摩的点不准确

深度推压按摩法

传统按摩触发点的手法叫"缺血性压迫法"，即按住触发点并保持几秒，或按至触发点放松。这种方法确实可以将组织中的血液挤压出去。但这一方法的弊端是会引发不必要的疼痛，而且按摩师的肩部、手臂和手部都要用力，短时间内就会很疲劳。深度推压按摩法却可以轻松达到相同的效果。

和缺血性压迫法的静态压迫不同，采用深度推压按摩法能减少对触发点的刺激，也能减少对按摩者手部的损伤，还能减少皮肤和肌肉的瘀伤。按压触发点这个想法是不错，但深度推压按摩这种重复多次的"挤奶式"动作能更有效地挤出血液和淋巴液。淋巴液中集聚了肌纤维收缩时产生的代谢物，要将其挤压出去，挤压一次是不够的。就像洗衣服一样，脏衣服不是漂洗一次和拧干一次就可以洗干净的，需要多次交替用清水漂洗和拧干，触发点的治疗也是这个道理。

与缺血性压迫法相比，深度推压按摩法的另一个优势是，它要求间歇性、移动地实施按压，间歇的疼痛比持续的疼痛更容易忍受，而且可以让按摩进行得更深入。按摩过程中要缓慢地用力，每一次用的时间也很短，每秒按压次数不超过一次。你只须从疼痛点的一端按摩动到另一端。手指不是滑过疼痛点表面的皮肤，而是推动疼痛点表面的皮肤，这样有助于放松肌筋膜，也就是包裹肌肉的那层薄膜。肌筋膜太紧张有时候也会引发问题。按摩力度根据自己对疼痛的忍受情况来定，按摩的力要向下，要往肌肉下的骨头方向施力。每次推压后要放松一下，然后回到推压的起点开始下一次。每次放松的时候，你要找个比较轻松的方法。

血液就会回流，带回新的氧气和养分。触发点极其缺乏这些氧气和养分。按摩之前，构成触发点的肌纤维压缩在一起，导致传输氧气和养分的通道因受压而不畅通。虽然真正达到效果的标准是让血液等流向心脏，但是因为按压出的液体很少，所以这个标准并不重要。按摩时可以任意选择推压的方向，哪个方向舒服就往哪个方向推压。你也可以在按摩的过程中改变方向，不过要注意节省体力。你要找个比较轻松的方法，否则疲劳了就很难继续坚持下去。

深度推压按摩法还有一个优势，那就是有助于构成触发点的肌纤维恢复弹性。推压处于收缩状态的肌纤维时，它会朝推压的方向拉伸。锻炼时做的拉伸运动是让整块肌肉拉伸，而这种肌纤维的拉伸可以称为"微拉伸"，这种"微拉伸"正好适用于触发点——最需要拉伸的部位。采用深度推压按摩法不会过度拉伸肌纤维上的紧带区，这可以避免刺激触发点，进而避免触发点进一步收缩。

对于按摩触发点，有各种不同的方法和观点，身体能接受的、感觉最好的方法就是最合适的方法。怎样才能感觉最好会因疗程不同而不同，也会因肌肉不同而不同。因此，按摩时要因人而异，但最终目标是尽量减轻疼痛、让身体恢复机能，而且不引发新问题。

> 对于按摩触发点，有各种不同的方法和观点，身体能接受的、感觉最好的方法就是最合适的方法。怎样才能感觉最好会因疗程不同而不同，也会因肌肉不同而不同。因此，按摩时要因人而异，但最终目标是尽量减轻疼痛、让身体恢复机能，而且不引发新问题。

舒适的疼痛

推压触发点时会感到疼痛，所以大家不愿意去触碰它，害怕对身体有害或者害怕疼痛加剧。自我按摩时可以根据自己可以忍受的程度来调节力度。人体的自我保护机制不会允许你对自己造成你无法忍受的伤害。只要不是按摩得太重或者太久，你就不会对自己的身体造成真正的伤害[1]。不过，为安全起见，你要读一读前面"按摩禁忌"。

由按摩引起的疼痛的程度是衡量按摩效果的标准之一。要使按摩效果达到最佳，按摩力度应达到让人有一种"舒适的疼痛"的程度。如果将疼痛的程度分为 10 级，1 级为完全不痛，10 级为无法忍受的疼痛，那么我建议按摩的力度应把疼痛控制在 5 级。

对触发点按摩了一段时间后，再以同样的力度按摩时，你的疼痛感会降到 2 级或者 3 级。你要清楚，仅仅按摩一个疗程是无法达到这个目标的，你需要多次的短期治疗才能达到这样的效果，这可以让身体在上一次按摩和下一次按摩之间完成自我恢复。通过按摩，触发点会停止引发牵涉痛。此时，还要继续按摩几个疗程，否则潜在触发点会继续使肌肉变短和受伤。

少用手和手指：使用工具

用手和手指按摩会带来风险，令它们因过度使用而劳损。因此，只要有可能，就尽量少用你的手和手指。你可能没有想过，其实你的指节、膝部、足跟和肘部都是可以利用的工具（图6.7，图10.7，图10.27）。

市面上还有一些按摩工具，这些工具的设计符合人体工程学，安全有效。不过，人体的某些敏感部位，如颈前部，就不适合使用这些工具。当只能用手指的时候，尽可能地保护好它们，别让它们受伤。

用手按摩的时候，有一条基本原则，即用最小的力获得最大的效果。用拇指按摩的时候，把其他手指弯曲起来支撑拇指（图3.2），此时的拇指可以叫作"被支撑的拇指"。捏和揉这两个动作做起来似乎很自然，但其实手指很容易疲劳。

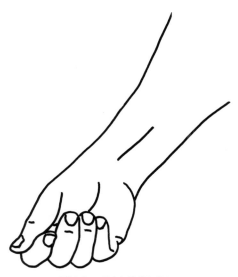

图3.2 "被支撑的拇指"

把手当成按摩工具时，尽量用两只手，一只手支撑另一只手正在进行按摩的手指（图3.3），此时的手指可以叫作"被支撑的手指"。图3.2告诉我们按摩时腕部、手和手指要伸直，但同时要尽量放松。这个状态会让手和前臂的肌肉在很大程度上无法施力，这就需要肩部、胸部和上背部的肌肉发力。这样，只须使很小的力就能达到理想的效果。注意看图3.3，起支撑作用的手完全盖住了按摩的那只手的指甲，其小指外侧与被按摩的那部分皮肤接触。起支撑作用的手可以引导按摩的那只手向前移动。

图3.4示范了自己按摩腹部时如何巧妙地让两只手的手指背对背靠在一起，图7.7、图7.24和图10.25也示范了调整手的位置（目的是给予手指力量）的其他方法。

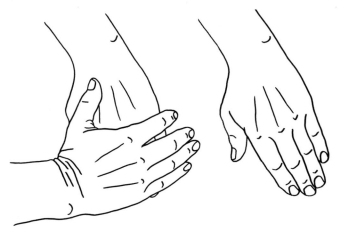

图3.3　"被支撑的手指"（注意，起支撑作用的手完全盖住另一只手的指甲，两只手合力进行按摩）

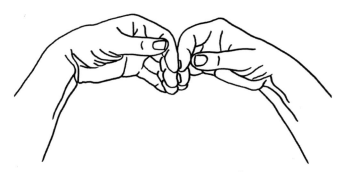

图3.4　"被支撑的手指"背对背

　　按摩不是用手捏、挤或揉，而是把拇指或者其他手指看成棍子末端。按摩是将手指推入身体里面。最符合力学原理的方法是让手指与皮肤表面垂直（图3.5），这样力就沿一条直线，从手臂到腕部，再到手，最后从指间发出。如果指甲长了，就算只长一点儿，也无法让力沿直线发出。

　　用手指的指腹按摩是不符合人体工程学的，这样不省力，按摩不了多久手和手指就会非常疲劳。指甲长了之后，按摩时就要用更多的力以克服长指甲带来的不便，这很容易导致前臂和手部的肌肉产生触发点。注意观察你就会发现，职业按摩治疗师会把指甲剪得很短。你大概也需要这么做，至少在你的疼痛还没消除之前需要这样做。

　　如果你无法忍受自己指甲很短，那么试着使用指节，并用另外一只手支撑它们（图3.6）。敲门时用到的第三和第四根手指的指节可以在按摩时用：腕部和指节呈直线，让力能笔直地从肩部传递到指节。"被支撑的指节"是很好的工具，特别是在需要深度推压按摩和准确按摩的时候。

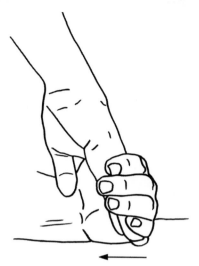

图 3.5　"被支撑的手指"垂直于皮肤

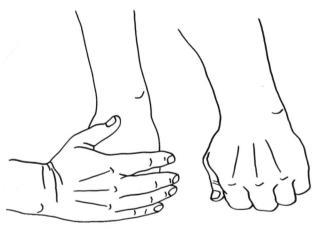

图 3.6　"被支撑的指节"

　　现在可以买到各种按摩工具，它们可以让你的手免于疲劳、增大按摩的力度并且能按摩到你的手难以达到的地方。设计出众的按摩工具包括：触发点按摩杖，如图 3.7 和图 3.8 所示；S 形按摩钩（backnobber），如图 3.9 和图 3.10 所示；S 形触发点按摩杖（body back buddy），如图 3.11 所示；尖头按摩器（the knobble），如图 3.12 所示；指形按摩器（shemala tools），如图 3.13 所示。前面四种以及其他许多有用的按摩工具都可以在网上买到。在本书插图所示范的按摩动作中，多次出现了触发点按摩杖，而且为了让读者清晰地看到图片中的按摩部位，按摩杖是直接接触皮肤的，没有隔着衣服。在实际操作中，建议大家穿着衣服使用这些工具按摩，以免损伤皮肤。

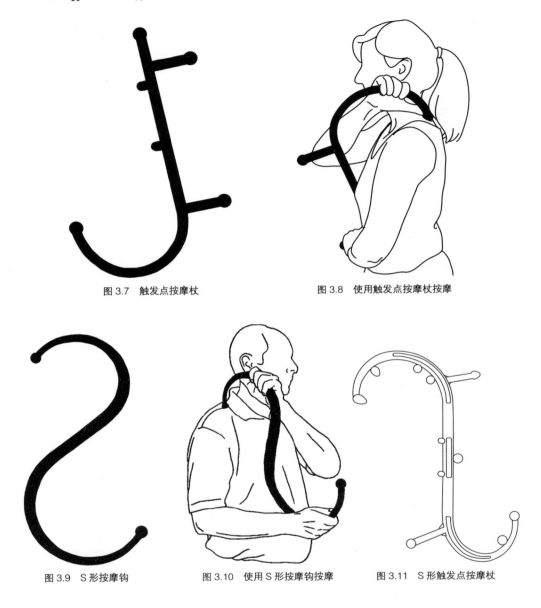

图 3.7　触发点按摩杖

图 3.8　使用触发点按摩杖按摩

图 3.9　S 形按摩钩

图 3.10　使用 S 形按摩钩按摩

图 3.11　S 形触发点按摩杖

　　用于按摩多处肌肉的最好的工具是放在身体和墙壁之间的球（图 3.15），它可以是网球，也可以是与网球差不多大的其他硬橡胶球。把球放在长裤子或者长丝袜里，然后将它垂到你背后，这样比较好控制球（图 8.6）。如果你想按压得深一点儿，可以用直径小一点儿的球。图 3.14 展示了按摩不同部位所用的不同大小的球，包括：网球、长曲棍球和高弹力球等，它们的直径为 60~64 毫米（图 3.14 中的 A），可以悬挂在墙壁和身体之间，用于按摩手臂、肩部、胸部、臀部、腿部和背部；直径 45 毫米的球（图 3.14 中的 B）既可以放在座位上，等人坐在上面时用于按摩臀肌和盆底肌，也可以悬挂在墙

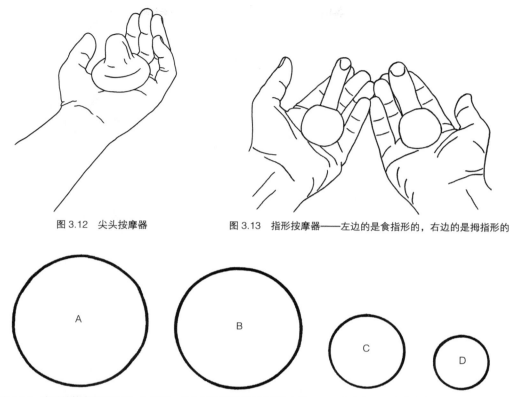

图 3.12 尖头按摩器　　　　　　　图 3.13 指形按摩器——左边的是食指形的，右边的是拇指形的

图 3.14 靠着墙按摩所用的球：A. 网球、长曲棍球和高弹力球等（直径 60~64 毫米）；B. 高弹力球（直径 45 毫米）；C. 高弹力球（直径 35 毫米）；D. 高弹力球（直径 24 毫米）。图中所有的球的大小并非实际大小

壁和身体之间用于按摩前臂；直径 35 毫米的球（图 3.14 中的 C）可以放在地面用于按摩足底，或者悬挂在墙壁和身体之间用于按摩脊柱；直径 24 毫米的球（图 3.14 中的 D）可以悬挂在墙壁和身体之间用于按摩手和拇指根部。这种身体抵着墙壁用球按摩的方法将在第八章的"脊柱表层肌"（第 210 页）中进行详细讲解。高弹力球或超高弹力球是橡胶制成的，可以在运动用品商店、折扣店和杂货店买到。它们有一定的硬度但又不太硬，是非常好的按摩工具。但是有一个问题，高弹力球有时不容易买到。你也可以在宠物用品商店买小狗玩的实心橡胶球来代替，也许还可以在网上买到大号高弹力球。"平克"牌高弹力球是一种高密度的海绵球，比橡胶高弹力球稍软，比网球硬。它的表面由一层橡胶包裹，所以使用时像

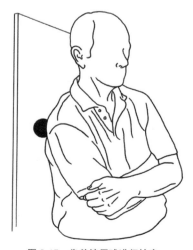

图 3.15 靠着墙用球进行按摩

> 这种身体抵着墙壁用球按摩的方法将在第八章的"脊柱表层肌"中进行详细讲解。

网球一样，无须在外面套袜子。好多网站都出售"平克"牌高弹力球。抵住墙壁按摩时，按摩强度最大的是长曲棍球。长曲棍球很硬，也很耐用，可以在大型体育用品商店买到。与网球相比，你可能更喜欢使用长曲棍球或高弹力球，因为在深度按压时使用长曲棍球和高弹力球需要的力气更小，它们也不会在墙上滑来滑去。

除了上面介绍的几种工具，还有另外两种工具也是比较常用的。如图 3.16 所示，一种是泡沫轴（foam roller），它是外面包裹了一层海绵的中空圆筒，表面有一些凸起的橡胶条，能起到按摩的作用；另一种是按摩棒（stick）。这两种工具有多种用途，不过最主要的还是用于腿部按摩。

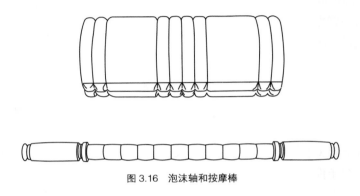

图 3.16　泡沫轴和按摩棒

其实我们也可以就地取材，使用家里的日常用品。例如，擀面杖就是不错的按摩工具。滚轴擀面杖更好用，这种擀面杖两头细，手握着方便；中间粗，用起来省力。我们甚至无须专门花钱买工具，弯钩形的工具、几个橡胶球、光滑的棍子等都可以用作按摩工具。

治疗拉伤

有时候，拉伤发生在肌肉附着点所在的位置。肌腱连接肌肉和骨骼，韧带连接骨骼和骨骼，肌腱和韧带都有拉伤或扭伤的可能。本节讲解如何治疗肌腱拉伤或肌肉和肌腱连接处的拉伤。拉伤是一度或二度撕裂伤。我们在做一些肌肉收缩和拉伸动作时一不注意就有可能拉伤肌肉。

疼痛通常被归结为患有炎症，如肌腱炎、肱骨外上髁炎（俗称"网球肘"）等。真正有炎症的部位会有发热、发红、水肿和疼痛等症状，有时还无法正常行使其功能。疼痛被归结为患有肌腱炎十分常见，但其实"肌腱炎"（tendinitis）这个概念本身可能就是错误的。因为，大量研究表明，"肌腱炎"患者的患部并没有发炎[5]。最近有人呼吁将这种病命名为"tendinosis"，中文名为"肌腱变性"。改变名称是想强调它并不是一种炎症，而是一种疼痛症状——出现在肌腱在骨骼上的附着点或者关节上肌肉与肌腱的连接处。

有些拉伤发生在经常用到的部位或者有对抗性动作的部位，这些部位被拉伤通常是因为对肌腱施加的拉力过大。但要记住，是这些部位的肌肉而不是肌腱在收缩，有许多治疗师忽视了这一点，总是治疗疼痛部位（肌腱）。对肌腱变性的治疗，最好的方法不是针对肌腱，而是针对肌肉，首先减轻已经收缩变紧的肌肉的压力，从而减轻肌腱的压力。这就意味着按摩的部位是触发点所在的整块肌肉和肌腹。因此，治疗方法是，第一步，按摩整块肌肉。第二步，多方向按摩疼痛部位 20~30 秒。多方向按摩的意思是先按压疼痛部位，再向左右按，然后向上下按，最后沿着对角线的方向按，力度要逐渐增大。此时你会感觉有点儿不舒服，但是这种感觉不强烈。第三步是使肌肉主动活动到最大范围。如果不疼的话可以在活动的时候增大一点儿阻力；如果还不疼，可以继续增大阻力。如果肌肉一活动就疼，那么回到第二步，按照之前说的多方向按摩 20~30 秒，每组动作每次重复不超过三次。如果疼痛有所缓解，那就停下来，按摩其他部位。然后重新检验疼痛是否真的有所减轻[6]。

按摩后，肌肉如果在一定范围内活动时不疼了，就可以开始轻柔地同时拉长和收缩肌肉。这被称为"离心收缩"。被按摩的肌肉 - 肌腱联合要在主动拉长的同时略微收缩。下面我们以网球肘的治疗为例。网球肘是前臂伸肌（位于手臂长汗毛的那一侧）重复用力而引起的外上髁（肘部）扭伤。治疗方法是，疼痛的这只手（A 手）的腕部伸直、掌心向下，另一只手向 A 手手背轻柔施力，将 A 手的腕部压向屈肌（手臂没有长汗毛的那一侧），按压时 A 手稍稍用力对抗。在拉长前臂伸肌时，用一点儿力去对抗这个动作，使肌肉同时拉长和收缩，拉长的力量稍大于收缩的力量，这就是离心收缩。重复几次这个动作，每次稍稍增大对抗的力量，这样疼痛应该就会消失。如果外上髁受力（做对抗动作）或者活动时又开始疼痛，可以再次治疗，从第二步的多方向按摩开始，然后活动肌肉，再使肌肉进行离心收缩，直至疼痛消失。治疗的开始是按摩肌肉，之后肌肉活动和离心收缩的目的是拉长变短的肌肉，同时使与其对应的被拉长而无力的肌肉变强壮[6]。这一方法可以用于治疗所有的肌肉或肌腱扭伤。你可以研究一下肌肉活动，看看肌肉是如何进行离心收缩的。

拉伸

拉伸是治疗肌筋膜疼痛的主要方法之一。但是，如果处理不当，特别是对那些有慢性疼痛的人，拉伸可能会造成负面影响。如果拉伸没有解决问题或者使得疼痛部位更疼了，其原因可能是没有对触发点进行处理。很多诊所采用对患处进行热敷的方法对收紧变短的肌肉进行拉伸，并使对应的被过度拉长而无力的肌肉变强壮。这种治疗方法的理念是对的，但是如果收紧变短的肌肉中有触发点，那么对其进行拉伸就不会有效。因此，在拉伸之前对触发点进行按摩才能保证治疗效果。另外，如果患者平时经常进行体育锻炼，如做瑜伽，在这些运动中其肌肉已经得到了一定的拉伸，那么他们对拉伸这一治疗方法的反应就可能很好。

很多人对拉伸存在一些误解，以为拉伸会产生副作用。其实，拉伸本身对于治疗是很重要的。不过，拉伸也只是治疗的一部分，并不是治疗的全部，而通常的治疗方法常常忽视了这一点。这里，我们要特别强调，在疼痛治疗中，除了拉伸，还有一点不能忽略，那就是触发点。只有在对触发点进行了合适的按摩后才能进行拉伸。下面介绍三种比较有用的拉伸方法。

> 在拉伸之前对触发点进行按摩才能保证治疗效果。

拉伸方法

拉伸的方法有很多，我们在选择拉伸方法时，需要注意以下三个问题。

• 拉伸时应该感到比较舒服，不应该感到疼痛。

• 拉伸时动作要缓慢、流畅。

• 拉伸之后应该感觉被拉伸的部位活动更自如、更轻松。

如果拉伸之后感到疼痛，要么是拉伸强度太大，要么是拉伸动作太快，要么是拉伸时间过长。关节处于关节囊之内，其活动范围受到关节囊中的筋膜的限制。拉伸时，如果关节的活动度到了极限，你就会有一种"骨头抵着骨头"的感觉，这个时候就不能再继续拉伸，否则会有疼痛感。例如，将手臂伸直时，肘关节就处于"骨头抵着骨头"的状态，此时，不能再用力向下压前臂了。对于因疾病而活动度受限的关节，为了扩大其活动度，专业治疗师会疏松关节中的深层筋膜[7]，有些骨科疾病的矫形按摩或者物理治疗也会使用这项技术。

> 拉伸时应该感到比较舒服，不应该感到疼痛。

静力拉伸

静力拉伸（也被称为"被动拉伸"）是利用身体其他部位的重量来持续拉伸身体的软组织。对于每一次静力拉伸的持续时间，业界有一些争议，有的认为持续几秒就行，有的则认为要持续几分钟，比如哈他瑜伽中对身体的拉伸就要求持续几分钟。但是，拉伸的理想时长由肌肉的类型决定。肌肉可分为两类：姿势肌和运动肌。姿势肌帮助人体在行走的时候保持直立状态，这种肌肉收缩慢、耐力好，可以承受更长时间的拉伸；而运动肌收缩快，帮助人体移动，这种肌肉中的结缔组织能承受的拉伸时长则比较短。通常认为，拉伸 15~20 秒效果最好[8]。

弹振式拉伸

弹振式拉伸利用反弹的力量增大身体部位的活动范围，从而达到拉伸的效果。人们对这种方法争议较大，有人认为这种方法存在危险，不建议采用，也有人认为这种方法对体育运动有独特的好处。这种拉伸方法要求拉伸动作突然、快速，就和体育运动中的反弹动作类似，也许可以惠及肌肉组织，提升肌肉、肌腱和肌筋膜的弹性。这种方法和静力拉伸或者主动辅助拉伸相结合可能会有更好的效果[8]。

主动辅助拉伸

主动辅助拉伸是个涵盖性术语，是基于等长收缩后放松和交互抑制的神经学原理的多种拉伸方法的总称。其中的等长收缩后放松指先收缩肌肉 3~10 秒，然后放松肌肉。等长收缩的意思是肌肉收缩时其长度并不缩短，只是变得更紧。肌肉用力时遇到阻力就会等长收缩，比如坐着时脚趾用力抵住地板，此时小腿肌肉就处于这种等长收缩状态。应用了这一原理的治疗方法有本体感觉神经肌肉促进疗法、肌肉能量技术、收缩放松和促进拉伸等[8]。

还有一种方法是单一肌群主动拉伸，即通过收缩拮抗肌来拉伸想要拉伸的肌群。例如，要拉伸胸部肌群的话，可以收缩上背部的菱形肌和斜方肌，使两块肩胛骨相互靠拢，还可以张开双臂，两手放在门框后面，身体向前压。

拉伸前按摩触发点

前面讨论了多种拉伸方法，但对于什么时候进行拉伸人们也有不同看法。但无论如何，拉伸的关键是不感觉疼痛。如果肌肉不适合拉伸却还强行拉伸，它就会发出疼痛信号。本书的观点是，不管采用哪种方法拉伸，都应该在拉伸之前对触发点进行处理。可以在对触发点进行处理之后立即拉伸，也可以经过一个疗程的系统治疗后开始拉伸。

下面介绍的方法将上面介绍的等长收缩后放松和单一肌群主动拉伸结合起来，适用于大部分人群。下面以胸大肌的拉伸为例进行详细讲述。

首先要找到触发点的位置，然后对一块肌肉中的全部触发点进行按摩，直至不再有牵涉痛，而且触发点所在部位的疼痛也有所减轻。关于触发点的按摩手法，请参考前面的"按摩技法"。

1. 使肌肉及其相关关节主动活动到最大范围，次数为三次。对胸大肌来说，活动到最大范围就是手臂首先在身前平举，再向身体两侧展开，然后上举过头，最后放下。

2. 如果做上面的动作时没有疼痛的感觉，就可以开始对肌肉进行拉伸了。如果有疼痛的感觉，则要继续查找触发点并对其进行按摩。有时触发点的按摩需要进行多次，一个疗程可能长达几天（甚至几周），如此才能达到肌肉活动时无疼痛感的程度。当然，具体治疗多久，根据你的身体情况来决定。如果是拉伤，请参考第 48 页"治疗拉伤"。肌肉等长收缩（收紧肌肉却不缩短肌肉）7~10 秒，一般用 20% 的肌肉力量。做这种等长收缩时通常以墙壁、地板或者身体其他部位作为阻力来源。如果对胸大肌进行等长收缩，门框是很好的工具。将门打开，人站在门框中间，手臂举起呈 90°（就像上课回答问题时举手那样），掌心和前臂贴在门框上，用力推门框，力度大概是肌肉力量的20%。保持这个动作和力度 7~10 秒。

3. 保持姿势不变，放松肌肉，深呼吸。

4. 呼气，通过收缩与胸大肌相对的肌肉来拉伸胸大肌。方法和步骤 2 相反，手臂和肩部向后运动（像投球的准备动作），此时收缩的是与胸大肌对抗的肌肉（菱形肌和斜方肌的中下部），保持这种收缩并进一步加强收缩（这里还是可以利用门框，将手臂和肩部向后压），保持 2 秒（记住，不能有不适的感觉）。

5. 重复以上动作 3~4 次，直至肌肉和关节的活动度达到最大。

这种方法适用于拉伸任何肌肉。市面上已经有很好的关于拉伸的书了，本书对此不再赘述。准备拉伸时，最好向物理治疗师、私人教练或高级按摩治疗师咨询一下，或者参考与拉伸有关的图书或网站。

方法的有效实施

虽然按摩触发点对消除触发点和牵涉痛有很好的效果，但有时候还是会遇到一些问题，于是康复并不那么迅速和明显。要知道，我们现在的身体状况，包括我们的肌肉状况，都是常年生活积累的结果，所有曾经发生在我们身上的事都是造成我们现在的身体状况的原因：遭遇的事故、受到的损伤、怀孕生产、大大小小的手术、长期不良的习惯、平常的饮食和应对压力的方式，还有其他许许多多无法一一列举的因素。在进行治疗或者服用一种新药的时候，我们常常过于急切，希望立竿见影。实际上，很多问题都是需要时间解决的，我们在进行治疗时要积极学习和探索治疗的方法，也要有耐心。我们需要时间来逐渐弄清楚：身体是怎样工作的，该怎么处理身体出现的问题，一天治疗几次，怎样进行拉伸，怎样改变那些给我们带来不良后果的坏习惯。

不良后果：瘀青、新出现的疼痛或更剧烈的疼痛

深度推压按摩有时会使比较柔软的部位瘀青，这不要紧，你无须担心，下次按摩的时候力度小一点儿即可。瘀青可能是因为用力过大，也有可能是因为你按摩的位置不对，特别是你按摩了很长时间但情况没有改善时，就可以考虑是不是按摩的位置不对了。有些药物，如血液稀释剂（包括阿司匹林、镇痛药布洛芬、波立维和抗凝血剂华法林）和皮质激素类药物（包括可的松、氢化可的松和泼尼松）会增加产生瘀青的风险。一些食物，如鱼油、银杏、生姜、当归（提取物）、大蒜等也会促使瘀青产生。镇痛药和消炎药可能会减弱你的感知敏锐度，从而导致按摩过度 [9]。

请参考之后每章中的"引起疼痛的触发点所在肌肉索引""引起其他症状的触发点所在肌肉索引"来查找触发点。记住，一些部位（如手部、肩部和下背部）的疼痛是由好几块肌肉中的触发点传递过去的牵涉痛。

如果按摩触发点后出现了新的疼痛或者疼痛加剧，首先要对相关部位进行冰敷，一天多次，每次 10 ~ 15 分钟。如果没有条件冰敷，那就对触发点进行非常轻柔的按摩，要像抚摸婴儿那样轻柔。冰敷和轻柔按摩都能迅速缓解疼痛。如果不这样处理，其后果可能是被激活的触发点的应激状态持续 2 ~ 3 天。接下来我们需要问自己几个问题——哪里出了问题？是不是按摩时间太长、强度太大或者次数太多？是不是按摩的部位不对？有没有可能按摩的是

由别的触发点引发的牵涉痛区（参考之后每章中的"引起疼痛的触发点所在肌肉索引""引起其他症状的触发点所在肌肉索引"和"疼痛区图示索引"）？是不是按摩了与收缩的肌肉相对的过度拉伸的肌肉？有时候过度拉伸的肌肉会变得虚弱无力，从而产生防御性触发点。例如，当胸部的胸大肌和胸小肌变短收紧时，上背部的菱形肌和斜方肌就会被过度拉伸，从而变得无力。被过度拉伸的上背部肌肉就会出现触发点，触发点所在部位就会疼痛，而对应的胸部肌肉却不会有疼痛的症状。在这种情况下，疼痛的根源是收紧变短的胸部肌肉，而背部肌肉的无力和疼痛只是症状。治病当然要治本，这种情况下，不应该按摩被拉伸的背部肌肉，而应该按摩胸部肌肉。

为什么没有效果？

治疗时半信半疑、不能持之以恒等都会导致治疗无效。如果治疗效果不理想，有没有可能是因为按摩不够？比较严重的触发点一天至少需要按摩三次，每次至少按摩一分钟，对触发点进行 10~12 次推压。如果达不到足够的量，效果就可能大打折扣。除了白天要多次按摩，晚上睡觉前和早上起床后都要对比较严重的触发点进行按摩。如果是熟悉触发点相关知识的专业人士来按摩，只需几次就能起效；自己按摩时，不熟练的话，可能会忽略一些引起疼痛的诱因。

按摩触发点对缓解肌肉疼痛特别有效，处理得当的话，一周内，有时甚至是 1~2 天内就会起效。长期慢性疼痛的缓解需要的时间长一些，但是你也能在治疗过程中感到症状在逐步减轻。因此，可以给自己一个为期两周的试验期，两周治疗结束后评估一下治疗效果。疼痛持续的原因还有可能是某个器官或某个系统出了问题。如果疼痛是由事故、跌倒等引起的，那有可能是伤到骨头或者软组织了，这种情况需要由专业医生进行治疗。如果全身都痛，或者按摩后一点儿效果都没有，甚至按摩（轻如羽毛般的按摩）后痛得更厉害了，那么可能是系统性问题，需要进行其他治疗。

其他健康问题的影响

如果已经成功地使触发点失活，但是一段时间后疼痛再次出现，那么也许是因为一些健康方面的问题妨碍了肌肉自我恢复，导致触发点一直存在。这些问题在本书第二章中已经进行了讨论。若想了解更多影响健康的因素，可以参看《肌筋膜疼痛和功能障碍：触发点手册》第一册[1] 的第四章。

此时，需要确定自己是否缺乏维生素 B、维生素 C、维生素 D、钙、镁、叶酸、铁、钾等（需要注意的是，香烟、过量的酒精、避孕药以及其他药物会过量消耗这些营养物质）；还要确定每天水的摄入量是否足够，因为高尿酸血症会导致触发点持续存在、难以消除。甲状腺素缺乏、低血糖等也会导致触发点恶化；疾病或脏腑功能失调会导致触发点难以消除；此外，长期感染、癌症、过敏等会使触发点持续存在。还需要注意，食物过敏可能会导致肌筋膜疼痛和纤维肌痛。

不良身体姿势和骨骼结构异常，如脊柱侧弯、两条腿长短不一、上臂偏短、骨盆窄小、莫顿脚等，都会导致身体功能障碍，从而引发肌筋膜疼痛。有一些身体功能障碍是机械性的，而不是永久性的结构问题，比如当骨盆的一侧被髂腰肌、股直肌和阔筋膜张肌拉扯时，一条腿会比另一条腿长，由此导致的脊柱侧弯就可以通过按摩进行治疗。在治疗过程中，很多时候你都可以作为协作者进行自我治疗。不过，找一位能帮助你进行自我治疗的合格治疗师是至关重要的。

合理预期

对触发点疗法的效果的预期要怎样才合适呢？消除你身上的疼痛需要做多少次按摩呢？消失的触发点还会重新出现吗？治疗后有没有可能一点儿都不疼了呢？所有这些问题的答案如何都取决于学习和实施本书中的触发点疗法的努力程度。

对触发点疗法的效果的预期要现实。虽然有时候会出现这样的偶然——按摩一次就达到你期望的效果，但是不要指望每次都能这样。在刺激恰当的情况下，我们的身体确实能很好地自我治愈，但不能指望次次都这么顺利。而且这种情况往往发生在新出现的疼痛上，长期存在的触发点需要多次治疗。无论是你自己进行治疗，还是请专业人士为你治疗，都得合理地预期。

人们往往放弃得太早。当触发点不再引发牵涉痛的时候，人们往往马上就停止按摩了。记住，如果触发点按上去还是疼的话，那么前面的按摩只是使其转入潜伏状态，一旦你再次过度使用或者伤害此部位，它就会重新活跃起来。只有在按压触发点时不疼了，才能停止按摩。按摩对触发点有着神奇的效果，但前提是，方法正确、治疗彻底。

学习曲线

学习了关于肌筋膜疼痛的知识后，遗忘是必然的！好记性不如烂笔头，做笔记还是很有帮助的。可以用本子记录每天学到的知识和新发现，记录最有效的方法和工具。一旦出现问题，就可以去查笔记，而不用每次都从头开始看书。

要想本书中的治疗方法有效，就要不断尝试。"不断尝试"是本书中的金科玉律。对于难以解决的问题，看书，反复看书，在本书中寻找相关知识，然后将其应用到实践中。关于肌筋膜疼痛的解剖学知识和肌筋膜疼痛的各种后果都是新知识，是人类科学发展的新发现和新成果。因此，刚开始接触这些知识时你会觉得有些晦涩难懂。但自我治疗刚开始比较简单，后面才会逐渐深入。坚持治疗！别放弃！不断尝试！

触发点按摩是一项生活技能。

在学习本书的内容时，你可能不会一帆风顺，会因为难以理解书中的一些知识而处于低潮期，也会因为豁然开朗而喜悦。但整体而言，一开始治疗，你就能看到积极的效果。触发点按摩是一项生活技能，了解我们皮肤下面的骨骼和肌肉对我们生活质量的提升是有帮助的。有什么不懂的地方，你也可以利用网络进行查阅，从而进一步理解这方面的问题。坚持学习、坚持探索，就能生活得更好。

按摩的其他好处——缓解肌肉紧张

专业人士的按摩能够显著降低心率和血压，并且缓解肌肉紧张。虽然自己进行按摩不像别人给你按摩一样让你那么放松，但你仍然能在很大程度上得到放松。自我治疗时，你可以慢下来，平静下来，尝试主动和有意识地放松。当你能成功放松某一块肌肉时，你身体的其他部位就都能得到放松。

当你有意识地去缓解肌肉紧张时，由触发点引发的疼痛也会相应减轻。等到你能熟练放松肌肉的时候，疼痛减轻的速度就像你吃了止痛药那样快。本书第十二章中有更多关于放松的知识。放松不能消除触发点，但能增强你忍受疼痛的能力，之后你再进行触发点自我按摩，成效会更显著。

第四章

头部、脸部和颈部疼痛

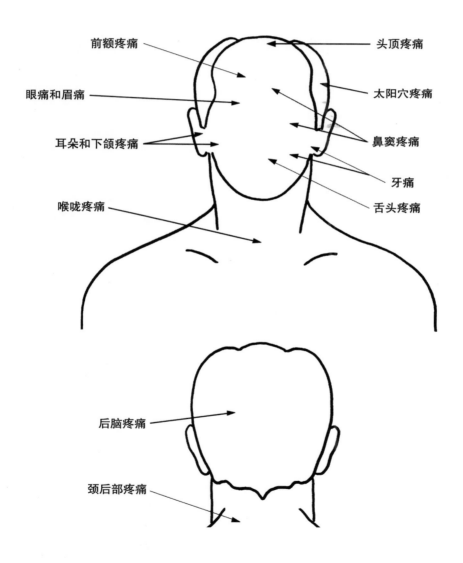

前额疼痛

头顶疼痛

眼痛和眉痛

太阳穴疼痛

耳朵和下颌疼痛

鼻窦疼痛

牙痛

舌头疼痛

喉咙疼痛

后脑疼痛

颈后部疼痛

引起疼痛的触发点所在肌肉索引

　　下方用加粗字体显示的是疼痛发生的主要区域，用非加粗字体显示的是疼痛发生的次要区域或者牵涉痛区。以下肌肉是按照其引发问题的可能性大小排列的。读者还可以参考"引起其他症状的触发点所在肌肉索引"。这些索引可以登录"新先驱"网站（www.newharbinger.com/24946）下载。

后脑疼痛

斜方肌（第 70 页）
胸锁乳突肌（第 65 页）
头半棘肌（第 80 页）
颈夹肌（第 79 页）
枕下肌群（第 82 页）
枕肌（第 94 页）
二腹肌（第 90 页）
颞肌（第 85 页）

颈后部疼痛

斜方肌（第 70 页）
多裂肌（第 81 页）
肩胛提肌（第 75 页）
颈夹肌（第 79 页）
冈下肌（第 116 页）
二腹肌（第 90 页）

头顶疼痛

胸锁乳突肌（第 65 页）
头夹肌（第 78 页）

耳朵和下颌疼痛

翼外肌（第 89 页）
咬肌（第 85 页）
翼内肌（第 88 页）

胸锁乳突肌（第 65 页）
斜方肌（第 70 页）
比目鱼肌（第 297 页）

眼痛和眉痛

胸锁乳突肌（第 65 页）
颞肌（第 85 页）
颈夹肌（第 79 页）
咬肌（第 85 页）
枕下肌群（第 82 页）
枕肌（第 94 页）
眼轮匝肌（第 92 页）
斜方肌（第 70 页）

前额疼痛

胸锁乳突肌（第 65 页）
头半棘肌（第 80 页）
额肌（第 94 页）
颧肌（第 93 页）

鼻窦疼痛

胸锁乳突肌（第 65 页）
咬肌（第 85 页）
翼外肌（第 89 页）
眼轮匝肌（第 92 页）
颧肌（第 93 页）

太阳穴疼痛

斜方肌（第 70 页）
胸锁乳突肌（第 65 页）
颞肌（第 85 页）
颈夹肌（第 79 页）
枕下肌群（第 82 页）
头半棘肌（第 80 页）

喉咙疼痛

胸锁乳突肌（第 65 页）
二腹肌（第 90 页）
翼内肌（第 88 页）
颈长肌（第 94 页）
颈阔肌（第 94 页）

舌头疼痛

胸锁乳突肌（第 65 页）
翼内肌（第 88 页）
下颌舌骨肌（第 90 页）

牙痛

颞肌（第 85 页）
咬肌（第 85 页）
二腹肌（第 90 页）

引起其他症状的触发点所在肌肉索引

视物模糊

颈夹肌（第 79 页）
枕下肌群（第 82 页）
胸锁乳突肌（第 65 页）

咳嗽

胸锁乳突肌（第 65 页）

头晕

胸锁乳突肌（第 65 页）

耳痒

咬肌（第 85 页）

耳闷

咬肌（第 85 页）
翼内肌（第 88 页）

痰多、鼻涕多

胸锁乳突肌（第 65 页）
翼外肌（第 89 页）
颧肌（第 93 页）
提上唇肌（第 93 页）

眼睑下垂

胸锁乳突肌（第 65 页）
眼轮匝肌（第 92 页）

眼红

胸锁乳突肌（第 65 页）

眼睑痉挛

胸锁乳突肌（第 65 页）
眼轮匝肌（第 92 页）

失聪

胸锁乳突肌（第 65 页）

身体不平衡

胸锁乳突肌（第 65 页）

牙齿畸形

颞肌（第 85 页）
翼外肌（第 89 页）
二腹肌（第 90 页）

偏头痛

斜方肌（第 70 页）
胸锁乳突肌（第 65 页）
颈夹肌（第 79 页）
枕下肌群（第 82 页）
颞肌（第 85 页）

恶心

胸锁乳突肌（第 65 页）

头部麻木

颈夹肌（第 79 页）
头半棘肌（第 80 页）

活动时疼痛或者活动困难

躺下时头痛或躺下困难

头半棘肌（第 80 页）

咬合时牙痛或咬合困难

翼内肌（第 88 页）

吞咽时喉咙痛或吞咽困难

翼内肌（第 88 页）
二腹肌（第 90 页）
下颌舌骨肌（第 90 页）

活动度缩小

下颌活动度缩小

咬肌（第 85 页）
颞肌（第 85 页）
翼外肌（第 89 页）
翼内肌（第 88 页）
二腹肌（第 90 页）

颈部屈曲／伸展活动度缩小

头半棘肌（第 80 页）
颈夹肌（第 79 页）
枕下肌群（第 82 页）

颈部转动活动度缩小

肩胛提肌（第 75 页）
颈夹肌（第 79 页）
枕下肌群（第 82 页）
胸锁乳突肌（第 65 页）
斜方肌（第 70 页）

颈部侧弯活动度缩小

斜方肌（第 70 页）

胸锁乳突肌（第 65 页）
颈夹肌（第 79 页）
斜角肌（第 101 页）
枕下肌群（第 82 页）

流鼻涕

咬肌（第 85 页）

喉咙痛

胸锁乳突肌（第 65 页）
颈长肌（第 94 页）

颈部僵硬

斜方肌（第 70 页）
肩胛提肌（第 75 页）
头半棘肌（第 80 页）
颈夹肌（第 79 页）
胸锁乳突肌（第 65 页）
枕下肌群（第 82 页）

吞咽困难

翼外肌（第 89 页）
翼内肌（第 88 页）
颈长肌（第 94 页）

流泪

胸锁乳突肌（第 65 页）

颞下关节功能障碍

咬肌（第 85 页）
翼外肌（第 89 页）
翼内肌（第 88 页）
颞肌（第 85 页）
胸锁乳突肌（第 65 页）

触痛

后脑触痛

头半棘肌（第 80 页）

太阳穴触痛

胸锁乳突肌（第 65 页）

耳鸣

咬肌（第 85 页）
胸锁乳突肌（第 65 页）
翼外肌（第 89 页）

牙敏感

咬肌（第 85 页）
颞肌（第 85 页）
二腹肌（第 90 页）

三叉神经痛

胸锁乳突肌（第 65 页）

眩晕

胸锁乳突肌（第 65 页）

视觉障碍

胸锁乳突肌（第 65 页）
颈夹肌（第 79 页）
枕下肌群（第 82 页）

声带发紧

咬肌（第 85 页）
下颌舌骨肌（第 90 页）
颈长肌（第 94 页）

疼痛区图示索引

本索引可以登录"新先驱"网站下载。注意：按摩前请仔细阅读每一块肌肉的治疗方法。

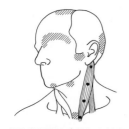

胸锁乳突肌（胸骨部）触发点及其牵涉痛区（第66页）

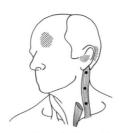

胸锁乳突肌（锁骨部）触发点及其牵涉痛区（第66页）

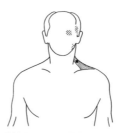

斜方肌1号触发点及其牵涉痛区，正面（第70页）

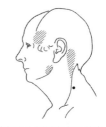

斜方肌1号触发点及其牵涉痛区，侧面（第70页）

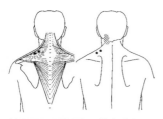

斜方肌2号触发点及其牵涉痛区（第71页）

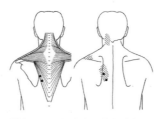

斜方肌3号触发点及其牵涉痛区（第71页）

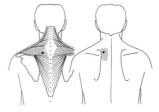

斜方肌4号触发点及其牵涉痛区（第71页）

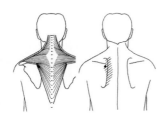

斜方肌5号触发点及其牵涉痛区（第71页）

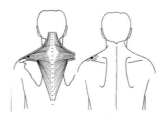

斜方肌6号触发点及其牵涉痛区（第72页）

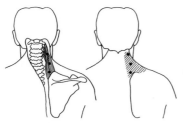

肩胛提肌触发点及其牵涉痛区
（第 75 页）

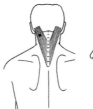

头夹肌触发点及其牵涉痛区
（第 78 页）

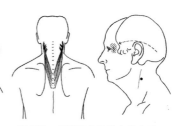

颈夹肌 1 号触发点及其牵涉痛区，
疼痛感像箭一样穿过头部直至眼
睛后面（第 79 页）

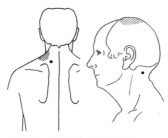

颈夹肌 2 号触发点及其牵涉痛区
（第 79 页）

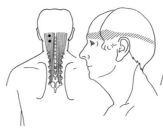

头半棘肌 1 号触发点及其牵涉痛区
（第 81 页）

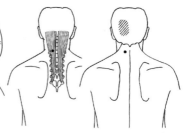

头半棘肌 2 号触发点及其牵涉痛区
（第 81 页）

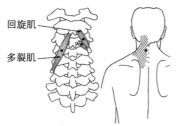

多裂肌和回旋肌触发点及其牵涉痛区
（第 81 页）

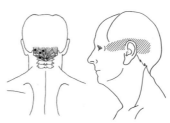

枕下肌群及其牵涉痛区（第 82 页）

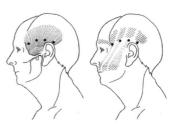

颞肌触发点及其牵涉痛区
（第 85 页）

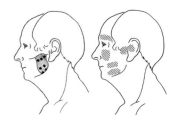

咬肌触发点及其牵涉痛区（第 87 页）

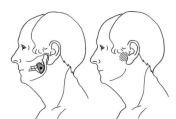

翼内肌触发点及其牵涉痛区（为了显示骨头深处的这块肌肉，图中没有显示下颌骨，第 88 页）

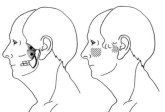

翼外肌触发点及其牵涉痛区（第 89 页）

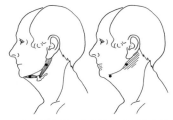

二腹肌触发点及其牵涉痛区，图中所示的下嘴唇的疼痛实际上是下齿感到的疼痛（第 90 页）

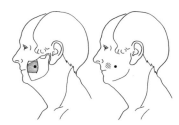

颊肌触发点及其牵涉痛区（第 92 页）

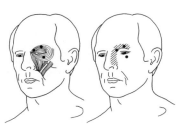

眼轮匝肌触发点及其牵涉痛区（第 92 页）

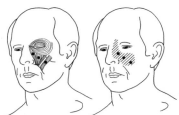

颧肌和提上唇肌的触发点及其牵涉痛区（第 93 页）

头部和颈部疼痛

头部和颈部的触发点会引起各种各样的症状，有些影响甚至会颠覆你之前的认知。现在已知的是，触发点会引起牙痛及牙敏感、耳痛及耳闷、眼痛及眼红、鼻窦疼痛及流鼻涕、颈部僵硬、长期咳嗽及喉咙痛。触发点还会导致眩晕、平衡方面出问题、视物模糊和眼睑下垂[1]。

而且，触发点还是引起颞下关节功能紊乱综合征的罪魁祸首，其症状有下颌关节活动时发出弹响声或杂音、下巴脱位、张口受限、牙齿咬合不齐等[1]。

特拉维尔和西蒙在其著作中指出，触发点还会导致紧张性头痛、颈源性头痛、集束性头痛、血管性头痛、偏头痛等[1]。很多因素表面上看是头痛的诱因，而实际上是激发触发点的诱因，这些因素可能是一阵猛咳，也可能是病毒感染、宿醉、过度疲劳、过度使用止痛药或过多摄入糖。在由过敏性反应、停药反应、身体创伤、情绪紧张等引起的头痛中，触发点都是重要因素。还有一些无法解释的头痛与纤维肌痛伴生，也是由触发点引起的[1]。

> 上背部肌肉中的触发点会导致颈部疼痛，颈部肌肉中的触发点会导致头痛。

头痛的根源往往不在疼痛所在的部位，而在有触发点的下颌、颈部和上背部肌肉中。上背部肌肉中的触发点会导致颈部疼痛，颈部肌肉中的触发点会导致头痛。疼痛的根源和疼痛所在位置离得很远，这就是头痛很难治疗的原因。

另一个不容易理解的情况是，颈部疼痛往往是上背部或肩部肌肉中的触发点牵连颈部肌肉引起的疼痛。颈部疼痛的时候如果按摩颈部，当时会感觉比较舒服，不过真正要解决问题的话，则需要按摩上背部和肩部。按摩颈部可以治疗头痛。颈部后面的触发点虽然也可能是导致颈部疼痛的原因之一，但它们通常被看作斜方肌中心触发点的卫星触发点。也就是说，慢性头痛的根本原因可能要一直往下追溯到斜方肌中心触发点。

显然，引起头部和颈部疼痛以及其他症状的因素除了触发点，还有其他因素。但是如果出现了这些症状，触发点是首先应该考虑的因素，因为排查触发点很快。你只需要知道该检查什么地方，这可以参考本章前面的"引起疼痛的触发点所在肌肉索引""引起其他症状的触发点所在肌肉索引""疼痛区图示索引"。

挥鞭样损伤

妮科尔，注册护士，46岁，她开车时被一辆半挂车追尾。万幸的是，除了挥鞭样损伤外，她身上没有别的伤。但挥鞭样损伤导致她眼睛后面痛和持续头痛。头痛集中在两个地方，眉骨和颅底。医生给她开了强效止痛药氢可酮，这种药止痛当然很有效，但妮科尔知道，这种药会使人上瘾，因此她一般不服用这种药，只在疼得无法入睡的时候服用。后来她遇到一位物理治疗师，物理治疗师教她自己按摩这几个部位，六周后这些疼痛的症状全部消失了。

即使很小的交通事故也可能导致挥鞭样损伤。这种损伤是由胸部、上背部、颈部前后的肌肉突然过度拉伸导致的。挥鞭样损伤不仅会导致头部、颈部、胸部和上背部的大面积疼痛，还会导致手部和手指有麻木感、针刺感和肿胀感。如果不对受伤肌肉中的肌筋膜触发点进行合理的处理，其影响会持续几个月甚至几年。

与挥鞭样损伤相关的肌肉主要有颈前部的两组肌肉：胸锁乳突肌和斜角肌。与它相关联的其他肌肉还有斜方肌、肩胛提肌、胸大肌、胸小肌、胸骨肌、部分腭肌、脊柱前面的颈深肌、后颈棘肌和背棘肌。

颈部的三块重要肌肉

斜方肌、肩胛提肌和胸锁乳突肌很难根据位置来对它们进行归类。斜方肌很大，覆盖了整个上背部、颈后部和肩部的一部分；肩胛提肌起于上背部，位于颈椎两侧；胸锁乳突肌也位于颈椎两侧。这三块肌肉各自的独特功能使它们自成一类。

胸锁乳突肌

胸锁乳突肌这个名称来源于这块肌肉所在的部位（图 4.1）。它起于胸骨柄前端和锁骨的胸骨端，止于颞骨的乳突。我们应该和这块肌肉和平相处，因为它给你制造的麻烦远比你想象的多得多。

正因为胸锁乳突肌位于颈部前面和侧面，所以你很少注意到或者想到它。你也较少感到颈前部疼痛，而经常感到颈后部疼痛。胸锁乳突肌触发点会引起大面积疼痛，但是

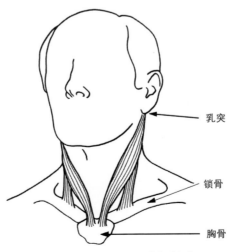

乳突

锁骨

胸骨

图 4.1 胸锁乳突肌及其相连部位

这些疼痛感都被传递到别处去了。无论胸锁乳突肌引起了多少问题，如果你不碰它，它本身很少会痛。如果胸锁乳突肌产生了触发点，那么主要表现是这块肌肉收紧或者发硬[1]。

凯特，51 岁。在她身上，胸锁乳突肌触发点引发了意想不到的问题，之后的康复也是迅速而戏剧性的。她 9 岁时曾因为下颌太小拔了几颗牙。从那时起她下颌两侧的胸锁乳突肌就开始疼痛，同时伴有经常性头痛和左耳深处疼痛。一天她读到一篇关于肌筋膜的文章，其中提到，很多无法解释的疼痛的根源可能是颈部肌肉出现了问题。于是她就自己用手触摸颈部肌肉，发现左侧肌肉中有一个大结节。按摩这块肌肉时，她突然感到左侧下颌轻松了，这种感觉突然而又强烈，她吓了一跳。她感到颈部侧面像气球一样在膨胀，照镜子时却看不到肿胀。然后她发现耳朵和下颌处的疼痛都消失了，张闭嘴巴的感觉也与之前不同了，好像下颌被移了位置一样。她的牙医告诉她，困扰她多年的胸锁乳突肌功能障碍已经消失了。

从肌筋膜的角度来看，凯特的胸锁乳突肌中长期存在的主触发点是她头痛和耳痛的直接原因，腭肌中的卫星触发点是下颌疼痛和颞下颌关节错位的根源。凯特已经学会了按摩，因此，每当她感觉疼痛要复发时，她给自己按摩几分钟即可控制。

胸锁乳突肌触发点引起的症状

人们很少意识到胸锁乳突肌触发点的存在，可是它们的影响特别广泛。触发点一触即痛，常常被误认为肿大和敏感的淋巴结。其实，肿大的淋巴结摸起来像没有剥壳的花生，位于皮肤下面；它们表面光滑，难以用两根手指捏住。由胸锁乳突肌触发点引发的问题可分为 6 类：胸骨部触发点导致的牵涉痛、锁骨部触发点导致的牵涉痛、平衡问题、听力障碍、视力障碍和系统性症状。胸骨部和锁骨部触发点导致的牵涉痛通常往上传至颅骨、脸部和下颌（图 4.2，图 4.3），但这两个部位的牵涉痛差别很大。

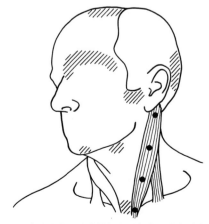 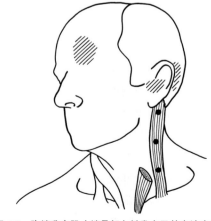

图 4.2　胸锁乳突肌（胸骨部）触发点及其牵涉痛区　　图 4.3　胸锁乳突肌（锁骨部）触发点及其牵涉痛区

胸骨部触发点导致的牵涉痛（图 4.2） 胸锁乳突肌胸骨部触发点会引起眼睛里面痛、吞咽时舌痛以及眼上、耳后和头顶的头痛。这些触发点还会导致颞下颌关节痛，以及导致腭肌中产生卫星触发点。这些疼痛有时还会被传递到颈后部和胸骨顶部。有一种面部疼痛没有在图 4.2 中显示出来，这种疼痛与三叉神经痛很像，也容易被误认为鼻窦炎的症状。

锁骨部触发点导致的牵涉痛（图 4.3） 来自锁骨深处的疼痛会导致对侧前额痛、耳朵深处痛和后臼齿痛，还有可能造成无疼痛感的颈部僵硬[1]。

锁骨部触发点导致的平衡问题（图 4.3） 锁骨部触发点的另一个特殊之处在于，它会导致眩晕、恶心、呕吐、步态不稳或摔跤等。有时还会导致晕厥，这种晕厥会突然出现，持续数分钟、数小时甚至数天，常被诊断为梅尼埃病。这种病发病原因不明，伴随终身，无法治愈。

从肌筋膜的角度对这种情况的解释是，人体根据胸锁乳突肌锁骨部的紧张程度差异来进行空间定位，同时确定头部的位置。当触发点导致肌肉异常紧张时，混乱错误的信号就被传输到大脑。特拉维尔博士认为，由胸锁乳突肌触发点引起的对空间的错误认知是摔倒及发生机动车事故的潜在原因。

锁骨部触发点导致的听力障碍（图 4.3） 锁骨部触发点会引起其所在一侧的眼睛失明或者耳朵失聪。这是因为，这个部位的触发点会导致镫骨肌和鼓膜张肌被拉伸，而镫骨肌和鼓膜张肌连接中耳部位细小的骨头，这些肌肉紧张会抑制内耳振动。已知的病例证明，如果确实是触发点造成的问题，按摩腭肌和胸锁乳突肌就可使听力恢复[1]。耳鸣也有可能是胸锁乳突肌、翼外肌和下颌咬肌中的触发点导致的。

胸骨部触发点导致的视力障碍（图 4.2） 胸骨部触发点会导致视物模糊或者视物重影，还可能会导致眼睛发红、眼泪过多并伴有流鼻涕。这些触发点会导致眼睛周围的眼轮匝肌痉挛，从而导致眼睑下垂，还会引起眼睛或者眼皮抽搐，让人在看书时感觉书上的字像在跳动一样。

系统性症状（图 4.2，图 4.3） 胸锁乳突肌触发点引发的第六类问题包括对手提物品重量产生错误认知、前额冒冷汗，以及鼻窦、鼻腔和喉咙的分泌物过多。许多情况下，鼻塞、流鼻涕、多痰、长期咳嗽、持续花粉热或持续感冒，其实都是由触发点引起的。按摩连接胸骨的胸锁乳突肌胸骨部可以治愈持续干咳[1]。

胸锁乳突肌触发点的成因

胸锁乳突肌的主要作用是让头部从一边转向另一边，同时也负责让颈部向前屈曲。连接颅骨左侧的左侧胸锁乳突肌向前方转动可以让头部向右转。胸锁乳突肌还可以在身体运动时帮助头部保持稳定，因此，在保持头部姿势（比如盯着电脑屏幕或者开车）的过程中，紧张的胸锁乳突肌会产生触发点。仰着头工作、头部长期偏向一侧尤其容易导致触发点产生。除此之外，如果肌肉不平衡、姿势不良或者下肢有触发点，颈部肌肉就

偏头痛

有的偏头痛情况很简单，而有的却很复杂，影响因素也很多，包括触发点，但不限于触发点。如果你想进一步了解偏头痛，可以看看西弗利特的《解决神秘的偏头痛：指南大全》（*A Comprehensive Guide to Solving the Mystery of Your Migraines*）。这本书从神经、血管、肌肉、人体构造、生物化学等角度对偏头痛进行了全方位的讲解，对专业人员学习和患者自学都很有用。

会做出异常动作对其进行补偿，当这种补偿性动作过多时，颈部肌肉就会产生触发点[1]。因此，要消除颈部以及上背部的触发点，有时要先解决身体下肢的问题。当颈部和上背部的治疗效果不佳时，我们不妨停下来，看看整个身体。

像提起一件重物这样小小的举动有可能拉伤胸锁乳突肌；摔倒、挥鞭样动作等会过度拉伸和过度收缩颈部肌肉，包括胸锁乳突肌。还有一些别的因素会使胸大肌产生触发点，如衣领过紧、两条腿长短不一、脊柱变形、肺气肿、哮喘、慢性咳嗽、换气过度、情绪紧张、习惯性肌肉紧张等。胸锁乳突肌的一个辅助功能是吸气时帮助提起胸骨，因此用胸腔呼吸就有可能过度使用胸锁乳突肌，而用腹腔呼吸则能保护胸锁乳突肌和斜角肌。

为了避免给胸锁乳突肌造成不必要的压力，不要长时间将头歪向一边，不要在床上看书，不要俯卧。坐在沙发上或者椅子上时不要弯腰驼背，打电话时不要用头部和肩部夹着听筒。依靠腹部横膈膜的上下移动来呼吸，不要依靠胸腔呼吸，也就是平常呼吸时腹部收缩和放松，而胸腔上部收缩和舒张得不要太厉害。

胸锁乳突肌触发点的按摩技法

虽然胸锁乳突肌触发点诱发的问题很多也很复杂，但这些问题用简单的方法就可以解决。

按摩疗法的重要原则：不要按摩动脉搏动处。首先要找到颈动脉，便于在按摩时避开它。坐着或者躺着，用指尖触摸颈部，找到气管两侧动脉跳动的部位，这个部位轻轻触摸是没有问题的，但是深度按压则有可能造成大麻烦。气管两侧不仅有颈动脉，还有其中的颈动脉窦。颈动脉窦的压力感受器感觉和控制血压，按摩或者按压颈动脉窦会引起血压突然下降，从而导致眩晕、昏厥和摔倒。过度按压颈动脉其他部位会使动脉上的斑块脱落，导致中风。还有一种可能是，一侧的动脉被斑块堵塞（动脉硬化）了，若此时按摩另一侧畅通的动脉，就会切断对大脑的供血，导致突然眩晕、昏厥或摔倒。虽然人体有许多血管给大脑供血，以免其中之一堵塞或受损造成危害，但我们还是应小心，避免按压到它们。如果在触摸动脉的过程中或者按摩肌肉的过程中感到眩晕，请立即停止，并向医生咨询。如果你因为手指长了茧、患有糖尿病或者感觉不灵敏而无法感觉动脉的搏动，就不要按摩颈部。

避开动脉，就有可能安全地按摩胸锁乳突肌。找到动脉后，把拇指轻轻移到动脉血管外侧，然后把所有的组织用手指捏起来放到血管外侧。不要把胸锁乳突肌压向

按摩小贴士

首先，按照文中描述的轻柔地用手辨识和避开动脉血管搏动处。

其次，用手指捏住一侧的胸锁乳突肌，捏的时候两根手指形成 C 字形，而非 V 字形，也就是用手指尖捏。

再次，像挤牛奶一样短促、多次地上下推动胸锁乳突肌。

最后，在按摩胸锁乳突肌时，面向前方，头稍稍向下并偏向未被按摩的一侧。

颈侧，而要将它捏起来，这样就可以避开动脉。每次只按摩一侧的肌肉，时时刻刻记住避开动脉搏动处。

> **按摩疗法的重要原则：不要按摩动脉搏动处。**

对着镜子将头扭向一侧，可以看到胸骨部收缩。用手指将这块突出变硬的肌肉捏住，然后将头还原到正中以放松肌肉。在辨别胸锁乳突肌的胸骨部和锁骨部时，力度以感觉舒适为宜。胸骨部位于锁骨部上方，粗细和食指差不多，仔细体会的话，可以感觉到这两个部分是分开的。要捏深处的锁骨部，需要在颈部侧面捏得多一点儿。不过很多人常会犯一个错，即往颈部后面捏得过多，都捏到颈后部的肌肉了。锁骨部和胸骨部相比，位置比较"深"而不是"后"。要想确认捏住的是不是胸锁乳突肌，可以将头再次扭向相对的一侧，此时颈侧能捏起来的就是胸锁乳突肌。将捏住的部分往前提拉，深层的锁骨部自然就从指间滚落。做这个动作时，你也许能感觉到表层的胸骨部与深层的锁骨部之间有一道小缝隙。如果放开胸骨部，你手里剩下的就只有皮肤和颈阔肌了。要想找到胸骨部和锁骨部中的触发点，如图4.4、图4.5和图4.6所示，从它们的中部开始，向上摸到耳垂，然后向下摸到锁骨。用同侧手更容易摸到深层的锁骨部。按摩时你可以用另一只手臂支撑按摩那只手臂的肘部，使按摩更为轻松、容易。

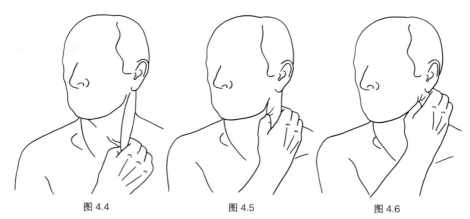

图4.4　　　　　　　图4.5　　　　　　　图4.6

用手指按摩胸锁乳突肌（注意，请先阅读"胸锁乳突肌触发点的按摩技法"）

如果捏的时候胸锁乳突肌疼痛，那么几乎可以肯定，你的慢性头痛以及头部、脸部和下颌部的其他症状都和胸锁乳突肌有关。如果胸锁乳突肌触发点很多，稍稍挤压会引起或者加重前额痛，就可以进一步证明你的头痛与触发点有关。

尽管这些肌肉轻轻一按就疼，但不要害怕碰触它们，因为此时的疼痛其实是无害的，而且轻柔地推压有助于治疗疼痛。按摩这些疼痛的地方是需要勇气的，但不用担心，按摩的力度以让你有一种"舒服的难受"的感觉为宜。也许你的症状很快就消失了，但你还要坚持按摩几天，直至没有任何地方疼痛。按摩胸锁乳突肌会立即缓解由它引起的头痛、头晕以及其他症状。

斜方肌

斜方肌这个名字很形象地描述了这块肌肉的特点——一块平整的、有四个角的方形肌肉。它位于上背部及中背部，主要功能是移动肩部。这里提到斜方肌是因为斜方肌触发点是引起头部和颈部疼痛的主要原因。

斜方肌触发点引起的症状

斜方肌 1 号触发点（图 4.7，图 4.8） 位于肩部上端那块呈条状的厚厚的肌肉顶端。它在上斜方肌表层，大多数人只要在肩部和颈部的连接处捏起一小块肌肉组织就能找到它。体重较大或者肌肉较多的人，他们的这块肌肉大概有一支记号笔那么粗。几乎所有人都有斜方肌 1 号触发点，这个触发点是太阳穴疼痛的主要原因，它可能还会将疼痛传递到下颌角的咬肌中、耳后的颈部和眼睛里面。疼痛偶尔还会出现在后脑，或者出现在耳朵上面呈拱形的部位（图中未显示）。1 号触发点会导致紧张性颈部疼痛，会限制头部往对侧转动、上仰和下垂，还会导致太阳穴和下颌部的肌肉产生卫星触发点，从而间接导致下颌痛和牙痛[1]。

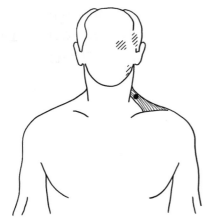
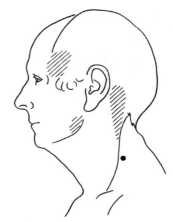

图 4.7　斜方肌 1 号触发点及其牵涉痛区，正面　　　　图 4.8　斜方肌 1 号触发点及其牵涉痛区，侧面

斜方肌 2 号触发点（图 4.9） 实际上是肩部上端呈条状的肌肉深层相距 2.5~5 厘米的两个触发点。有的人有其中的一个触发点，有的人有两个。这两个触发点是引起颈后部和颅骨底部疼痛的主要原因，可能让人感觉像头痛或者颈部酸痛。它们引起的牵涉痛常常导致颈后部肌肉产生卫星触发点。如果按摩颈部时只感觉舒服却不能解决问题，不能消除疼痛，那么问题可能在斜方肌而非颈部。2 号触发点也会限制头部往对侧转动、上仰和下垂。

斜方肌 3 号触发点（图 4.10） 位于肩胛骨内侧缘，在斜方肌边缘和肩胛骨交叉的位置，离肩胛骨下角大概有整个肩胛骨一半长的距离。

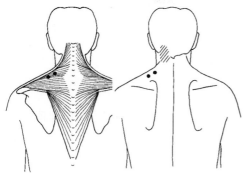

图 4.9 斜方肌 2 号触发点及其牵涉痛区

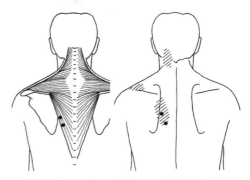

图 4.10 斜方肌 3 号触发点及其牵涉痛区

上面的那个触发点是非常常见的主触发点。它像斜方肌 1 号和 2 号触发点一样，将疼痛传递到颈部和颅骨底部。它是导致颈部僵硬的原因之一，也会将疼痛传递到上斜方肌。颈部和颅骨底部产生的卫星触发点又会导致头痛。肌筋膜触

> 最终，随着疼痛消失，你就会忘记进行自我治疗。这当然是好事，但要注意的是，没有消除的潜在触发点可能会导致疼痛卷土重来。

发点的这种多米诺效应就是头痛难以解释、难以有效治疗的原因。下面的那个触发点会引起中背部压迫性疼痛或者烧灼性疼痛，也会引起肩部上端酸痛。肩部上端的酸痛还可能源自斜方肌 6 号触发点（图 4.13）。当触发点导致下斜方肌无力时，肩胛骨就会鼓出来，形成"翼状肩胛"[1]。

斜方肌 4 号触发点（图 4.11）位于肩胛骨处的冈下肌中。这个触发点会导致肩胛骨内侧缘的肌肉酸痛。

斜方肌 5 号触发点（图 4.12）靠近肩胛骨内侧缘，位于斜方肌中部，会导致脊柱周边烧灼性疼痛。这个部位表层的触发点会导致上臂产生鸡皮疙瘩，有时鸡皮疙瘩还会出现在大腿，这是比较奇怪的现象[1]。

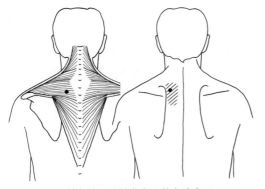

图 4.11 斜方肌 4 号触发点及其牵涉痛区

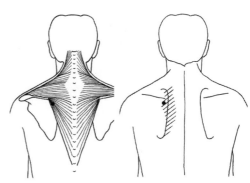

图 4.12 斜方肌 5 号触发点及其牵涉痛区

斜方肌 6 号触发点（图 4.13） 位于肩胛骨肩峰处的上肩部肌肉中。它可能在冈上肌1 号触发点上方，也可能单独出现。注意，这个触发点会导致所处部位疼痛，而且可能是斜方肌 3 号触发点的卫星触发点。

斜方肌触发点引起的症状很容易被误认为脊髓压迫症、脊柱狭窄、肩滑囊炎、（头部或面部）神经痛等的症状。它们引起的头痛也常常被误诊为紧张性头痛、颈源性头痛、血管性头痛、丛集性头痛或偏头痛。确实，有些头痛可能是由其他严重的疾病导致的，但是，医生在诊断时首先应该考虑是否是触发点导致的[1]。

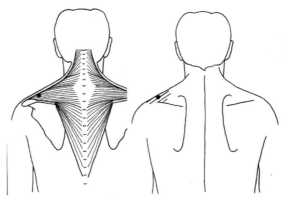

图 4.13　斜方肌 6 号触发点及其牵涉痛区

斜方肌触发点的成因

斜方肌覆盖了上背部的大部分区域，并向上延伸和覆盖了颈后部。斜方肌最上面这一部分正显示了颈后部的形状。斜方肌连接颅骨底部、脊柱、锁骨和肩胛骨，支撑着肩部的重量。手臂举过肩部时也需要它的收缩来带动肩胛骨转动。它的另一个主要功能是固定肩胛骨，帮助手臂和手完成精细的动作。

低头或头向侧面歪时，最上面的斜方肌帮助支撑头部和颈部的重量；上下耸肩或侧卧需要斜方肌收缩来完成。不正确的姿势，如弯腰坐着、习惯性驼背等，都会给斜方肌造成不必要的负担，导致其产生触发点。胸肌缩短表现为含胸、驼背，这会对肩部形成一股拉力，而斜方肌则需要收缩来对抗这股拉力。长此以往，斜方肌会过度拉伸，变得无力，从而产生卫星触发点。变短的腹肌也会将躯干向下拉，使身体形成驼背的姿势。因此，腹直肌触发点也许就是头痛的主要原因！这一点可能出乎很多人的意料。对于头痛，如果按摩斜方肌没有持续的效果，那么不妨试试按摩和拉伸腹肌和胸肌。

使手臂较长时间处于身体正面的工作会导致斜方肌多个位置产生触发点。还有，坐着的时候如果椅子没有扶手，那么手臂下垂也会导致斜方肌产生触发点。因此，坐在电脑前时，只有桌子支撑手是不够的，一把有扶手的椅子才是关键。此外，对胸部比较大的女性来说，前胸受重力拉扯，斜方肌需要收缩以产生对抗的力来保持身体平衡，因此也很容易产生触发点。另外，反复出现的偏头痛或长期颈部僵硬可能和背单肩挎包或者背过重的双肩包有关系 [1]。

斜方肌产生触发点还有一个常见的原因，即情绪紧张，因为情绪紧张会导致长期耸肩。你可以试着一天多次主动地放松肩部，如果容易忘记，可以贴一张便条在显眼的地方提醒自己。本书第十二章"肌肉紧张和慢性疼痛"讲了一种系统性方法，可以帮助你每天有意识地放松。

斜方肌触发点的按摩技法

斜方肌 1 号触发点　位于颈部和肩部连接处的斜方肌
1 号触发点通常就在皮肤下面比较浅的位置。有触发点的紧带区捏起来很像一根毛衣针；而对肌肉比较发达的人来说，这个触发点所在的肌肉就大得多，也许有一支记号笔那么粗。按摩的方法是，用另一侧手的拇指、食指和中指将肌肉捏在手指间滚动（图 4.14）。如果这个触发点情况比较严重，这样按摩就会导致太阳穴痛，或者使症状加重。如果你出现了这种情况，基本可以确定你的太阳穴痛就是它引起的。严格来说，几乎每个人身上都有这个触发点，它

> **按摩小贴士**
>
> 为了使上斜方肌比较容易捏起来，我们需要放松它，方法是把手放在衣服口袋里或者放在裤腰上。
>
> 在按摩放松这块肌肉的时候，将头偏向对侧。
>
> 用触发点按摩杖进行按摩要隔着衣服，不要直接接触皮肤。
>
> 需要把手伸到身后进行按摩时，把肘部放在桌子上，这样不仅省力，还可以靠桌子增加一些力量。

会引起许多让人觉得不可思议的症状。如果这种方法让你太累了，可以稍做一些改变：用一个小球代替食指和中指，像图 4.15 那样把球抵在墙壁和触发点之间。

斜方肌 2 号触发点　这两个触发点（图 4.9）也可以用另一侧的手捏到。靠内侧的触发点靠近身体中线，将拇指放在肩部顶端的上斜方肌下方，即锁骨上方 2.5 厘米处，

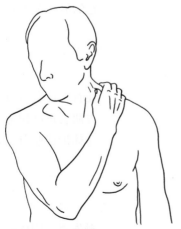

图 4.14　用拇指和其他手指配合，按摩斜方肌 1 号触发点

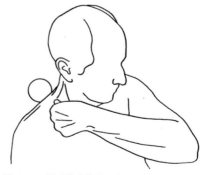

图 4.15　用"被支撑的拇指"和抵在墙上的小球配合按摩斜方肌 2 号触发点

同时食指和中指放在上斜方肌的另一侧，然后将其捏起来。捏的时候虎口张大一点儿，按摩技法和按摩1号触发点的一样，但它的位置要深一些，因此按摩的力度要比按摩1号触发点的大一点儿。记住，这里的"内侧"指的是朝向身体中线，"外侧"指的是朝向身体外侧。靠外侧的触发点与靠内侧的触发点相距2.5~5厘米。查找靠外侧的触发点时，捏住上斜方肌慢慢向外移动，当拇指碰到锁骨时即可停下。此时，拇指不要拿开，须和另一侧的其他手指一起用力提起这块肌肉。你要按摩的是斜方肌前部内部、与锁骨外侧相连的部位。你会感觉到这块肌肉比较厚实。

如果用手指按摩比较累，可以像图4.15那样将一个小球抵在墙上辅助"被支撑的拇指"、指尖或其他按摩工具进行按摩，斜方肌任何部位都可以用触发点按摩杖、S形按摩钩、S形触发点按摩杖或者其他类似的弯钩形工具按摩。图4.16展示的就是利用触发点按摩杖对斜方肌2号触发点进行按摩。用另一侧的手握住触发点按摩杖的拱形部分，这样最容易控制，并且最方便用力。图4.21展示了用触发点按摩杖按摩时按摩杖在身体前的位置和另一只手的位置。触发点按摩杖可以斜跨过身体，因此按摩时不需要歪头以避开按摩杖，而且在这种姿势下，被按摩的肌肉也能得到放松。如果没有触发点按摩杖或者类似的工具，可以像图4.17那样，将小球放在肩膀上，弯腰将球抵在墙角或门框上。按摩之前可以回顾一下第三章表3.1的内容，掌握正确的按摩方法。

斜方肌3号触发点　按摩斜方肌3号触发点的话，将小球（和网球差不多大的）抵在墙上按摩特别有效（图4.18）。可以从两个方向移动小球：上下移动或者左右移动。

> 关于将小球抵在墙上进行按摩的方法，本书第八章中有详细介绍。

沿着肩胛骨内侧缘上下移动小球时，你可能会感觉球在斜向挤压肌肉的边缘；将小球横向地从肩胛骨向中间滚动就好像在用小球把肌肉往里推。这个部位的触发点通常不止一个，两边肩胛骨旁边都会有触发点。如果按摩用的小球比较硬，就会按摩得比较深。图4.19展示的是用触

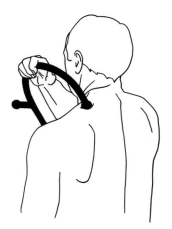

图4.16　用触发点按摩杖按摩斜方肌2号触发点

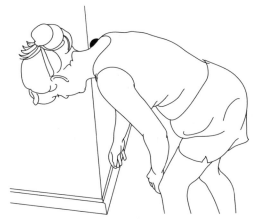

图4.17　将小球抵在墙角或者门框上按摩斜方肌2号触发点

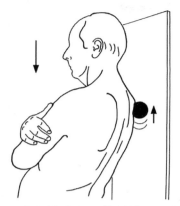
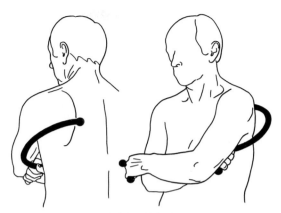

图 4.18 将小球抵在墙壁上按摩斜方肌 3 号触发点　　图 4.19 用触发点按摩杖按摩斜方肌 3 号触发点

发点按摩杖按摩这个触发点。按摩斜方肌 3 号触发点最好每天 3~6 次，每个触发点每次按摩 10~12 下。不要将按摩想象成"杀死"触发点，按摩是为了促进血液循环，让身体自愈。

> 不要将按摩想象成"杀死"触发点，按摩是为了促进血液循环，让身体自愈。

肩胛提肌

肩胛提肌也是一块承担了很多工作的肌肉，并且每个人的肩胛提肌都有这样那样的问题。肩胛提肌的名字告诉我们，它的功能是将肩胛骨提起来。

肩胛提肌触发点引起的症状

肩胛提肌触发点会导致颈部和肩部连接处以及上背部疼痛和僵硬（图 4.20）。触发点很活跃的时候，还会在从肩胛骨内侧缘到肩后部这一区域产生比较轻的牵涉痛（图中未显示）。肩胛提肌触发点使患者无法向后转头，即无法将头转向有触发点的那一侧，而且将头转向另一侧也会引起疼痛[1]。

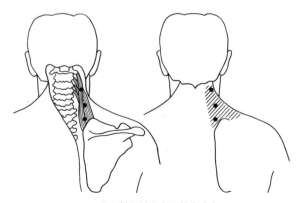

图 4.20 肩胛提肌触发点及其牵涉痛区

肩胛提肌触发点的成因

肩胛提肌的下端连接在对应肩胛骨上角内侧缘上，上端则连接上端四节颈椎的边缘（图 4.20），这样的人体构造使肩胛提肌可以提起肩胛骨，进而提起肩部。如果因为压力或长期姿势不良等造成习惯性耸肩，肩胛提肌承受的负荷就会过大，也就容易出问题。

有很多生活细节会导致肩胛提肌出问题，如侧卧时枕头的高度不合适，工作或做事情时长时间将头偏向一边，长时间开着冷气，打电话时习惯性将听筒夹在肩膀和耳朵之间，等等。前面提到过，背单肩挎包或者过重的双肩包会伤害斜方肌，当然，也会伤害肩胛提肌，因为在这两种情况下，这两块肌肉都要用力收缩来抵抗包施加的向下的拉力。

锻炼过度、情绪紧张、椅子扶手过高或过低等都会让肩胛提肌处于不正常的紧张状态。在造成挥鞭样损伤的事故中，肩胛提肌也是受到拉伤的肌肉之一。在摔倒、交通事故等意外中产生的触发点可能会隐藏好几年，在这几年中，会出现一些不明原因的慢性疼痛和身体功能丧失[1]。

低头时，肩胛提肌的功能就像勒马的缰绳一样把头往后勒住，因此，习惯性驼背就会过度使用肩胛提肌。阅读时如果习惯将图书、报纸、电子阅读器、平板电脑等平放在桌上，头就会一直低着，此时肩胛提肌和斜方肌就会一直收紧。因此，我们建议在阅读时将书报等用支架支起来，并调整出合适的倾斜角度，这种支架可以在网上买到。另外，长时间将手机放在胸前操作也会导致肩胛提肌疲劳，建议在看手机的过程中时常上下活动肩部，以帮助肩胛提肌收缩和拉伸，从而消除肌肉疲劳。

肩胛提肌触发点的按摩技法

肩胛骨上端和肌肉连接处的肩胛提肌触发点最容易找到。要想准确找到它，只须找到肩胛骨上角，具体方法如图 5.11 所示：右（左）手放在左（右）肩上，手指向后，左（右）手手臂放松并前后摆动，此时手指能摸到的、随着摆动向上凸起的就是肩胛骨上角。用手按摩的话，你无法按摩到正好位于肩胛骨上角的触发点。要想达到最好的效果，就用触发点按摩杖、S 形按摩钩或者其他类似的弯钩形工具。将触发点按摩杖顶端放在用手指摸到的肩胛骨上角，稍稍移动顶端，对着肩胛骨顶端有点儿酸胀的地方施压，或者轻轻推压。图 4.21 显示的是握触发点按摩杖的姿势，图 4.22 显示的是具体的按摩位置。前面讲斜方肌 2 号触发点时已谈及触发点按摩杖的使用方法，此处不再赘述。

上面介绍的肩胛提肌最下面的触发点是最好找的，但它不是肩胛提肌中引发问题最多的触发点，因此按摩它并不能消除颈部疼痛和僵硬。肩胛提肌中间的那个触发点更重要，它位于颈部底部和上斜方肌前。另一侧的手从颈部前方绕过，指尖置于颈部与身体连接处的正中间，中指按压位于斜方肌前的颈部底部。抬起肩膀时收缩的那块大肌肉就是斜方肌。用手指在这个部位从前往后摸索，你也许能感觉到连接颈部侧面的那一块比较紧的肌肉，在颈部最底部将这块绳状肌肉往颈部下面的横突（下方脊柱的侧面）按压。也许一开始你找不到这块肌肉，慢慢来，仔细查找。其实你手指摸到的一节一节硬的凸起是你颈部的骨头。你不太可能感觉到肌肉中的结节，只能感觉到骨头和收紧的肌肉。用手指慢慢按摩，并用另一只手支撑按摩的那只手。用触发点按摩杖或 S 形按摩钩按摩效果也不错（图 4.23）。没有这类弯钩形工具的话，也可以用小球按摩，比如将其抵在墙角或门框上按摩肩部上端（图 4.17），也可以将球抵在墙壁上、背靠着墙按摩较低的触发点。不要忘记用"被支撑的手指"或弯钩形工具按摩最高的那个触发点，它位于颈部侧面、胸锁乳突肌顶端后面。

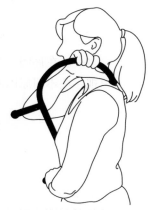

图 4.21　按摩上背部肌肉时触发点按摩杖的摆放位置和手的姿势

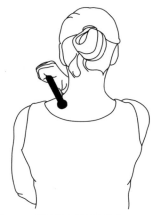

图 4.22　用触发点按摩杖按摩最下面的肩胛提肌触发点

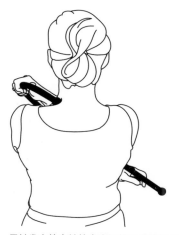

图 4.23　用触发点按摩杖按摩中间的肩胛提肌触发点

颈后肌群

颈后部除了有枕下肌群外，还被四层肌肉覆盖着：最外层是上斜方肌的最上部；斜方肌下面是薄薄的、平展的夹肌，它像一层纱布一样覆盖着别的肌肉；再下一层是头半棘肌，它几乎与脊柱平行；最下层是回旋肌和多裂肌，它们是一些很短的肌肉，功能是连接颈椎，并帮助颈部转动以及向侧面倾斜。下面将对除斜方肌之外的每一块颈后部肌肉及其触发点引起的症状、触发点的成因和查找方法进行介绍。在这一节的最后，将针对所有颈后肌群触发点的按摩技法做总的介绍。

头夹肌

头夹肌是一块又宽又长的肌肉，连接颈椎和颅骨后面，是头部转动的主要力量来源，也帮助头部向后仰。

头夹肌触发点引起的症状

头夹肌触发点会将疼痛传递到头顶（图4.24），它也是这类头痛的常见原因[1][2]。

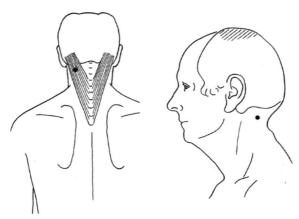

图 4.24 头夹肌触发点及其牵涉痛区

头夹肌触发点的成因

引发头夹肌触发点的原因和引发斜方肌以及肩胛提肌触发点的原因一样，也是过度使用。挥鞭样损伤、习惯性驼背、情绪紧张、姿势性压迫（如长时间将头偏向一边阅读）、坐在有冷气的房间里等也都是刺激头夹肌触发点产生的常见因素。交通事故也会导致头夹肌损伤，拉绳、提重物等动作也会激活头夹肌触发点。

查找方法

将头部摆正，头夹肌触发点就在颅骨以下2.5厘米、棘突（脊柱上的小骨头）向外2.5厘米处。查找头夹肌触发点的方法是，将手指放在颅骨下端、胸锁乳突肌后面，将头转向你要查找触发点的那一侧，然后向后稍稍倾斜头部，同时将另一只手放在颅骨下端，让手的力量和头部的力量相互对抗，此时顺着胸锁乳突肌向下移动2.5厘米，再稍稍向脊柱方向移动即可。找到触发点后即可进行按摩。颈后肌群触发点的按摩技法在这一节的最后有详细介绍。

颈夹肌

颈夹肌连接上背部椎骨和颈部椎骨，其功能是移动颈部，而不是移动头部。颈部侧弯、伸长以及转动都是这块肌肉控制的动作。

颈夹肌触发点引起的症状

颈夹肌 1 号触发点 这个触发点在颈夹肌中靠上的位置，它引发的疼痛起始于颅骨底部，一直向上穿过头部至眼睛后面（图 4.25），疼起来的感觉像颅骨里面或者眼睛里面有脉动似的。偏头痛发作时，眼睛后面的疼痛就是这种感觉。这个触发点还会导致视物模糊。

颈夹肌 2 号触发点 这个触发点在颈夹肌中靠下的位置，它引发的疼痛会传递到颈部底部（图 4.26）。2 号触发点经常会被肩胛提肌触发点激活。颈夹肌上面和下面的这两个触发点都会引起头后部麻木和有压迫感[1][3]。

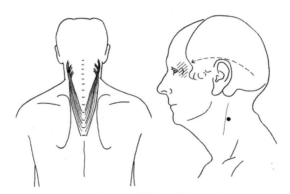

图 4.25 颈夹肌 1 号触发点及其牵涉痛区，疼痛感像箭一样穿过头部直至眼睛后面

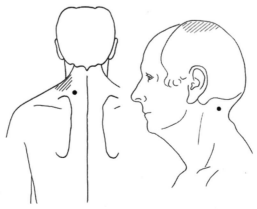

图 4.26 颈夹肌 2 号触发点及其牵涉痛区

颈夹肌触发点的成因

习惯性驼背和挥鞭样损伤是颈夹肌触发点产生的常见原因。姿势性压迫（如将头斜靠在沙发扶手上而不是靠枕头支撑、拖拉过重的物体等）、坐在有冷气（如空调产生的冷气）的房间里等都会导致触发点产生。

查找方法

颈夹肌 1 号触发点　这个触发点在颈部左右两侧的中间，正好在耳朵下面。用手指按压的话，正好压在第三节颈椎上（图 4.27）。

颈夹肌 2 号触发点　这个触发点更靠近身体中线，在肩胛提肌下端（肩胛骨上角）靠中间一点儿的位置。用一个球抵住墙壁或者用触发点按摩杖（图 4.28）按住斜方肌和竖脊肌，往颈椎方向按压，就可以按摩到这个触发点。

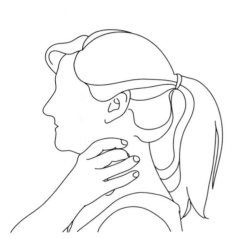 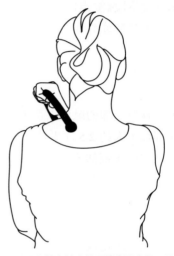

图 4.27　用手指查找和按摩颈夹肌 1 号触发点　　　　图 4.28　用触发点按摩杖查找和按摩颈夹肌 2 号触发点

头半棘肌

头半棘肌连接上背部脊柱、颈后部和颅骨底部。这块肌肉的结构是分段的，因此，整块肌肉都有可能产生触发点。

头半棘肌触发点的症状

头半棘肌 1 号触发点会引起太阳穴部位疼痛，有时候会在耳朵上面形成绕头一周的疼痛带（图 4.29）。

头半棘肌 2 号触发点将疼痛传递到头后部（图 4.30）。头半棘肌和斜方肌中的触发点会对枕大神经产生压迫感，枕大神经是头后部的传感神经，因此这样的压迫感会使头后部的头皮产生麻木感、针刺感和烧灼性疼痛感。因为这样的问题，你甚至无法忍受头枕在枕头上 [1]。如果不解决这个触发点引发的问题，你就算换个新枕头也无济于事。

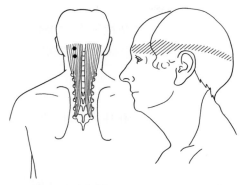

图 4.29 头半棘肌 1 号触发点及其牵涉痛区

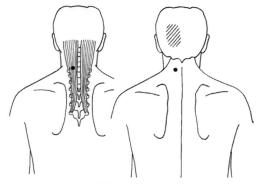

图 4.30 头半棘肌 2 号触发点及其牵涉痛区

头半棘肌触发点的成因

由交通事故或头部撞到游泳池底部导致的急性创伤会导致头半棘肌产生触发点。坐姿不正确、驼背、用手撑头侧卧着看电视等也会导致头半棘肌触发点产生。斜方肌和头夹肌中的触发点会导致头半棘肌产生卫星触发点。

查找方法

头半棘肌上部的触发点位于颅骨底部边缘往上大约 2.5 厘米处。第二个触发点位于颅骨底部往下大约 2.5 厘米处，正在枕下肌群中比较深的触发点的上层。头半棘肌最下面的触发点位于颈部下方，距离棘突外端约 2.5 厘米。颈后肌群触发点的按摩技法在这一节的最后有详细介绍。

多裂肌和回旋肌

多裂肌和回旋肌是颈部肌肉中位置比较深的肌肉，这些细小的肌肉从不同角度连接脊柱，控制头颈做更为精细的动作。

多裂肌和回旋肌触发点会在其所在部位产生剧烈疼痛，疼痛会沿脊柱跨多节椎骨传递（图 4.31），可传递到肩部上面和肩胛骨内侧缘。

来自多裂肌和回旋肌的疼痛感像来自脊柱本身，因此常常被误认为椎骨压迫或椎骨脱位（半脱位）的症状。当然，椎骨脱位的情况确实可能会出现，其原因是肌肉过度紧张，将椎骨拉向一侧[1]。进行触发点按摩后，椎骨会吻合得好一些。

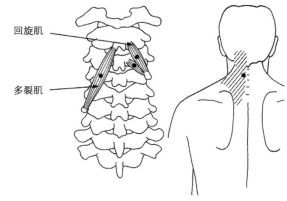

图 4.31 多裂肌和回旋肌触发点及其牵涉痛区

多裂肌和回旋肌触发点可能会出现在颈部的任何层面，可以用"被支撑的手指"按摩（图 4.37，图 4.38）。如果手够不到，可以平躺着用小球按摩（图 4.36）。按摩技法是，贴着脊柱按入椎板沟，这是可触摸的棘突和与它邻近的肌肉（头半棘肌）之间的小空隙。

枕下肌群

枕下肌群位于颅骨底部下面，每侧由四块小肌肉组成，每块小肌肉走向都不同，连接颅骨和最上面的两节椎骨，小肌肉之间也互相连接。

枕下肌群触发点的症状

枕下肌群触发点引发的疼痛感觉像在颅骨里面，并从脑后延伸到眼睛和前额（图 4.32，图 4.33），让人感觉整个半边头都在疼，这种感觉很像偏头痛[1]。上面三块枕下肌从不同方向控制点头和侧头的动作，如果枕下肌产生了触发点，那么这些动作就会受到限制，导致颈部僵硬。最下面一块枕下肌叫头下斜肌，连接最上面两节椎骨，头部转动基本就靠这块肌肉。这块肌肉中的触发点会限制头部转动，并在头部转动时给颈部带来尖锐的疼痛感。这块特别的肌肉用指尖进行按摩效果会很不错。

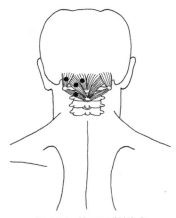

图 4.32　枕下肌群触发点

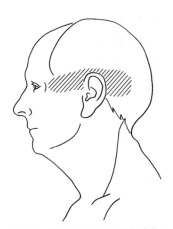

图 4.33　枕下肌群触发点的牵涉痛区

枕下肌群触发点的成因

颈后部触发点产生的原因和斜方肌以及肩胛提肌触发点产生的原因相似，都是过度使用。挥鞭样损伤、习惯性驼背、情绪紧张、姿势性压迫（如长时间将头偏向一边阅读）、坐在有冷气的房间里等也都是刺激颈后部触发点产生的常见因素。

频繁活动头部、长时间肌肉收缩等很快会使枕下肌群疲劳。常说的情绪紧张导致偏头痛，其原理可能是情绪紧张导致肌肉收缩。另外，斜方肌触发点会导致枕下肌群和其他颈后肌群产生卫星触发点，从而导致偏头痛[1]。

查找方法

枕下肌群是颈部肌肉中位置最深的。枕下肌群最上面的两个触发点往上推压的话会被压入颅骨底部。每侧的四块枕下肌从不同角度将最上面的两节椎骨和颅骨连接起来。外层的三块肌肉形成三角形，称为"枕下三角"。在"枕下三角"下面有一条脆弱的动脉，此动脉是为脑部供血的，不恰当的深度按摩可能会损害这段动脉，进而导致中风或者出现其他危险。这种情况虽然不多见，但仍应小心。前面说过，按摩要注意的第一点就是避开动脉。请严格遵守操作要求，认真学习"颈后肌群触发点的按摩技法"。

颈后肌群触发点的按摩技法

按摩的第一步是要检查椎动脉以确定进行颈后部按摩是否安全。这项检查可以确定椎动脉是否正常，如果不正常，那么你在检查时会出现头晕、恶心、虚脱、视物障碍等现象。检查方法是，坐在扶手椅上，头向上看天花板，然后尽量向右转头，好像在看天花板上后面的东西一样，保持这个姿势 30 秒。此时如果出现上述症状，那么立即停止；如果没有症状，那么向左重复刚才的动作，仍然保持 30 秒，出现上述症状的话则立即停止。

> **按摩小贴士**
> 对所有颈后肌群进行按摩都使用同样的方法。
> 按摩时站着坐着皆可，但是最好采用卧姿，这样更有利于肌肉放松。
> 按摩时注意放松，并匀速呼吸。
> 在按摩的过程中要注意休息，避免手臂和手部疲劳。学会按摩手臂和手部，这样才能更好地保护它们。

如果任意一侧出现了以上症状，你不仅不能按摩或拉伸颈部，还要立即就医，排查是否有椎动脉堵塞的情况 [4]。

进行颈后部按摩时请严格遵循下面步骤来避开动脉。首先，用手指摸索并找到颅骨底部（即脊柱与颅骨相连的部位）。将头部稍稍往后靠，用手指找到颅骨底部的中线。用手指摸索，找到颅骨下面约 2.5 厘米处第一节凸出的骨头，这是第二节椎骨的棘突，然后将手指从棘突向左或向右横移 2.5~5 厘米，颈部两侧的这两个位置就是动脉的位置。动脉就在头半棘肌下面的"枕下三角"里。这个位置的动脉你是感觉不到搏动，因为它的位置很深。

如果将头转向一侧，用触发点按摩杖（图 4.34）或者指形按摩器（图 4.35）这样的深度按摩工具来深度按压这个部位，可能会损害其中的脆弱的血管，从而导致中风。按摩颈后部需要比较宽的工具，如网球或者其他直径 60 毫米的高弹力球（图 4.36），在颅骨下方 2.5 厘米处横向滚压。如果需要按摩颈部更低的部位，可以用球，也可以如图 4.37 和图 4.38 所示，用"被支撑的手指"进行按摩。

头部、脸部和下颌肌肉

头部、脸部和下颌有很多肌肉，我们的按摩主要针对两块咀嚼肌：颞肌和咬肌。头部、脸部和下颌的疼痛，以及我们较少听说的颞下颌关节疼痛，主要是由这两块肌肉以及斜

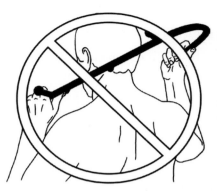

图 4.34　不要用触发点按摩杖这样的深度按摩工具来按摩颅骨底部，这会导致椎动脉破裂。请仔细阅读"按摩小贴士"，学习按摩技法

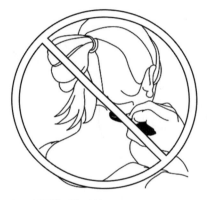

图 4.35　不要使用指形按摩器这类深度按摩工具按摩颅骨底部，否则可能会导致椎动脉破裂。请阅读具体的操作方法，以免损害动脉

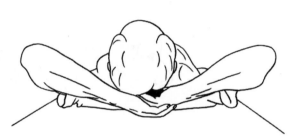

图 4.36　用球按摩颈后部时手的位置。两只手共同向中线方向按压。按摩另一侧时两只手交换位置

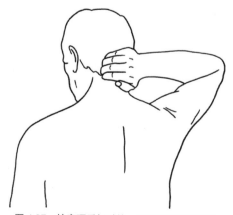

图 4.37　按摩颈后部时第一只手的位置和姿势

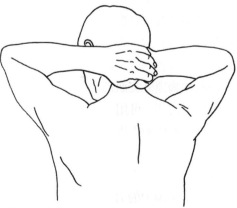

图 4.38　按摩颈后部时第二只手的位置和姿势。向脊柱方向按压。按摩另一侧时两只手交换位置。这个方法同样适用于卧姿按摩

方肌和胸锁乳突肌的触发点造成的。头部、脸部和下颌其他肌肉中的触发点通常都是这四块肌肉的触发点的卫星触发点。这四块主要肌肉的触发点消除后，其他小肌肉上的症状也会随之减轻[1]。

　　下颌触发点产生的原因有很多，包括嚼口香糖、长蛀牙、牙龈脓肿和晚上磨牙。下颌肌肉通常还会在患者进行牙科治疗时由于紧张或疲劳而产生触发点。情绪紧张、用嘴呼吸和驼背也会导致下颌肌肉习惯性紧张，从而产生触发点。此外，因挥鞭样损伤、跌倒和其他身体压力而产生的胸锁乳突肌和斜方肌的触发点会导致头部、脸部和下颌肌肉产生触发点[1][5]。

颞肌

　　颞肌是覆盖在太阳穴和耳前的一块大而平展的肌肉（图4.39）。它连接下颌骨的冠突，能帮助咬肌上提下颌骨。颞肌属于咀嚼肌。

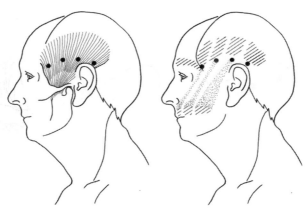

图4.39　颞肌触发点及其牵涉痛区

　　颞肌触发点会导致头部前面和侧面疼痛，也常常会导致上齿疼痛和过敏以及上齿龈疼痛和轻度发炎。咀嚼或咬合时上齿和下颌处的弥散性疼痛通常是由于颞肌出现了问题。这时，你应该能感觉到你的牙齿不能完美她咬合[1]。

　　咬肌和胸锁乳突肌的触发点会促使颞肌产生触发点，并且会在颞肌触发点有好转后将其再次激活[1]。可用"被支撑的手指"按摩颞肌，如图4.40所示，头部倾斜，利用头的重力增大按压的力度。

咬肌

　　咬肌是下颌中的力量型肌肉，是咬合和咀嚼的主要力量来源。对着镜子将牙关咬紧，你可以看到耳垂前面的肌肉收缩，那就是咬肌。就连专家有时也分辨不出咬肌触发点产生的疼痛。

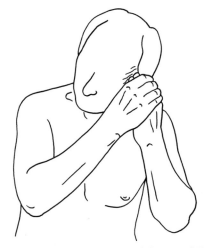

图 4.40　用"被支撑的手指"按摩颞肌和咬肌

　　玛丽，29 岁，牙科医生。临床中她遇到过一些牙痛的病人，却找不到致痛的原因，为此她很烦恼。她自己也有牙痛和下颌痛的症状，但她的牙齿是很健康的。她初步怀疑这些疼痛可能源自肌筋膜，但她自己不太擅长这方面的治疗。在牙科学校学习的时候，老师曾提到过触发点，不过玛丽没有对此进行专门学习。其实，玛丽从在牙科学校学习起就长期头痛和颈部疼痛，原因是她需要长时间低头和转头来检查病人的口腔，高强度的工作使她的胸锁乳突肌产生了触发点，而且这些触发点还使咬肌产生了卫星触发点。她的头痛来源于胸锁乳突肌触发点，而牙痛和下颌痛则来源于咬肌触发点。

　　咬肌触发点会导致好几个地方疼痛（图 4.41）。位于耳朵前面的深层肌肉中的触发点尤其重要，它是导致颞下颌关节疼痛的原因。而咬肌触发点会加剧肌肉紧张，严重的时候下颌都无法张开。下颌的紧张会引起发声系统紧张。有些歌手经过触发点按摩，反映唱高音更轻松一些了[1]。对工作中经常用嗓子的人来说，按摩下颌、嘴和喉咙很有好处。

　　咬肌触发点会导致上下牙齿疼痛，也是牙齿对冷、热和碰触敏感的原因。对这些症状的误诊会导致患者花一些不必要的牙科治疗费用，甚至导致患者的牙齿被误拔[1]。

　　咬肌触发点会引起脸部、眼睛下部和眉毛上部疼痛，还会引起流鼻涕。这些部位的疼痛常常被诊断为鼻窦炎的症状。如果治疗鼻窦炎的药物不能缓解这些症状，咬肌触发点也许就是真正的罪魁祸首[1]。

　　眼袋的产生也可能是咬肌触发点导致的。咬肌触发点还会导致耳朵深处疼痛并伴随耳闷和耳鸣。位于耳垂前面的那

按摩小贴士

　　将拇指伸入口腔，与口腔外面的其他手指一起揉捏。

　　按摩时牙齿尽量咬合。

　　咬紧牙关来感觉咬肌的收缩，然后放松，再进行咬肌的按摩。你可以按摩整个脸部，不过务必知道咬肌的起止位置。

　　你这么做别人可能会觉得你有点儿傻，不过去看牙医前自己按摩一下是有好处的。

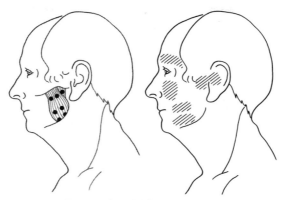

图 4.41 咬肌触发点及其牵涉痛区

个触发点还会引起耳朵深处瘙痒[1]，这种瘙痒挠不着，令人发狂。咬肌触发点会出现在咬肌上从颧骨至下颌骨底部的任何位置。

咬肌可以用手指在外面按摩，不过更有效的方法还是将拇指伸入口腔并配合外面的手指进行按摩（图 4.42）。咬肌摸起来厚而结实，还有弹性。如果你找对了位置，你的拇指会摸到冠突，冠突边缘尖锐，呈鳍状。从咬肌的起点到终点，即从颧骨至下颌骨底部，仔细摸索每一个触发点。每天对触发点进行按摩，直至按压不再引起疼痛。对这些肌肉进行按摩时用力过大会导致酸痛，请按照第三章介绍的按摩技法进行按摩，开始时轻一点儿。

嚼口香糖、咬指甲等都是需要改正的不良习惯，不要用牙齿咬硬物或开瓶盖，还要想办法解决晚上磨牙的问题。紧张或有压力的时候注意不要咬紧牙关，可参考本书第十二章介绍的减轻习惯性肌肉紧张的方法。

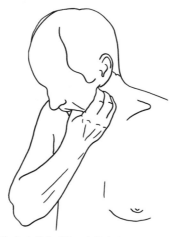

图 4.42 用拇指和其他手指配合按摩咬肌（拇指置于口腔内）

翼肌

翼肌藏在下颌骨里面，经常引起颞下颌关节疼痛。

翼内肌触发点会导致颞下颌关节和耳朵疼痛，咬合时疼痛会加剧（图 4.43）。它还会将疼痛传递到口腔后部、硬腭和舌头，从而导致吞咽困难。此外，它还会导致嘴巴无法张大。翼内肌紧张会妨碍耳咽管（中耳部位）张开，从而导致耳闷，这是因为喉咙后部的腭帆提肌和耳咽管咽肌控制耳咽管，而这些肌肉中出现了牵涉痛。翼内肌连接口腔内外的上颌骨，因此翼内肌的问题与咬肌紧密相关 [1][6]。

你可以通过用拇指按压下颌后部内侧的方法来按摩翼内肌（图 4.44）。对着镜子找到下颌角，将拇指放在这块骨头前 2.5 厘米处向上按摩下颌骨内侧，咬紧牙关来感觉翼内肌的收缩。不要按入颈部，避免按到附近的动脉。按摩这个位置可能会很疼，因此，和按摩咬肌一样，开始时轻一点儿。

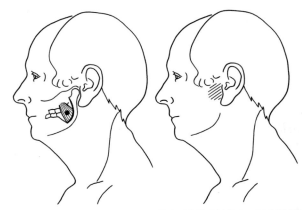

图 4.43　翼内肌触发点及其牵涉痛区（为了显示骨头深处的这块肌肉，图中没有显示下颌骨）

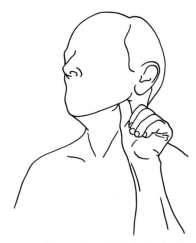

图 4.44　用拇指按摩翼内肌（避免按入颈部）

另一块翼肌叫翼外肌，是肌筋膜疼痛和颞下颌关节功能障碍的首要原因（图 4.45）。翼外肌触发点导致的持续紧张会将下颌向前拉，导致关节脱位。下颌咬合时咯吱作响的原因就是下颌关节脱位和半月板移位。和咬肌触发点一样，翼外肌触发点会将疼痛传递到脸颊，这种牵涉痛和鼻炎引起的疼痛很像，会刺激鼻窦产生分泌物。很多鼻腔问题本质上都是翼外肌触发点导致的 [1][7][8]。

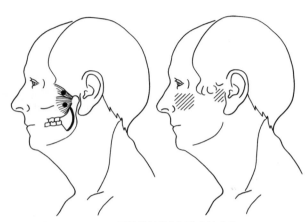

图 4.45　翼外肌触发点及其牵涉痛区

翼外肌的功能是帮助二腹肌打开下颌，并将下颌向前推。如果只有一侧翼外肌收缩，就会导致下颌向一侧倾斜，因此上下齿错位咬合会随着这些肌肉中的触发点同时出现。当鼻子堵住时，张开嘴呼吸可能会导致翼外肌产生触发点。翼外肌在面部产生的卫星触发点是很多伴有过敏反应的面部疼痛的根源。有些牙科治疗结束后，患者需要长时间张开嘴，这会成为脸部和下颌长期疼痛的根源：咬肌和颞肌的触发点会使翼外肌在张嘴的过程中格外用力，导致翼外肌产生触发点 [1]。

特拉维尔和西蒙认为耳鸣和胸锁乳突肌、咬肌以及翼外肌的触发点有关，他们所引用的研究结果表明，在触发点上注射普鲁卡因可以完全消除耳鸣的症状。翼外肌触发点是导致耳鸣的最主要原因，翼外肌藏在下颌骨里面，不过对它进行按摩并不难。

你可以把同侧的食指放入口腔中对翼外肌进行按摩（图 4.46）。指尖放在牙龈上面的凹槽里，然后一直往臼齿后面去，到最深的地方。然后，手指往鼻子方向向上和向外进行力度小而短促的按压，压力要朝着头部方向。如果存在触发点，那么此时的按压会让你感到非常疼，所以要轻一点儿。罗马不是一天建成的，去除病痛也要循序渐进，使这些触发点失活是需要一些时间的。坚持每天按摩，直至疼痛消除。

按摩咬肌和颞肌后，你可以用其他方法来按摩翼外肌。首先对着镜子找到耳道口，将手指放在耳道前的脸上；张开嘴打开下颌，找到下颌关节的髁突（下颌骨和颅骨连接处的顶部圆形突出物），张嘴时，它会往前移，在耳朵前面形成一个洞。手指从这个洞继续往鼻子方向移动大约 2.5 厘米，会发现第二个洞。这个洞非常狭小，翼外肌就藏在下面。找到这个位置后，将嘴张开 2~3 指宽，用一个小苹果或者一个一次性杯子的底部将嘴撑开（图 4.47）。这样能放松咬肌，也就能对翼外肌进行深度按摩了。用食指往上朝头顶方向、往外朝鼻子方向轻轻按压，就像在画一个小小的半圆一样。你也可以用指形按摩器或者铅笔上的橡皮头进行深度按摩。这样做会让你看起来有点儿傻，但会让你感觉舒服。当下颌两侧的触发点引起的疼痛明显减轻后，通过向耳朵方向推下颌（手在下门牙的下方推）来拉伸翼外肌，从而让你的嘴放松。

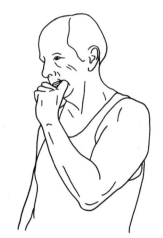

图 4.46　将食指放入口中按摩翼外肌

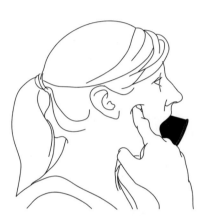

图 4.47　嘴张开在外面按摩翼外肌

二腹肌和下颌舌骨肌

二腹肌触发点分别位于下巴下方以及下颌角后方，在胸锁乳突肌正上方。后二腹肌触发点位于下颌角后方，会将疼痛传递到胸锁乳突肌顶端和乳突骨（图 4.48）。前二腹

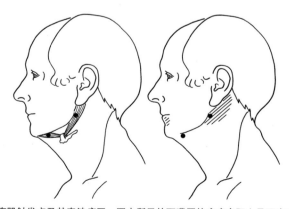

图 4.48　二腹肌触发点及其牵涉痛区。图中所示的下嘴唇的疼痛实际上是下齿感到的疼痛

肌触发点位于下巴下方，会将疼痛和敏感传递到下门牙。下颌舌骨肌位于下巴下方，其中的触发点会将疼痛传递到舌头（图中未显示）。二腹肌和下颌舌骨肌的触发点也是吞咽时疼痛的主要原因之一。下巴下方的触发点触痛往往被误认为淋巴结肿大的症状[1]。颈部的这个区域确实有淋巴结，具体请参考第三章"治疗禁忌"中关于淋巴结的内容。二腹肌的功能是帮助嘴张开，因此，习惯性张嘴呼吸会使二腹肌一直处于收缩状态，从而导致二腹肌产生触发点[1]。二腹肌和翼外肌的触发点还会使过敏症状恶化。

对口腔问题的治疗等会导致二腹肌和翼外肌产生触发点，因为在治疗期间和治疗之后患者需要长时间保持张开嘴的状态。二腹肌和翼外肌的紧张还会导致咬肌和颞肌在关闭下颌时用更大的力。二腹肌和翼外肌的触发点有时会导致下颌前伸，造成牙颌畸形或上下齿咬合错位。按摩下颌角到耳朵之间的区域，即后二腹肌所在区域（图4.49），有助于消除这些症状。按摩时务必轻柔，因为这个部位后面有一个小小的茎突，它非常容易受到损伤。前二腹肌的按摩方法则是，用对侧手指的指尖按压下颌下方往内2.5厘米处（图4.50）。按摩这个部位时注意避开颈部靠近此处的动脉。下颌舌骨肌位于下巴下方柔软的区域，也要用指尖按摩。按摩下颌的这些区域可以放松紧张的声带，让声音更响亮。

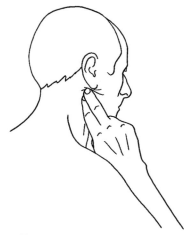

图4.49　用指尖轻柔按摩后二腹肌

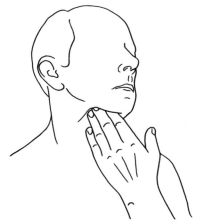

图4.50　用指尖按摩前二腹肌（使用对侧手，避开动脉）

颊肌

颊肌是脸颊上的肌肉，位于咬肌和嘴之间。颊肌可以帮助嘴角向后拉，从而完成各种表情。它还可以帮助食物在嘴里移动，并且在脸部被打时收紧脸颊。

颊肌触发点会导致上齿龈疼痛，这种症状常常被误认为是蛀牙或者牙龈脓肿导致的（图4.51）。颊肌触发点还会导致咀嚼或吞咽时产生弥散性疼痛[1][9]。按摩颊肌的方法和按摩咬肌的方法一样，也是将拇指放入口腔，和食指配合按摩（图4.42）。

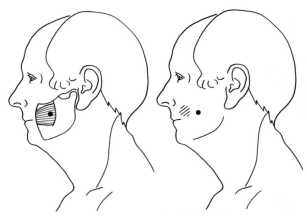

图 4.51　颊肌触发点及其牵涉痛区

眼轮匝肌

眼轮匝肌位于眼睛周围，负责控制闭眼和眨眼的动作。

紧张、眼部疲劳、强光照射、视物不清等都会导致眼轮匝肌持续紧张，从而产生触发点。眼轮匝肌触发点会引起眼睛上方、鼻梁以及鼻子旁边疼痛（图 4.52），会让人在阅读时感觉书上的字在跳动，还会导致眼皮跳和上眼睑下垂。导致这些问题的根本原因其实是胸锁乳突肌触发点，因为是胸锁乳突肌触发点对眼轮匝肌产生了影响。按摩眼轮匝肌触发点的方法是，用指尖小心按摩眼睛周围。若同时按摩胸锁乳突肌会更有效果[1]。

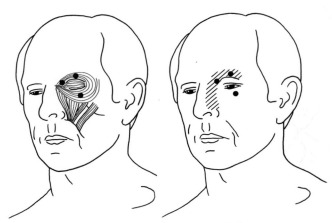

图 4.52　眼轮匝肌触发点及其牵涉痛区

颧肌和提上唇肌

颧肌和提上唇肌是位于颊肌和鼻子之间的脸部肌肉，它们连接颧骨和眼窝边缘，主要负责控制表情以及提起和放下上唇。

颧肌和提上唇肌的触发点引起的疼痛位于眼睛下方、鼻梁、鼻子旁边以及前额中间（图4.53）。它们还会导致流鼻涕、打喷嚏、眼睛痒等过敏症状，是鼻窦疼痛和紧张性头痛的重要原因之一[1]。按摩技法是用指尖按摩从眼睛下方到上唇的整个区域，注意按摩要短促和深入（图4.54）。还可以用拇指和食指揉捏颧骨下方的大片区域（图4.55）。

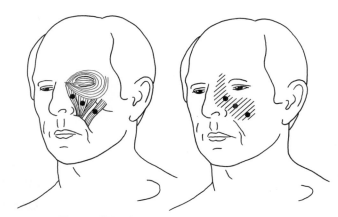

图 4.53 颧肌和提上唇肌的触发点及其牵涉痛区

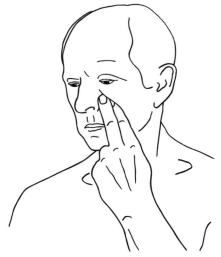

图 4.54 用指尖按摩颧肌和提上唇肌

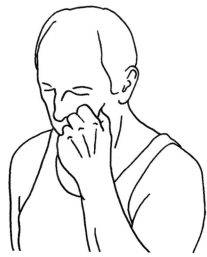

图 4.55 用拇指和食指揉捏颧肌

喉部肌肉

颈阔肌是皮肤下面的一层薄薄的肌肉，覆盖从下颌到锁骨的整个喉部。颈阔肌触发点会引起脸下部、下颌、喉部和上胸部有针扎样的刺痛感。斜角肌和胸锁乳突肌的触发点会激活颈阔肌触发点，颈阔肌习惯性过度使用（做过于夸张的表情）也有可能导致产生颈阔肌触发点[1]。这个部位的按摩技法是，用拇指和其他手指一起揉捏喉部。

颈长肌位于气管两侧，连接颈椎前部。颈长肌触发点会导致喉咙痛，或导致喉咙在说话和唱歌时受伤[1]。挥鞭样损伤可能会导致颈长肌以及颈前部所有肌肉产生触发点。颈长肌上面有颈动脉，因此这个部位的按摩最好还是由经过专门训练的治疗师来进行。

头部肌肉

有一块比较薄的肌肉覆盖在头部的前部、顶部和后部。这块肌肉的前半部分称为额肌，后半部分称为枕肌。额肌触发点产生的牵涉痛在前额，枕肌触发点产生的牵涉痛在头部侧面和后部，会穿过头部到达眼睛[1]。

有些人的耳朵能动，那是枕肌在起作用。枕肌是额肌收缩的基础，额肌收缩可以提眉和使前额皱起。焦虑和高兴都可能使这些肌肉劳损。全神贯注做事情的时候，你的面部会习惯性做出紧张的表情，这会使这些肌肉过度疲劳。按摩额肌和枕肌用指尖即可。

第五章

肩部、上背部和上臂疼痛

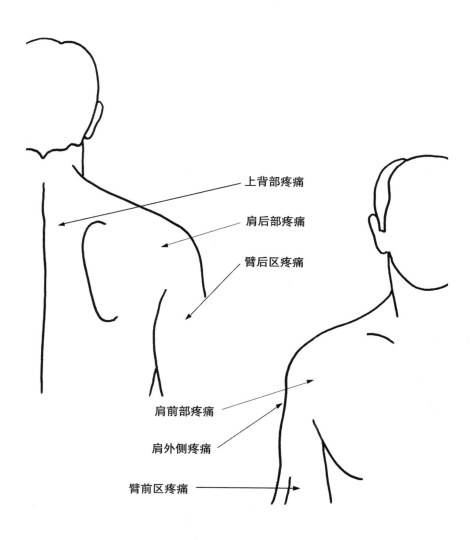

上背部疼痛

肩后部疼痛

臂后区疼痛

肩前部疼痛

肩外侧疼痛

臂前区疼痛

引起疼痛的触发点所在肌肉索引

下方用加粗字体显示的是疼痛发生的主要区域，用非加粗字体显示的是疼痛发生的次要区域或者牵涉痛区。以下肌肉是按照其引发问题的可能性大小排列的。读者还可以参考"引起其他症状的触发点所在肌肉索引"。这些索引可以登录"新先驱"网站下载。

臂后区疼痛

斜角肌（第 **101** 页）
肱三头肌（第 129 页）
三角肌后束（第 123 页）
肩胛下肌（第 120 页）
冈上肌（第 113 页）
大圆肌（第 **125** 页）
小圆肌（第 120 页）
背阔肌（第 125 页）
上后锯肌（第 112 页）
喙肱肌（第 127 页）

肩后部疼痛

三角肌后束（第 **123** 页）
肩胛提肌（第 **75** 页）
斜角肌（第 101 页）
冈上肌（第 **113** 页）
大圆肌（第 **125** 页）
小圆肌（第 **120** 页）
肩胛下肌（第 **120** 页）
上后锯肌（第 **112** 页）
背阔肌（第 125 页）
肱三头肌（第 **129** 页）
斜方肌（第 **70** 页）
脊柱表层肌（第 210 页）

臂前区疼痛

斜角肌（第 **101** 页）
冈下肌（第 116 页）
肱二头肌（第 **128** 页）
肱肌（第 144 页）
肱三头肌（第 **129** 页）
冈上肌（第 113 页）
三角肌前束（第 123 页）

锁骨下肌（第 179 页）

肩前部疼痛

冈下肌（第 **116** 页）
三角肌前束（第 **123** 页）
斜角肌（第 **101** 页）
冈上肌（第 **113** 页）
胸大肌（第 **175** 页）
胸小肌（第 **180** 页）
肱二头肌（第 **128** 页）
喙肱肌（第 **127** 页）
背阔肌（第 125 页）
锁骨下肌（第 179 页）

肩外侧疼痛

冈下肌（第 **116** 页）
斜角肌（第 101 页）
三角肌中束（第 **123** 页）
冈上肌（第 **113** 页）

上背部疼痛

斜角肌（第 **101** 页）
肩胛提肌（第 **75** 页）
斜方肌（第 **70** 页）
菱形肌（第 **110** 页）
背阔肌（第 **125** 页）
脊柱深层肌（第 **207** 页）
脊柱表层肌（第 **210** 页）
上后锯肌（第 **112** 页）
冈下肌（第 **116** 页）
前锯肌（第 **183** 页）
颈夹肌（第 **79** 页）
冈上肌（第 113 页）
多裂肌和回旋肌（第 81 页）

引起其他症状的触发点所在肌肉索引

滑囊炎

斜角肌（第 101 页）
冈上肌（第 113 页）
大圆肌（第 125 页）
肩胛下肌（第 120 页）
三角肌（第 123 页）
肱二头肌（第 128 页）
背阔肌（第 125 页）
胸大肌（第 175 页）

运动时发出摩擦声

背部

菱形肌（第 110 页）

肩部

冈上肌（第 113 页）
肱二头肌（第 128 页）

冻结肩（粘连性肩关节囊炎）

肩胛下肌（第 120 页）
冈下肌（第 116 页）
冈上肌（第 113 页）
胸大肌（第 175 页）
前锯肌（第 183 页）
背阔肌（第 125 页）
菱形肌（第 110 页）
三角肌（第 123 页）

肩关节夹挤综合征

冈上肌（第 113 页）
三角肌前束（第 123 页）
肩胛下肌（第 120 页）
肱二头肌（第 128 页）

肌皮神经卡压

喙肱肌（第 127 页）

活动时疼痛或僵硬

呼吸时疼痛或僵硬

上后锯肌（第 112 页）
前锯肌（第 183 页）
斜角肌（第 101 页）
胸小肌（第 180 页）
背阔肌（第 125 页）

驾驶没有动力转向装置的车时疼痛或僵硬

大圆肌（第 125 页）

手臂举到身体侧面时疼痛或僵硬

冈上肌（第 113 页）
肩胛下肌（第 120 页）
三角肌（第 123 页）

手臂向后齐肩平举时疼痛或僵硬

菱形肌（第 110 页）
胸小肌（第 180 页）

手伸向身后时疼痛或僵硬

冈上肌（第 113 页）
冈下肌（第 116 页）
胸小肌（第 180 页）
喙肱肌（第 127 页）

手向下伸时疼痛或僵硬

菱形肌（第 110 页）

手伸向后上方时疼痛或僵硬

大圆肌（第 125 页）

手伸向前上方时疼痛或僵硬

背阔肌（第 125 页）
大圆肌（第 125 页）
冈上肌（第 113 页）
胸小肌（第 180 页）

肘部放在桌子上时疼痛或僵硬

大圆肌（第 125 页）

侧卧睡觉时疼痛或僵硬

冈下肌（第 116 页）
背阔肌（第 125 页）

转动手臂使掌心向上时疼痛或僵硬

肩胛下肌（第 120 页）

活动度减小

外展（动作朝外）活动度减小

三角肌（第 123 页）
肩胛下肌（第 120 页）
胸大肌（第 175 页）
胸小肌（第 180 页）
大圆肌（第 125 页）
肱三头肌（第 129 页）
冈上肌（第 113 页）

内收（动作朝向身体）活动度减小

冈下肌（第 116 页）
冈上肌（第 113 页）

上臂伸展活动度减小

三角肌（第 123 页）
冈下肌（第 116 页）
胸小肌（第 180 页）
冈上肌（第 113 页）
肱二头肌（第 128 页）

外旋活动度减小

肩胛下肌（第 120 页）
冈下肌（第 116 页）
胸大肌（第 175 页）
胸小肌（第 180 页）

手臂屈曲活动度减小

三角肌（第 123 页）
胸小肌（第 180 页）
冈上肌（第 113 页）
冈下肌（第 116 页）
肱二头肌（第 128 页）
大圆肌（第 125 页）
背阔肌（第 125 页）

内旋活动度减小

冈下肌（第 116 页）
小圆肌（第 120 页）
肩胛下肌（第 120 页）

肩胛骨向上旋转（手臂向外展 90° 后举过头部）活动度减小

冈上肌（第 113 页）
三角肌（第 123 页）
肩胛下肌（第 120 页）
前锯肌（第 183 页）
喙肱肌（第 127 页）
肱二头肌（第 128 页）

肌肉跳动

斜角肌（第 101 页）

肩部触痛

冈下肌（第 116 页）
肩胛下肌（第 120 页）
肱二头肌（第 128 页）

肌腱炎或关节炎

冈上肌（第 113 页）
肩胛下肌（第 120 页）
三角肌（第 123 页）
肱二头肌（第 128 页）
冈下肌（第 116 页）
大圆肌（第 125 页）
胸大肌（第 175 页）

胸廓出口综合征

斜角肌（第 101 页）
胸小肌（第 180 页）
锁骨下肌（第 179 页）

假性胸廓出口综合征

胸大肌（第 175 页）
背阔肌（第 125 页）
肩胛下肌（第 120 页）
大圆肌（第 125 页）

无力

肩部

三角肌（第 123 页）
冈下肌（第 116 页）

手臂

肱二头肌（第 128 页）
斜角肌（第 101 页）

疼痛区图示索引

本索引可以登录"新先驱"网站下载。注意：按摩前请仔细阅读每一块肌肉的治疗方法。

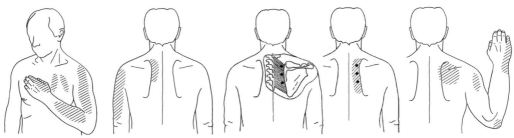

斜角肌触发点的牵涉痛区，正面（第 102 页）　　斜角肌触发点的牵涉痛区，背面（第 102 页）　　菱形肌触发点及其牵涉痛区（第 110 页）　　上后锯肌触发点的牵涉痛区（第 112 页）

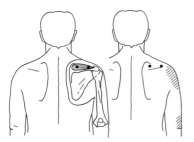

冈上肌触发点及其牵涉痛区（第 115 页）

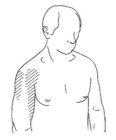

冈下肌触发点的牵涉痛区（第 117 页）

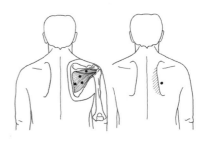

冈下肌内侧缘触发点及其牵涉痛区（第 118 页）

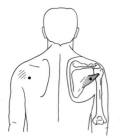

小圆肌触发点及其牵涉痛区（第 120 页）

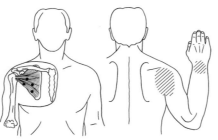

肩胛下肌触发点及其牵涉痛区（第 121 页）

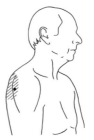

三角肌后束疼痛区（第 124 页）

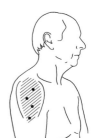

三角肌中束疼痛区（第 124 页）

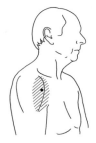

三角肌前束疼痛区
（第 124 页）

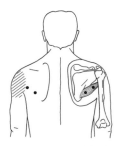

大圆肌触发点及其牵涉
痛区（第 126 页）

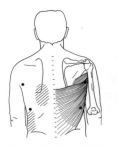

背阔肌触发点及其牵涉
痛区（第 126 页）

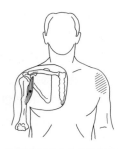

喙肱肌触发点在身体正面
的牵涉痛区（第 127 页）

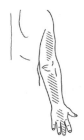

喙肱肌触发点在身
体背面的牵涉痛区
（第 127 页）

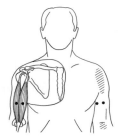

肱二头肌触发点及其
牵涉痛区（第 129 页）

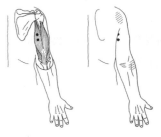

肱三头肌 1 号触发点及其
牵涉痛区（第 129 页）

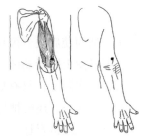

肱三头肌 2 号触发点及其
牵涉痛区（第 129 页）

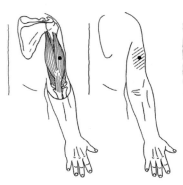

肱三头肌 3 号触发点及其牵涉痛区
（第 130 页）

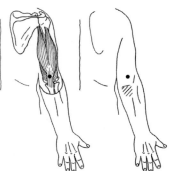

肱三头肌 4 号触发点及其牵涉痛区
（第 130 页）

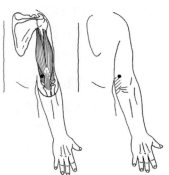

肱三头肌 5 号触发点及其牵涉痛区
（第 130 页）

肩部、上背部和上臂疼痛

有一些肌肉的触发点会引起肩部、上背部和上臂疼痛，这些肌肉可以分为五组：斜角肌、肩带肌群、肩袖肌群、上肢肌群和脊柱肌。

斜角肌虽然是颈部肌肉，但其触发点会引起肩部、上背部和上臂剧烈疼痛，还会引起前臂和手部疼痛，也可能导致其他症状出现。斜角肌很重要，如果这些区域出现疼痛，首先要确定是不是斜角肌出了问题。

肩带肌群包括菱形肌、肩胛提肌和斜方肌等，这些肌肉将肩胛骨与脊柱相连，其功能是在所有与手臂和手部有关的活动中将肩胛骨提到合适的位置。这些肌肉中的触发点会引起上背部和颈部疼痛，并将少量疼痛传递到肩部。本章主要讨论菱形肌触发点，肩胛提肌和斜方肌的触发点第四章已经讨论过了，这里不再赘述。

肩袖肌群包括冈上肌、冈下肌、小圆肌和肩胛下肌。这些肌肉起于肩胛骨，止于肱骨，其功能是旋转上臂和固定肩关节。肩袖肌群的触发点是导致大部分肩部疼痛的原因，同时也会导致肩关节活动受限以及在活动时发出响声。它们也会间接导致肩关节生理性退化，从而使肩关节极易受伤，如肩袖撕裂、脱位等[1]。

可以使上臂活动的上肢肌群包括三角肌、大圆肌、背阔肌、喙肱肌、肱二头肌和肱三头肌。实际上，只有后三块肌肉在手臂上。这些肌肉的触发点除了会导致肩部、背部和上臂疼痛外，还会把疼痛传递到前臂、手掌和手指。

脊柱肌连接脊柱，与肩部没有直接联系，但它们却是导致上背部疼痛的常见原因，这些肌肉将在第八章介绍。

斜角肌

斜角肌位于颈部两侧，分别由三块（有时候是四块）小肌肉组成，因为每块小肌肉都附着于不同的脊柱节段，所以它们的长度各不相同，像非等边三角形的三条边。斜角肌中的很多地方都会产生触发点。下面病例中的患者所表现的症状都是斜角肌触发点导致的，他们通过自我按摩消除了触发点引起的疼痛。

贝齐，32 岁，邮局工作人员，曾遭遇了一场追尾事故。事故虽小，却导致她颈部右侧出现周期性痉挛，而且从那以后一点儿小损伤都会诱发痉挛。痉挛一旦发作，她通常就需要好几天才能恢复。这导致她无法工作。

孙洪，31 岁，芭蕾舞演员，自述上背部左肩胛骨内侧缘持续疼痛多年。向肩后伸展手臂并对其进行按摩会感觉舒服一些，但无法根治。

埃米，17 岁，曾经学过一段时间的大提琴。当时她非常认真，可是肩部、手臂和手部麻木及无力使她不得不放弃拉琴。她父母认为这些问题可能是游泳时颈部拉伤引起的。她花了数千美元做检查，但什么也没有查出来。

　　康妮，49岁，陶艺师。她的肩部和整个右臂以下都疼痛，有时她晚上会疼醒，上午病情还会重一些。前臂大部分以及手部有隐隐的麻木感，手部肿胀。她很害怕病情加重，因为这会导致她无法继续工作和维持生计。

斜角肌触发点引起的症状

　　斜角肌触发点会广泛地引起胸部、上背部、肩部、手臂和手部等疼痛、麻木以及其他不适症状（图5.1，图5.2，图5.3），疼痛偶尔还会出现在颈后部（图中未显示）。然而，尽管斜角肌触发点会引起上述症状，但是某些特定的触发点只会引起特定部位的症状。例如，中斜角肌和后斜角肌下部的触发点通常会引起胸痛，前斜角肌上部和整个中斜角肌的触发点通常会导致肩部、上臂、前臂、拇指以及其他手指疼痛。并非所有人都有第四块斜角肌，它引发的疼痛通常位于上臂、前臂后区、腕部、手掌和手指，特别是拇指[1]。

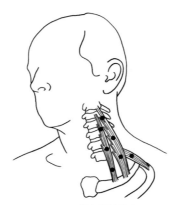

图 5.1　斜角肌触发点

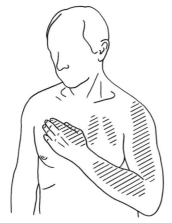

图 5.2　斜角肌触发点的牵涉痛区，正面

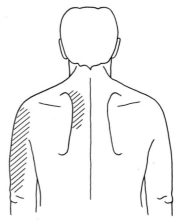

图 5.3　斜角肌触发点的牵涉痛区，背面

斜角肌触发点会引发很多问题，但斜角肌几乎被胸锁乳突肌完全覆盖，因此它常常被忽略（图5.4）。斜角肌本身较少疼痛，但其触发点会引起其他牵涉痛区疼痛，并使牵涉痛区产生卫星触发点。因此，胸部、上背部、肩部、手臂和手部等的疼痛，其根源最终可能都是斜角肌触发点[1][2]。

斜角肌触发点引起的症状很容易被误诊：斜角肌触发点引起的上背部疼痛常常被误认为是因菱形肌出问题而导致的；颈部、肩部的肌肉不停地跳动，常常被误认为神经性痉挛，这其实是斜角肌触发点引起的典型症状；由斜角肌引起的胸部的疼痛常被误认为胸绞痛；传递到肩部的疼痛则被误认为滑囊炎或肌腱炎的症状；斜角肌触发点往下传递到上臂前后区的疼痛被误认为肌肉拉伤的症状；斜角肌触发点传递到肩部、手臂和手部的疼痛常常让神经科医生误以为脊柱退化或椎间盘脱落导致颈椎神经根受压的症状[1][3]。斜角肌触发点还会限制头部向侧面倾斜。

当斜角肌因产生触发点而缩短时，它们会将第一肋骨拉向锁骨，从而使穿过这个区域到达手臂的血管和神经受到锁骨挤压，进而导致手臂疼痛、肿胀和有烧灼感，也导致小指有麻木感和针刺感。这些因神经、血管受压而出现的症状统称为胸廓出口综合征，但它很容易被误诊为腕管综合征。斜角肌触发点导致的前臂和手部的无力感会让你提不起东西，这很容易被误认为是由神经缺损引起的。手臂和手部截肢后人体出现的无法解释的幻觉痛可能就源自斜角肌触发点[1][4]。

正是由于斜角肌触发点引发的问题离它比较远，且症状各异，很多问题的根源都不太容易确定。幸运的是，只要你意识到所有这些问题都可能源自颈部的斜角肌，解决这些问题就非常容易，见效也快[1]。

斜角肌触发点的成因

斜角肌起于颈椎侧面，止于最上面两根肋骨，有助于固定、屈曲以及转动颈部，但其主要功能是在吸气时抬起第一和第二肋骨。每一次吸气斜角肌都会参与其中，如果人进行高强度运动，或者咳嗽、打喷嚏、特别用力地呼吸，斜角肌就格外用力。

习惯用胸部呼吸而不用腹部呼吸会过度使用斜角肌，因紧张而频繁换气也会给斜角肌增加压力。哮喘和肺气肿患者呼吸格外用力，这会导致斜角肌产生触发点，剧烈咳嗽也一样。吹乐器的人的斜角肌也常常出问题[1]。

日常生活中如果反复做一些动作，就会导致斜角肌出问题；将手臂长时间放在身体前面做事，如使用电脑、开车等，会对斜角肌造成压力；提、拉、搬重物也是有害的，比如背过重的背包会损伤斜角肌，还会损伤斜方肌、胸小肌和胸锁乳突肌；斜角肌很容易在体育运动中被过度使用，而如果斜角肌出了问题，就会激发其他肌肉产生卫星触发点[1]。

在摔跤、交通事故等意外事故中头部会剧烈运动，这会导致斜角肌产生触发点。在这些意外事故中，大部分颈部肌肉都会出现挥鞭样损伤，而这种损伤在治疗中还经常被忽略。因此，发生交通事故后，上背部、肩部和手部会出现许多难以消除的神经系统症状，这基本都是因为斜角肌出了问题[1]。

斜角肌帮助支撑头部，任何导致身体不平衡的动作都会给斜角肌造成额外的负担。因此，我们有必要纠正那些不良姿势，让头部处于身体正中。弯腰、习惯性驼背等姿势都会导致肌肉中的触发点难以消除[1]。

斜角肌触发点的按摩技法

颈部下半部分的前斜角肌和中斜角肌之间有臂丛神经和锁骨下动脉穿过，按摩时要小心。其实在按摩整个颈前部时都要很小心，要注意避开淋巴结、血管和神经。请阅读第三章"治疗指南"，并仔细阅读与淋巴结有关的"按摩禁忌"。按摩时不要太着急，刚开始按摩时，一天不要超过三次。至于按摩的强度，如果将疼痛的程度分为10级，那么按到5级为宜。如果不小心按摩到神经，就会刺激神经，从而引起神经炎。还要注意不要按摩到锁骨下的颈动脉，前一章介绍胸锁乳突肌时对颈动脉的位置已有描述，此处不再赘述。但也不能因噎废食，小心不等于完全不做。颈前部的肌肉很重要，掌握正确的方法避开危险后，对它们进行正确的按摩会让你一生受益。请按照本章的方法找到相关肌肉的位置，然后进行精准的按摩。

斜角肌如果有触发点，按摩时你就会有感觉。那么按摩时怎么才能知道有没有压迫到神经呢？其实，你很有可能已经压迫到了。神经遍布全身，不管你是坐着还是站着，你的一部分神经都是被压着的。神经其实不容易产生强烈的疼痛感或者别的强烈感觉，除非是被肌肉或骨头挤压了。神经如果被肌肉或骨头严重挤压，疼痛感立刻就会从0级升到10级，没有中间阶段。如果按摩颈部时出现这种情况，请立即停止，并向专业物理治疗师或医生咨询，因为这有可能导致椎间盘突出。神经受到的挤压不太严重的话，会引起神经沿路（如手部）出现麻木感和刺痛感，此时按摩会帮助减轻神经被挤压的症状。

能否准确找到斜角肌取决于你是否理解了斜角肌与胸锁乳突肌的位置关系（图5.4）。位置最靠前的前斜角肌位于胸锁乳突肌和颈椎之间，几乎完全被遮挡住了。中斜角肌位于前斜角肌后面，更靠近颈部侧面，它的下半部分没有被胸锁乳突肌遮挡。后斜角肌在中斜角肌后面，几乎与它平行，位于锁骨上方一块凹进去的三角区域内。第四块斜角肌是垂直排列的小斜角肌，位于前斜角肌下半部分后面。并非每个人都有小斜角肌，这是正常的个体差异。你可能无

> 按摩颈前部时只使用手指。

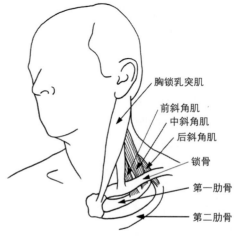

图5.4 前、中、后斜角肌，位于胸锁乳突肌后面

胸锁乳突肌
前斜角肌
中斜角肌
后斜角肌
锁骨
第一肋骨
第二肋骨

法辨别前斜角肌和小斜角肌。

斜角肌紧贴颈部骨骼，可以通过进行几次短促的呼吸来收缩它们以找到它们的位置。按摩这些肌肉的方法是，将它们按到它们后面的颈椎上，然后用手指按摩颈前部。

按摩前斜角肌时，你需要把手指探入颈椎和胸锁乳突肌之间。请参考第四章关于胸锁乳突肌的介绍来找到这块肌肉。按摩时用另一侧手的拇指和其他手指一起捏住胸锁乳突肌，然后松开拇指，用其他手指将胸锁乳突肌推向气管，目的是尽量让胸锁乳突肌远离颈椎。保持这个姿势，你就能够把前斜角肌抵在颈椎上进行按摩了（图5.5）。你也可以通过将头扭向另一侧来让胸锁乳突肌远离颈椎，然后将头稍稍偏向你要按摩的那一侧以放松颈部。

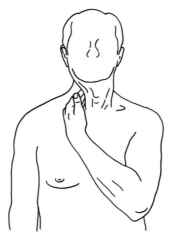

图 5.5　按摩前斜角肌时，将胸锁乳突肌向气管方向推

按摩时你不会感到疼痛，除非碰到了触发点，碰到触发点会产生剧烈的触痛。我们说过，按摩的力度以让自己感到"舒适的疼痛"为宜。按摩斜角肌触发点可能会疼得吓人，感觉像压在了神经上一样，并伴有牵涉痛或其他严重的症状。这正好证明了肌筋膜牵涉痛的存在。

推压按摩前斜角肌的方法是，用指尖把斜角肌推向颈部侧面。颈部的皮肤应与手指一同移动。推压的距离应该只有大约1厘米。推到终点后停止用力，手指重新回到起点，反复推压。推压应该一直沿着胸锁乳突肌后侧缘进行，从下颌下方一直往下到锁骨。你可能会在胸锁乳突肌后方、与锁骨连接处（图5.6）找到几个最严重的斜角肌触发点。对于非常严重的触发点，多角度按压可能很有效。方法是，将头转向对侧，找到胸锁乳突肌最下面的部分，再将手指置于锁骨上方、胸锁乳突肌外侧，然后让头部转回正中，在锁骨后方往脚的方向向下按压；往这个方向按了后，往下背部方向按压，再往上背部方向按压。每个点按压多次。为了避免直接按压到锁骨下方的动脉，手指稍稍往上或往侧面移一点儿。请记住按摩的原则：永远不要按压动脉搏动处。将指甲剪短、磨光滑会让你在按摩时更舒服。

按摩中斜角肌时，还是先找到胸锁乳突肌，用手指捏住，然后放开拇指。从耳后开始，将肌肉按入颈部侧面，此时指尖下面会有凹凸不平的感觉，那是颈椎横突，它们像一排指关节。如果指尖移到这些指节样的骨头后面，就能按摩到颈后肌群；如果移到这些骨头前面，就能按摩到中斜角肌（图 5.7）。确认中斜角肌的方法是，进行几次短促呼吸，如果此处肌肉收缩的话，那它就是中斜角肌。在颈部侧面的这个位置进行按摩，方法和前面介绍的前斜角肌按摩技法一样。沿着整块肌肉——从耳下一直往下到锁骨——进行按摩，在这个过程中你可能会发现多个触痛点。每个触痛点每次按摩 10 下即可，一天按摩 3~6 次。

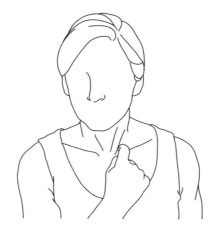

图 5.6　按摩前斜角肌时，深入胸锁乳突肌与锁骨连接处

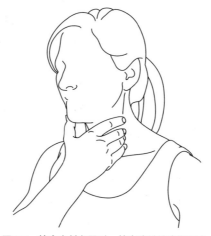

图 5.7　按摩中斜角肌时，按摩胸锁乳突肌后方

　　按摩后斜角肌的方法是，用中指推压斜方肌前缘与锁骨连接处（图5.8），向下施加力量，手指用力方向平行于锁骨，并把你的手指往颈部慢慢移动2.5厘米，此处皮肤应该和手指一起移动。此时手指感觉到的即第一肋骨的上表面。不要忽视后斜角肌，当其他斜角肌都没有触发点时，它可能会有。

请务必阅读第三章"治疗指南"。

　　按摩斜角肌对解决身体的很多问题有极大帮助，因为斜角肌可能与很多上半身肌筋膜疼痛都有关系。每个人都应该知道如何按摩这些肌肉。

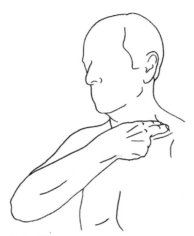

图5.8　按摩后斜角肌时，向下按压斜方肌与锁骨连接处

肩胛骨

　　肩胛骨连接17块肌肉，了解肩胛骨的形状和它的骨性标志有助于找到这些肌肉并进行按摩。下面是图5.9和图5.10中展示的重要部位。

　　A.肩胛骨上角（最高点）

　　B.肩胛骨内侧缘（内边缘）

　　C.肩胛骨外侧缘（外边缘）

　　D.肩胛骨下角（最低点）

　　E.肩峰（肩胛骨外侧尖端）

　　F.喙突（从肩前部伸出）

　　G.肱骨头和关节盂（球窝关节）

　　H.肩胛冈（肩胛骨上的骨嵴）

　　I.肱骨（上臂的骨头）

　　J.锁骨

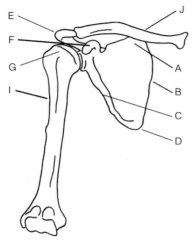

图 5.9 右肩骨骼结构（前视图）

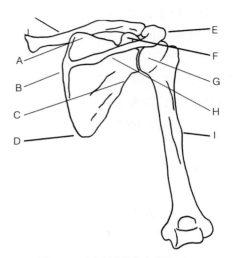

图 5.10 右肩骨骼结构（后视图）

将手掌根部牢牢靠在锁骨上，用手指去感觉肩胛骨顶端的肩胛骨上角（A）。将手臂放松并前后摆动（图 5.11），此时肩胛骨上角在你的食指和中指下摆动。这是确定冈上肌位置的骨性标志，冈上肌是肩袖肌群的四块肌肉之一。

肩胛骨最突出的地方是肩胛冈（H），在比较瘦的人身上可以看到这个部位是凸起的。肩胛冈底部在肩胛骨最高点往下 2.5 厘米左右，你可以用手找到这块骨头的边缘（图 5.12）。有些人的肩胛冈几乎是与地面平行的，而有些人的肩胛冈则微微朝上。

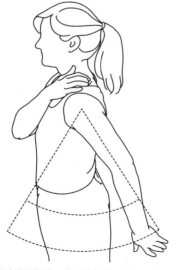

图 5.11 手臂前后摆动，找到肩胛骨上角。手掌根部紧贴锁骨

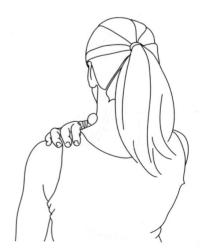

图 5.12 找到肩胛冈

肩峰（E）是肩部外端的扁平凸起。肩胛骨外侧缘（C）位于手臂下方的腋窝后侧（图5.13），这是确定大圆肌、背阔肌、小圆肌以及肩胛下肌位置的骨性标志。

沿肩胛骨外侧缘往下到肩胛骨最低点，即肩胛骨下角（D）。手臂前后摆动，肩胛骨下角就会前后移动，你可以用手指感觉到（图5.14）。将手伸向背部（图5.15），可以摸到肩胛骨内侧缘（B）。如果肩部痛、手部的活动度受限或者胸廓过于宽大，做这个动作会有困难，此时可以将手从前往后跨过肩部往下，这样就能够到肩胛骨内侧缘的中部。

喙突（F）位于肩部前端，是肩胛骨的一部分，它穿过肩部，在身体前侧皮肤下凸起（图5.16）。手臂内外摆动（由身体中线向外侧摆动）时，用手可以摸到肱骨头（G）在移动，喙突就在肱骨头旁边[5]。需要注意的是，这一骨性标志下面有神经和血管穿过。普通读

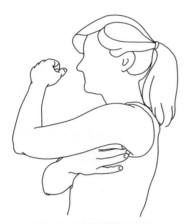

图 5.13　找到肩胛骨外侧缘

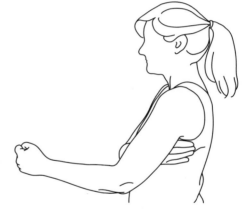

图 5.14　找到肩胛骨下角

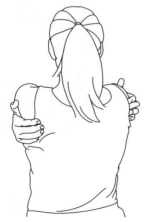

图 5.15　找到肩胛骨内侧缘

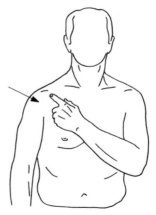

图 5.16　找到喙突。箭头指向的是肱骨头

者大概需要花一点儿时间记住肩胛骨附近这些部位的名称，熟悉这些名称有助于理解后文关于各肌肉的讲解，从而有助于消除触发点引起的症状。

上背部肌肉

仅仅从解剖学的角度对肌肉分类是比较简单的，分清彼此的界限即可。但如果将触发点引发的牵涉痛考虑进来，那就复杂了。这就是为什么一部分上背部肌肉会在本书中的其他章节讨论。只有三块上背部肌肉引起的主要症状出现在肌肉所在位置，这三块肌肉是大菱形肌、小菱形肌和上后锯肌。位置靠上的脊柱肌虽然也会引起上背部疼痛，但它们只是下背部肌肉和臀肌的延伸，因此本书将在第八章"中背部、下背部和臀部疼痛"中讨论。

菱形肌

菱形肌连接上背部的脊柱和肩胛骨内侧缘，其功能是内收肩胛骨以及帮助提起肩胛骨。手臂高举过头部，然后下降至与肩部齐平的动作就是在菱形肌的帮助下完成的。小菱形肌高于大菱形肌。两块菱形肌虽然是分开的，但用手触摸时很难将它们区分开。

菱形肌触发点会引起肩胛骨内侧缘疼痛，休息时疼痛会愈加明显（图5.17）。这一部位的疼痛很大一部分可能是上后锯肌以及中斜方肌的触发点引起的。上后锯肌位于菱形肌下方，而中斜方肌则覆盖着菱形肌和上后锯肌。这三块肌肉重叠着，每一块肌肉都可能会产生触发点。会将疼痛传递到肩胛骨内侧缘的其他触发点包括斜角肌、冈下肌、背阔肌、前锯肌以及肩胛提肌的触发点。脊柱肌（第八章会讨论）的触发点也会引起附近肌肉疼痛，不过疼痛的部位更靠近脊柱。

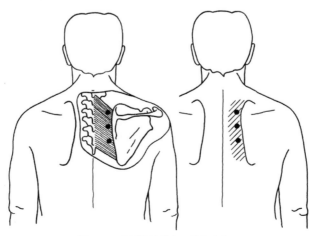

图 5.17　菱形肌触发点及其牵涉痛区

若肩胛骨内侧缘出现疼痛症状，首先要检查的是斜角肌是否存在触发点，因为斜角肌是最可能导致肩胛骨内侧缘疼痛的肌肉之一。如果斜角肌触发点没有消除，只对其他肌肉进行按摩虽然可能会暂时让人感觉舒服一点儿，但最终是没有什么效果的。如果肩部活动时发出"咔嗒咔嗒"的声音，那么可以确定这个位置的疼痛也有菱形肌触发点的"功劳"[1]。

要避免菱形肌劳损，就要适当减少连续或重复抬肩的动作。站军姿时肩部向后的动作需要菱形肌持续收缩来完成；投球、划船都会导致菱形肌过度使用；因紧张而习惯性耸肩会刺激很多肌肉产生触发点，其中就包括菱形肌。本书第十二章会讨论如何消除习惯性肌肉紧张。

还有一个导致菱形肌出问题的原因，那就是胸肌过紧。这种情况也许你身上没有，却是患者柯蒂斯身体出问题的根源。

> 柯蒂斯，新英格兰的一位住宅开发商，慢性上背部疼痛已经持续了五年。在这五年里，他向 23 位医生和物理治疗师咨询过，他们都说他上背部疼痛的原因是菱形肌出了问题，他采用拉伸疗法、超声波疗法、冷热疗法等进行了治疗。在此期间他曾停职一年专门进行治疗，希望能减轻疼痛，可是都没有效果。一年后他只好重新工作，因为无论怎么治疗疼痛都得不到缓解。
>
> 绝望的柯蒂斯尝试了按摩疗法。按摩治疗师让他脸朝上平躺在按摩床上，对他的胸肌进行按摩。刚开始时柯蒂斯觉得很可笑，因为他的疼痛位于上背部，不是胸部。按摩治疗师告诉他，过紧的胸肌会损伤菱形肌和中斜方肌。柯蒂斯年轻时花了很多时间增强身体前面的肌肉，包括胸肌，几十年后这些肌肉变得紧而短。按摩治疗师建议柯蒂斯买《触发点疗法》这本书来自我按摩，主要针对胸肌和斜角肌。自我按摩一个月之后，柯蒂斯身上 95% 的疼痛都消失了。他继续增强上背部肌肉和拉伸胸肌，后来疼痛全部消失了。柯蒂斯欣喜万分。

胸肌触发点会引起肌肉缩短，继而将肩胛骨向前牵拉，其原因是上背部的菱形肌和身体前面的胸肌的力量和长度不平衡。此时菱形肌会被拉长以对抗胸肌的拉力，而菱形肌被长期拉伸的话，就会导致触发点产生[1]。

胸肌的牵拉会导致背部肩胛骨外突，从而形成驼背的姿势。如果不先对胸肌触发点进行按摩，使之失活，单纯纠正驼背和缓解菱形肌的疼痛是很难奏效的。对菱形肌来说，在它已经被胸肌牵拉变得无力的情况下对它进行拉伸会刺激触发点，加剧疼痛[1][6]。

因此，在对菱形肌触发点进行按摩之前，要消除斜角肌和胸肌的触发点。可以用触发点按摩杖按摩菱形肌，效果很好，用网球按摩也是很有效的，而用高弹力球或长曲棍球进行按摩可以施加更大的力而且更容易控制球。菱形肌触发点很容易与下斜方肌触发点相混淆，因为两者都是长期驼背的姿势引起的。

上后锯肌

上后锯肌和菱形肌一样也连接脊柱，从脊柱往外延伸的方向也是一样的，但它另一端不是连接肩胛骨，而是穿过肩胛骨下方连接上面的几根肋骨（图 5.18）。吸气时上后锯肌将肋骨提起来以便空气进入肺部。"上后锯肌"这个名称描述了它的位置和形状，"锯"指它的形状像锯齿，"上"指它是后锯肌中位置最高的。

上后锯肌触发点的牵涉痛区很广（图 5.19），并且与很多肌肉的触发点的牵涉痛区是重叠的，但其典型症状是肩胛骨深处疼痛；另外，吸气时的深度疼痛是上后锯肌存在触发点的标志。其他牵涉痛区包括肩后部、肘部、腕部（小指侧）和手部。疼痛偶尔还会出现在上臂后区和整个前臂，甚至胸肌（图中未显示）[1]。

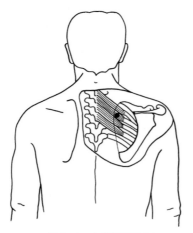

图 5.18　上后锯肌触发点

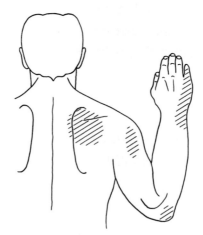

图 5.19　上后锯肌触发点的牵涉痛区

运动或紧张时用力呼吸以及习惯性用胸部呼吸会导致上后锯肌产生触发点。哮喘、支气管炎、肺炎、肺气肿、抽烟引起的咳嗽等呼吸问题会导致呼吸格外用力[1]。

上后锯肌藏于肩胛骨下方，因此其触发点通常较难找到。但我们还是找到了一个方法：将手放在对侧肩部便可移开你要按摩的这一侧的肩胛骨。因此，上后锯肌的按摩技法是，将手放在对侧肩部上，然后将网球、直径为 60 毫米的高弹力球或长曲棍球抵在墙壁上，对触发点进行按摩（图 5.20）。

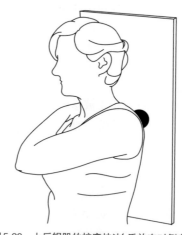

图 5.20　上后锯肌的按摩技法（手放在对侧肩部）

肩部肌肉

我们人类能用手做很多事情！纵然科技发展，我们每天仍然要用手掌和手指来做无数精准的动作，而所有这些动作能否完成都取决于肩关节的力量及其自由活动的能力。

手臂向各个方向伸展需要所有相关肌肉紧密配合，每一侧肩部的功能都涉及 24 块肌肉，其中包括斜角肌。过紧的斜角肌会导致穿过肩部、手臂和手部的神经和血管收缩[5]。肩部出问题会导致一系列连锁反应。如果肩部肌肉因有触发点而变得无力，进而不能行使其功能，其相关肌肉就会收紧。而肌肉收紧意味着承受额外的负担，于是引起多米诺连锁反应，每块肌肉都会因承受额外的负担而产生触发点。只有所有相关肌肉都能正常行使其职能，这种连锁反应才会停止。

如果出现了上述连锁反应，一些很简单的动作你都完不成，比如无法将手伸到背后挠痒痒，无法自己梳头发，无法将手伸到高处拿东西，严重的话甚至都无法给自己系安全带。持续的疼痛会让你彻夜难眠，难以继续工作。有些人的肩部问题会持续数月甚至数年[1][7]。

如果治疗师对肩部问题没有正确的认识，也不去解决那些控制关节活动的肌肉存在的问题，那就麻烦了。触发点引发的疼痛以及由此造成的功能障碍可能会持续几年。有些人通过减少对相关部位的使用以使疼痛得到缓解，但难以解决关节活动度受限的问题；而在大多数情况下，疼痛会持续很多年，比如患者珍妮。

> 珍妮，45 岁，有一次在楼梯上差点儿摔倒。她努力站稳了，但之后开始出现双肩疼痛的症状。医生给了她两个选择：注射可的松或者做手术找出问题的根源。她都拒绝了。之后她进行了两个疗程的物理治疗，但没有效果；再后来她进行了一个月的专业按摩，感觉舒服一些了，但长期肩痛的问题还是没有得到解决。在接下来整整 15 年的时间里，她一直与这烦人的肩痛共存。在学习自我治疗疼痛的过程中，珍妮发现她的肩袖肌群存在触发点，她便针对触发点进行按摩，疼痛迅速得到缓解。接下来她花了几周时间消除了所有肌肉中的触发点，最终疼痛消失，她的手也活动自如了。

肩部问题往往被诊断为关节的问题，如关节炎、滑囊炎、肌腱炎、肩袖受损、粘连性肩关节囊炎等等。粘连性肩关节囊炎是冻结肩的另一种说法，粘连是由一种纤维蛋白造成的，它会发展为永久性胶原蛋白，最终形成瘢痕组织。这一过程发生于组织损伤或者手术之后。虽然肩部的盂肱骨关节可能形成粘连，但粘连通常在关节活动受限几个月甚至几年之后才会形成，而且有些人的这个部位不会出现粘连。纵然如此，训练有素的治疗师可以通过对关节进行轻柔缓慢的无痛按摩来消除粘连。一些矫形按摩治疗师采用像用钵杵捣碎东西的按摩手法，轻柔地按摩和拉伸关节内的深层筋膜。采用这一手法进行按摩之前，要对肩部所有肌肉进行按摩并消除触发点[8]。你可以自己消除触发点，这样做可以提升关节活动度并显著减轻疼痛，同时可以减小将来患冻结肩的可能性。健康的球窝关节对于人们不受限制地完成各种动作的重要性是显而易见的。关节球在关节窝中的活动是肩部的主要活动，不过肩胛骨的活动也很重要，或者更甚。肩胛骨就像一台起重机的基座，我们的手臂就像起重机的吊臂，而肩关节就是两者之间的轴，可以使手臂的活动度达到最大。肩胛骨没有韧带的限制，可以在背部自由活动，但同时需要身体前后强健的肌肉对它们进行控制。在所有与肩部相关的24块肌肉中，有17块连接肩胛骨，而所有肌肉都在固定肩胛骨方面起重要作用，同时也对肩胛骨实现其功能起重要作用。如果其中有一块肌肉出了问题，就像多米诺效应一样，其他肌肉也会跟着出问题[5]。

> 与肩部相关的24块肌肉中，有17块连接肩胛骨。

肩袖肌群的四块肌肉出问题是导致肩部疼痛、前臂活动不便、关节异响等的主要原因。肩袖由覆盖在肩胛骨内外的这四块特别重要的肌肉的肌腱组成，肌腱是肌肉两端强健的纤维，它们将肌肉固定在骨骼上。肌腱出问题，很有可能是因为相应的肌肉出了问题[5]。

如果你学会对这些肌肉的触发点进行自我按摩，就可能避免粗暴对待肩部问题、注射类固醇以及进行残酷的物理治疗。锻炼和拉伸是解决肩部问题最为常见的物理治疗方

> 请务必阅读第三章"治疗指南"来学习按摩的手法。

法，但是如果肩袖肌群僵硬，这些物理治疗都不会有效果。治疗肩部疼痛最有效和最直接的方法还是对肌肉中特定的触发点进行按摩。对于那些需要做手术才能解决的结构性问题，按摩肩袖肌群触发点也能有效消除手术后的疼痛[1][9]。

冈上肌

冈上肌位于肩胛骨顶端的一个小空隙里面，在肩胛冈上方（图5.21）。"冈上肌"这个名称就表明了它的位置，"冈上"的意思是在脊的上面。冈上肌的外侧缘从肩峰下方穿过，与肱骨头上部的外侧连接。这一结构使它具有杠杆的作用，能够抬起手臂，也能帮助其他肩袖肌固定关节。

肩部外侧疼痛时，你的第一反应往往是按摩三角肌。按摩三角肌比较容易，感觉比较舒服，有时候也有一定的效果，但是如果问题来自冈上肌，按摩三角肌则不能彻底消除肩部疼痛。冈上肌触发点是一些不明疼痛的关键来源。

埃里克，55岁，滑冰时狠狠地摔了一跤，18个月后他的左肩外侧和左手肘部依然感到疼痛。他每次抬手臂都特别疼，走路时手臂垂着也疼。他周末兼职弹钢琴，可是因为手臂疼痛，他弹起来极其痛苦。检查了好多次，埃里克还是不知道问题出在哪里。埃里克的一位朋友知识非常渊博。他按压埃里克左肩胛骨上的冈上肌时发现了一个触痛点，一按压它，埃里克肘部和肩部的疼痛立

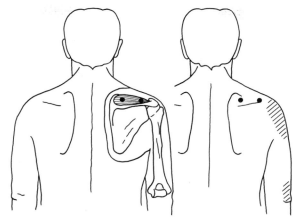

图 5.21 冈上肌触发点及其牵涉痛区

刻就会重现。于是他的朋友教会了埃里克自己按摩。只用了三个星期，埃里克
通过自己的努力消除了跟随他一年半的疼痛。

冈上肌触发点引起的症状

冈上肌触发点引起的疼痛在肩部外侧，是人处于静止状态时会感觉到的一种深度疼
痛（图 5.21）。有时候疼痛会传递到上臂外侧、前臂以及腕部（图中未显示）。一旦冈
上肌产生触发点，你抬手就会感到疼痛，将手臂举过头几乎是不可能的，连洗头以及梳
头都成问题。这些症状常常被误认为滑囊炎的症状[1][7]。

冈上肌触发点是肩关节发出"咔嗒"声或"砰砰"声的原因。因为肌肉过紧地拉着
肱骨头，所以它在关节窝内无法顺畅滑动，于是发出声音。一旦触发点失活，这样的声
音就会消失[1]。

冈上肌触发点也是肘部外侧疼痛（网球肘）的根源之一。通常这样的症状都被诊断
为关节炎或肌腱炎的症状。其实，网球肘主要是由肱三头肌或前臂某块肌肉的触发点引
起的，是肌筋膜触发点引发的牵涉痛，通过按摩可以得到有效治疗。冈上肌离肘部较远，
而且冈上肌触发点导致网球肘的情况不太多见，因此常常被忽略[1]。

冈上肌触发点的成因

用力过度的动作，比如抬起重沙发、提起重箱子等，即使只做一次，也会导致冈上
肌处于超负荷的状态，因为在这种情况下，冈上肌需要特别用力以避免肩关节被拉脱臼。
重复性动作，如长时间抬起手臂工作、在肘部没有支撑的情况下在键盘上打字等，会导
致冈上肌疲劳。当冈上肌出问题后，即使是走路摆手这样简单的动作也会给它造成无法
承受的压力。此外，摔跤也会诱发冈上肌产生触发点。如果你有一只大狗，遛狗时它用
力把你往前拉或想挣脱狗带，你要用力拉狗带与之对抗，这种情况也会导致冈上肌产生触
发点[1][10]。

冈上肌触发点的按摩技法

冈上肌位于肩胛骨上端，正好在肩部顶部斜方肌的较厚部分后面，请回顾前面介绍肩胛骨时所讲的骨性标志的内容，找到肩胛骨上角和肩胛冈的位置。如果你找的位置正确，那么你的指尖此时应该碰到肩胛冈上边缘，而你的手掌根部则在锁骨上。要证实你是否找到了冈上肌，你的手臂可以向前方并稍微向旁边侧一点儿抬起，在手臂即将抬起的时候你就能感到有块肌肉收紧并在手指下鼓了起来。如果没有这种感觉，你就把手指往外移一点儿。

冈上肌有两个位置会产生触发点（图 5.21），一个在肌腹上，位于肩胛骨上角的下方，这个触发点很容易和肩胛提肌触发点混淆；按摩的时候如果你感觉特别舒服，那么你按摩的很有可能是肩胛提肌触发点。另一个冈上肌触发点在第一个触发点往外侧 5 厘米处，靠近肩峰。这个触发点刚好位于肩胛冈和锁骨形成的 V 字形夹角里，按压时会产生尖锐的疼痛感，让你感觉像按压瘀青那样痛。按摩时力度要合适，不要让你疼得龇牙咧嘴。

查找冈上肌触发点时，手指的敏感度很重要，不过按摩时就不要用手指了，你可以使用触发点按摩杖或 S 形按摩钩按摩（图 5.22）。首先用手指感觉肩胛骨上角和肩胛冈的位置，再将按摩杖顶端的圆头小心地放到这个位置。使用任何一种工具时，将另一侧的手放在工具上能充分利用杠杆原理，使之按压到这块位置很深的肌肉。

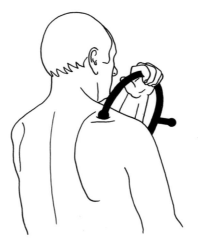

图 5.22 用触发点按摩杖按摩冈上肌（对侧手的位置）

按摩冈上肌触发点的时候，你可能需要帮助。让他人站在你身后（你坐着），用双手拇指、"被支撑的手指"或尖头按摩器对你的冈上肌进行按摩。

冈下肌

冈下肌这个名称也表明了它的位置。"冈下"指在肩胛冈下方，它几乎覆盖了肩胛冈以下的全部肩胛骨（图 5.23）。冈下肌外端附着于肱骨头，其功能是帮助手臂外旋——当你打篮球时收回手臂准备投球或者打网球时做出准备正手击球的动作，手臂就会外旋。手臂如果不能外旋，就无法上抬到与肩齐平的位置。冈下肌还可以帮助肱骨头固定在关节窝中。

冈下肌是人体中最容易受伤的肌肉之一。它一旦受伤，你可能就得结束你的运动生涯，像下面病例里的金一样。

金是一名 32 岁的职业网球教练，自从她小时候开始学网球，双肩的疼痛就一直伴随着她。医生诊断她患了肩袖肌腱炎，为此她注射了很多类固醇药物，而且几乎每周都去做物理治疗。纵然如此，疼痛还是让她常常无法参加训练。她的一些年轻学生也出现了和她一样的肩痛症状，这让她很担心。她说："在她们痛的时候我仍旧让她们继续训练，就像当初我的教练对我一样。可是我很担心将来她们会像我一样不能打网球，她们都这么热爱网球，我不知道该怎么办。"自从一位按摩治疗师教会了金怎么对着墙壁用网球进行自我治疗后，她第一次摆脱了从 14 岁开始就困扰她的疼痛。而更让她开心的是，她可以把这个方法传授给她的学生。

冈下肌触发点引起的症状

有意思的是，虽然冈下肌触发点位于肩后部，可是它引发的疼痛却主要位于肩前部（图 5.24）。这种疼痛通常感觉像在关节中，还会传递到肱二头肌。位于三角肌前束和肱骨结节间沟的触痛很容易被误认为肱二头肌肌腱炎的症状。冈下肌触发点还会将疼痛传递到肩部外侧。位于肩胛骨内侧缘的触发点（图 5.25）偶尔会将疼痛传递到颈后部和肩胛骨旁的上背部，还会将疼痛沿着上臂、前臂向下传递到手部拇指一侧。而当疼痛传

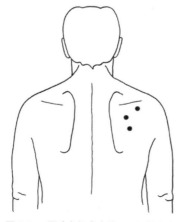

图 5.23　导致肩部疼痛的冈下肌触发点

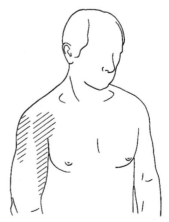

图 5.24　冈下肌触发点的牵涉痛区

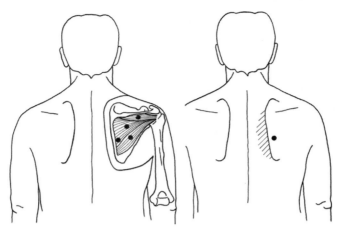

图 5.25　冈下肌内侧缘触发点及其牵涉痛区

递到了前臂，它就会导致手掌和手指的肌肉产生卫星触发点，同时出现疼痛以及其他症状。包括手部在内的牵涉痛区还有可能出现多汗症 [1][11]。

　　冈下肌触发点引起的其他症状包括肩部和手臂无力和僵硬，这不仅会导致肩部和手臂疲劳，还会导致手臂内旋和外旋受限，进而导致手臂向各个方向伸展都有困难。手臂伸向身体后方需要旋转，手臂旋转受限的话，手几乎不可能够到背部，这样脱衣服就会出现困难，女性则无法扣上文胸后面的扣子。侧卧时，有问题那一侧的肩部会疼痛，可是你换一侧睡还是会疼痛，因为有问题那一侧的手臂在重力的作用下会拉扯冈下肌。你甚至在梳头和刷牙时都会感到疼痛 [1][12]。

　　如果内旋肌、肩胛下肌和胸大肌出问题，就会导致冈下肌和小圆肌出问题。如果肩胛下肌和胸大肌缩短、收紧并产生了触发点，冈下肌和小圆肌就会被过度拉长，于是开启补偿模式，从而产生触发点。虽然很多牵涉痛是冈下肌导致的，但如果不处理对应的缩短的肌肉的触发点，按摩冈下肌也无济于事。拉伸之前要使所有的触发点失活。

　　肩部肌肉产生触发点后，手臂活动很快就会出现困难。这种肌肉僵硬导致的肩部僵硬会让医生觉得这是粘连性肩关节囊炎（冻结肩）的症状，于是建议在麻醉状态下进行手术治疗。其实，通过对肩袖肌群及其他相关肌肉进行触发点按摩，这种症状通常是能消除的 [1]。

冈下肌触发点的成因

　　长时间将手举过头顶或者置于身前工作需要冈下肌长时间收缩，这会过度使用冈下肌。在工作或娱乐中反复将手向后伸会导致冈下肌处于缩短状态，从而产生触发点。开车时长时间将手置于方向盘上也会导致冈下肌和冈上肌持续紧张，因为这两块肌肉负责抬起手臂 [1][13]。此外，发生事故、摔跤以及进行很多体育运动都会导致冈下肌负担过重。

同样，在键盘上打字而肘部没有合适的支撑会使冈下肌和冈上肌疲劳；鼠标离身体太远会导致操作鼠标这一侧的肩部出现慢性疼痛，因为做这个姿势需要上臂外旋以及冈下肌和小圆肌持续收缩。你可以观察一下自己的日常动作，看看哪些动作与手臂外旋有关，以及这些动作会不会导致冈下肌长期处于超负荷状态或者重复性劳损。如果出现了上述情况，请及时改善，以便消除或尽量减少这些诱发触发点的因素。

冈下肌触发点的按摩技法

冈下肌位于肩胛骨外侧，自我按摩比较容易。你只须将手臂外旋，即可感觉这块肌肉收缩并鼓起来（图 5.26）。按摩冈下肌时，触发点按摩杖或者 S 形按摩钩都是很好的工具，用网球、高弹力球或者长曲棍球抵住墙壁按摩效果也不错（图 5.27）。如果用球作为工具，就将球放在肩胛冈下方，身体转 45°，让肩胛骨对着墙壁；如果你的身体与墙壁平行，你就找不到触发点。找到肩胛冈下方的两个触发点，然后用手指去感受与肩胛骨外侧缘平行的那块肌肉的边缘，这是一块手指形的条状肌肉，触发点就在这块肌肉中部，就是它将疼痛传递到肩前部的。按摩时用推压的手法，每次按摩 10~12 下，一天多次。请阅读第三章"治疗指南"，了解按摩的手法。

冈下肌是一块很"狡猾"的肌肉，你很少感觉冈下肌自身疼痛。人们不舒服的时候会按摩肩部前面和外侧，通常会忽略冈下肌触发点其实是这些疼痛的根源。

锻炼或者拉伸冈下肌之前，一定要消除触发点。冈下肌触发点特别容易被刺激，因此，没有消除触发点之前就进行锻炼或拉伸反而会适得其反。有些治疗师可能会建议患者锻炼肩部，其实患者感觉到的无力或者僵硬的症状是触发点在保护肌肉的表现。一旦触发点被消除，肌肉很快就会变得强健。触发点被消除之后进行锻炼和拉伸有助于恢复活动度。

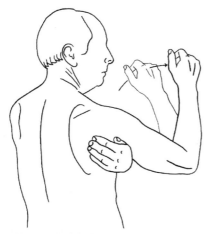

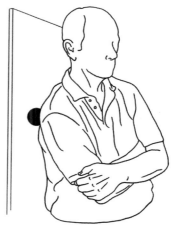

图 5.26 箭头所指为手臂外旋的方向，通过这个动作来查找收缩的冈下肌。这个动作像在路边请求搭便车的手势

图 5.27 将球抵在墙壁上按摩冈下肌

小圆肌

小圆肌位于肩胛骨上、冈下肌下方，也连接着肱骨头（图 5.28）。小圆肌协助冈下肌使手臂外旋。

小圆肌和冈下肌不一样，它的牵涉痛区在肩后部小圆肌与肱骨头的连接处，这是一个比较狭窄的区域。小圆肌触发点引发的问题也不大容易被注意到。

小圆肌触发点会导致第四和第五手指有麻木感和针刺感。注意，胸小肌触发点也会导致手指有相似的麻木感。这两根手指如果不是感到麻木，而是疼痛，那么问题的根源可能不在小圆肌触发点，而在背阔肌触发点[1]。

小圆肌触发点位于肩胛骨外侧缘上部。请阅读本章"肩胛骨"这一节来找到肩胛骨外侧缘的位置。像查找冈下肌那样手臂外旋（图 5.26），你可以感到在动作完成的一刹那，外侧缘有肌肉鼓起，那就是小圆肌。小圆肌触发点就在腋窝下方约 2.5 厘米处。按摩小圆肌的方法和按摩冈下肌一样，将网球、高弹力球或长曲棍球抵在墙壁上，对准小圆肌慢慢上下滚动（图 5.29）。

如果小圆肌触发点失活但肩后部还疼痛，请参考本章的"引起疼痛的触发点所在肌肉索引"，确认是不是别的肌肉将疼痛传递到了这个部位。使胸大肌和胸小肌的触发点失活以及拉伸这两块肌肉对消除疼痛有帮助。

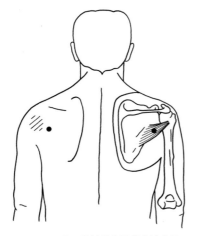

图 5.28　小圆肌触发点及其牵涉痛区

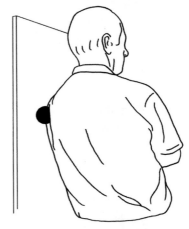

图 5.29　将球抵在墙壁上对小圆肌进行按摩

肩胛下肌

肩胛下肌是一块很有力量的肌肉，位于肩胛骨前面（图 5.30），夹在肩胛骨和肋骨之间。（示意图没有标出肋骨，这是一张人体透视图。）它附着于肱骨头，功能是使手臂内旋，例如，你把东西放到背后的口袋里就需要手臂内旋。此外，肩胛下肌还可以固

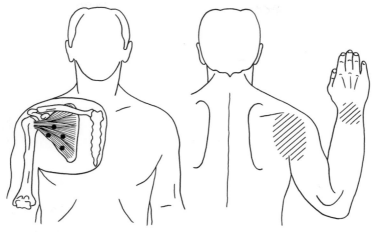

图 5.30　肩胛下肌触发点及其牵涉痛区

定关节以及帮助肱骨头位于关节窝正中。

　　因为肩胛下肌在肩胛骨前面，你可能觉得无法触碰到它，也无法按摩它。其实，方法正确的话你还是可以触碰到它的。肩胛下肌是很多肩部疼痛（比如冻结肩）的根源，知道如何消除肩胛下肌触发点是治愈冻结肩的关键，否则花很长时间都不一定见效[1][15][14]。

　　　　伯尼，48 岁，左肩疼痛。几个月前，一次暴雨后，他在清理断枝残叶时被绊倒摔了一跤，从那以后他的肩部就开始持续不断地疼痛，有时晚上他会痛醒好几次。他无法抬起手臂，无法自己穿衣服，一次又一次地去看医生让他烦躁不已，情况却没有好转。伯尼的妻子给了他一张按摩体验券，让妻子惊讶的是，伯尼居然去了。治疗师对他手臂下的一个触痛点进行了按摩，并教他自己按摩这个部位。他的肩痛立刻得到缓解，这令他大受鼓舞，于是他继续进行自我按摩。三个月后，有同事问伯尼肩痛怎么样了，他才突然意识到自己的肩部有一段时间没有痛了。为了验证肩痛是否已经消除，他把手举了起来，竟然毫不费力地就把手举到了最高处。他说："我竟然完全忘记了肩痛这回事。"

　　　　露丝肩部问题的起因和伯尼的不一样。在 67 岁的时候，露丝决定去完成自己一生的梦想——学班卓琴。第一次课之后，露丝感到一练琴左肩就痛，仅仅伸手握琴这个动作就让她的手臂很痛。幸运的是，露丝的老师有过相似的经历，而且他懂一些触发点的知识。他告诉露丝，弹班卓琴、吉他以及拉小提琴时，左手臂都要最大幅度地外旋，因此肩胛下肌必须被拉长；一旦练习时间较长，或者肌肉不够强健和有弹性，肩胛下肌就会损伤，触发点就会产生。之后，露丝的老师教她如何对肩胛下肌进行自我按摩，后来露丝又可以继续学班卓琴了。只要她不练习过度，她的肩部就不会痛。

肩胛下肌触发点引起的症状

肩胛下肌触发点引起的症状是肩后部深处剧烈疼痛（图 5.30）。有时候手腕背面会出现疼痛，这可以看作肩胛下肌触发点存在的一个标志；有时候肩痛会往下延伸到上臂后区（图中未标示）；如果肩胛下肌出问题了，它就会不断拉扯与之相连的肱骨，进而导致肩前部出现一个触痛感极为强烈的触痛点[1]。

肩袖肌群四块肌肉之间的拉力要保持平衡的状态，这样肩关节才能自由和顺利地活动。肩胛下肌产生触发点后会变弱，冈上肌则缺乏与之抗衡的力量，于是将肱骨头拉起，卡住肩峰。如果你活动肩部时发出"咔嗒"声或"砰砰"声，就说明肩胛下肌或冈上肌可能有触发点，或者两者都有触发点[1][16]。

肩胛下肌触发点会阻碍肌肉拉长，从而减小肩部的活动度，也限制手臂向各个方向旋转。由此带来的后果是，手无法举到头部上方、无法环抱身体、无法伸到背后等。肩胛下肌触发点导致的疼痛感和麻木感常常被误认为滑囊炎、关节炎、肱二头肌肌腱炎、肩袖损伤和粘连性肩关节囊炎的症状[1]。

肩胛下肌触发点的成因

肩部肌肉突然负重（如摔倒）会给肩胛下肌带来麻烦；老年人、肥胖人群或身体变形的人的肩部尤其脆弱；手臂骨折的人在恢复期，其手臂长时间保持一个姿势，这也会导致肩胛下肌产生触发点；中风患者如果一只手活动不便，那么这只手也容易产生触发点；当人处于肩袖损伤恢复期或肩部脱臼时，肩胛下肌也会产生触发点[1]。

在不适合运动的情况下，你却过度运动，这通常会导致肩胛下肌产生触发点。将小孩举过头顶，然后放在两条腿之间，再举起来，整个过程像荡秋千一样，这样的动作会激活肩胛下肌触发点。过分热衷于健身、游泳、打网球以及投各种各样的球都特别容易导致过度使用肩胛下肌。有些投球手因为慢性肩痛而不得不提前退役；如果采用触发点疗法对其肩胛下肌或其他肩部肌肉进行按摩，他们重回运动场的可能性非常大[1]。

肩胛下肌触发点的按摩技法

找到肩胛下肌最简单的方法是，坐着，将有问题的手臂垂于两条腿之间（图 5.31）。将前额放在桌子上，并在额头下垫一块叠好的毛巾。这个姿势能放松肩部肌肉，使肩胛骨往前面和身体两侧移动。手指背用力抵住肋骨，并深深压入腋窝和肋骨之间。如果手掌和手指紧靠肋骨，那么你的指尖就正好按入肩胛下肌。然后，仔细查找肋骨和腋窝后的条形肌肉之间的触痛点。这块肌肉你通常是无法捏住或者按到的，因此，你只能在腋窝深处摸索。最上面的触发点位于腋窝上端、接近关节处。一旦找到触发点，就对着肩胛骨向上和向外、缓慢而短促地推压。整块肌肉从上到下有 10~12.5 厘米长，请仔细查找触发点并按摩，接近肩胛骨下角时不要忽略靠近肩胛骨下端的触发点。

按摩肩胛下肌时不妨试试用拇指，这样会更顺手。身体前倾的时候，可以把需要按摩的那一侧的肘部靠在膝部上，这样可以更好地利用杠杆原理。在按摩过程中要时常停

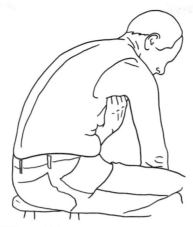

图 5.31　按摩冈下肌，手臂垂于两条腿之间

下来休息，因为肌肉自身的防御本能可能会使它紧张起来。将你的手垂在你的两条腿之间休息。如果你不能确定你按摩的是肩胛下肌，可以用力向内旋转手臂——肘部向外转时就是内旋。这个方法是我父亲自己治疗肩周炎时使用过的，我们在第一章讲过。虽然这个动作牵涉到很多肌肉，但肩胛下肌是其中主要的肌肉，是问题的核心。按摩肩胛下肌触发点一天要进行多次，每次 10~12 下，使用推压的手法。晚上你若痛醒了，就按摩一次，疼痛会立刻减轻，你就能重新入睡了。但是别按得过多、过久，否则腋窝会酸胀。请每天坚持按摩，直到触发点消失。疼痛得到缓解是很快的，但是要使触发点彻底失活大概需要六周时间。对存在很久的触发点来说，我们需要花更多的时间。这个部位的淋巴结比较柔软，你通常不会感到淋巴结的存在。如果你在这个部位发现黄豆大小的硬结节，而且它们几天都不消失，建议你去看医生。请阅读第三章的"治疗禁忌"这一节了解关于淋巴结的内容。指甲会妨碍按摩，建议剪去长指甲。

　　对胸部较宽的人来说，自己按摩肩胛下肌比较困难或者根本无法做到。此时可以考虑请别人为你按摩，当然你要请比较温柔而认真的人。帮别人按摩肩胛下肌之前，在自己身上练习，这会让你知道按摩是很痛的，在给他人按摩时就会温柔一些。如果找不到人帮你按摩，你可以在"身体工具"网站（www.bodytools.com）购买造型简单而便宜的指形按摩器。指形按摩器其实就是橡胶做的手指，对按摩肩胛下肌特别有帮助。

三角肌

　　如果将三角肌平铺在桌子上，那它很像三角形的希腊字母 Δ。三角肌在我们的身体里面像一顶帽子一样包裹着肩部。它是一块肌肉，但是分为三部分：三角肌前束、三角肌后束和三角肌中束。它们分别位于肩部的前面、后面和外侧。正因为如此，这块肌肉才被叫作"三角肌"。

三角肌起于锁骨、肩胛冈和肩峰，下端止于肱骨外侧中部的三角肌粗隆。三角肌和冈上肌连在一起，起向前、后、侧面等各个方向抬起手臂的作用。

三角肌触发点引起的症状

三角肌触发点导致疼痛的方式比较特别，它不会把疼痛传递到较远的部位，疼痛区通常位于触发点上或者触发点附近（图 5.32，图 5.33，图 5.34，图 5.35）。来源于三角肌的疼痛通常在手臂活动的时候出现，不活动时较少出现。相比较而言，传递到三角肌上的疼痛只在持续活动或者在其他肌肉活动时才会出现。做活动手臂的动作，如吃饭、平举手臂、将手伸向汽车后座等时，三角肌都会出现疼痛[1]。

三角肌触发点会导致肩部无力，影响手臂抬举，进而影响运动和工作。如果医生没有意识到是肌筋膜的问题，这种由三角肌触发点导致的疼痛常常被误认为关节炎、滑囊炎和肩袖肌腱炎的症状[1][17]。

三角肌触发点往往是卫星触发点，是斜角肌、胸大肌或肩袖肌群的触发点引发的，这些肌肉的触发点将疼痛传递到肩部前面、后面和侧面。本章"引起疼痛的触发点所在肌肉索引"列举了很多将疼痛传递到三角肌的肌肉。

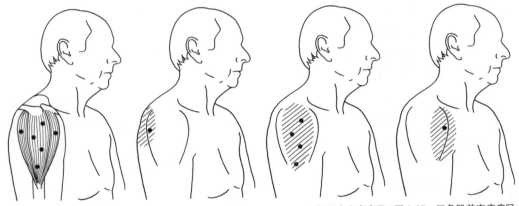

图 5.32　三角肌触发点　　图 5.33　三角肌后束疼痛区　图 5.34　三角肌中束疼痛区　图 5.35　三角肌前束疼痛区

三角肌触发点的成因

游泳、滑雪、举重以及打球等体育运动都需要肩部肌肉用力地收缩，这经常导致三角肌超负荷工作；长时间举起比较重的工具工作以及不停地向各个方向伸手会导致三角肌过度使用；为别人按摩或自我按摩也会过度使用三角肌；抱婴儿或者儿童也是三角肌和其他肩部肌肉过度使用的原因；此外，进行皮下注射也会导致触发点产生[1][18][19]。

要减少三角肌的反复收缩，就需要想办法在工作中减少抬起手臂的动作。打字的时候键盘放得太高会使三角肌疲劳。人体工程学研究表明，最合适的姿势是，肘部内收，键盘与肘部处于同一水平位置；尽量坐有扶手的椅子，让肘部得到支撑。

要知道，提重物的时候，三角肌需要非常用力以防手臂脱臼；任何用力拉、扭和挤手臂的动作都会损害三角肌；肩部的损伤也可能会使三角肌产生触发点[1]。

三角肌触发点的按摩技法

用手按摩三角肌会使手疲劳，这完全没有必要，建议使用网球、高弹力球或长曲棍球按摩。按摩时稍稍侧一下身以便球能对准三角肌任何一个部分的肌肉滚动。

注意，在三角肌前束和三角肌后束中，触发点只出现在肌肉中部；而在三角肌中束中，因其肌纤维排列的复杂性（图2.11），触发点会出现在从肩部到上臂中部的任何部位。三角肌触发点大部分都出现在三角肌中束，因为这是三角肌最大的一个部分，也是最辛苦的一个部分。

上臂肌肉

健身的人都特别注意上臂肌肉，而其他人则常常忽视上臂肌肉。如果上臂肌肉出了问题，那些需要用到上臂肌肉的工作或娱乐活动就会进一步增加它们的负担。无论是抱孩子，还是拎水果蔬菜，都需要上臂肌肉支撑。有时上臂肌肉还必须支撑整个身体的重量。一些简单的动作，如坐下、起身等，都有可能导致上臂肌肉产生触发点，尤其是当你还提着重物的时候。

大圆肌和背阔肌

大圆肌和背阔肌在腋窝后面交汇，环绕并附着于肱骨前面靠近顶端处（图5.36，图5.37）。它们的功能是使手臂放下、使手臂向胸部靠近以及帮助肘部内旋，另一个功能是在三角肌后束的协助下使手臂向后伸。背阔肌是下背部的一块肌肉，我们在这一章介绍它是因为它可以使上臂移动，还会导致中背部和上背部疼痛。

大圆肌如果有触发点，那么当你把肘部靠在桌子上或者向上、向前取东西时，三角肌后束就会有刺痛感（图5.36）。如果此时附近的背阔肌触发点也被激活，那么同样的动作还会导致中背部、肩胛骨下角有疼痛感（图5.37）。背阔肌较低处的触发点会导致腹痛。如果背阔肌触发点特别活跃，疼痛可能还会扩散到手臂内侧，一直到手掌的尺骨（小指）侧和第四、第五手指（图中未显示）。大圆肌和背阔肌的触发点都会限制肌肉充分拉伸，进而阻碍手臂向上伸或者向前伸。背阔肌疼痛可能会在晚上出现，这会影响睡眠[1]。

如果你知道大圆肌和背阔肌在用力下拉手臂这个动作中起到的作用，那就能明白，哪些动作会导致它们过度使用和受伤。做体操、打网球、游泳、划船、投球、砍树等都涉及往上撑起身体或者往下压手臂的动作，需要特别注意；向前、向上过度拉伸或重复使用肌肉的动作你也要注意；此外，过紧的文胸肩带也会激发背阔肌产生触发点。

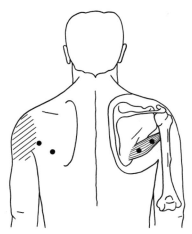

图 5.36 大圆肌触发点及其牵涉痛区

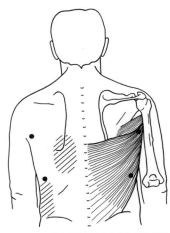

图 5.37 背阔肌触发点及其牵涉痛区

查找大圆肌和背阔肌触发点比较容易，直接用手指捏腋窝后面的肌肉即可（图 5.38）。先用手感觉大圆肌和背阔肌间的空隙。背阔肌更靠近体表，有的可能只有 2~3 指宽，背阔肌触发点的按摩手法是用手指捏。在腋窝后面抓一大把有助于你找到大圆肌，你会感到这些组织比较厚。捏住大圆肌后，通过用力把它们往你的身体后面拉来使这些肌肉收缩。按摩大圆肌可以使用触发点按摩杖、网球、高弹力球或长曲棍球。将球对着肩胛骨外侧缘中部，抵住墙壁（图 5.39）按摩，然后将球滚向肩胛骨下角去查找下一个大圆肌触发点。图 5.39 显示的就是用网球按摩背阔肌下部的触发点。

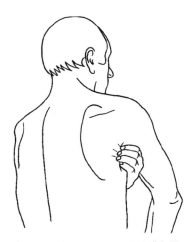

图 5.38 用手指按摩大圆肌和背阔肌

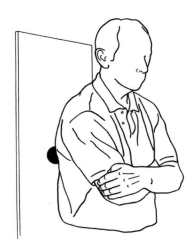

图 5.39 将球抵在墙壁上按摩背阔肌（下部触发点）

喙肱肌

喙肱肌位于上臂内侧肱二头肌和肱三头肌之间。这块肌肉通常比食指稍宽，长度是食指的两倍。低的一端起于肱骨中部，高的一端止于喙突。喙突是肩胛骨的一部分，位于肩前部（图5.16）。喙肱肌的功能是使上臂内收。

喙肱肌触发点能引起三角肌前束、肱三头肌、前臂后区以及手背等部位的疼痛（图5.40，图5.41）。触发点越活跃，牵涉痛区就越大，个别情况下，疼痛会传递到中指指尖。身体这些部位出现疼痛时，人们很难意识到是喙肱肌出了问题；直到肩部和上臂肌肉的触发点失活但疼痛还存在，人们才会意识到。喙肱肌触发点会导致手臂无法伸向身后或者举过头顶。喙肱肌因存在触发点而变短，从而压迫通向手臂的神经，进而导致肱二头肌、前臂和手部麻木[1]。

那些会损伤喙肱肌的运动有俯卧撑、攀岩、爬绳、游泳、投球、打高尔夫球和打网球。所有要求重复向下拉的动作都会给喙肱肌带来压力。手臂向前伸、掌心向上提起重物的时候要特别小心。

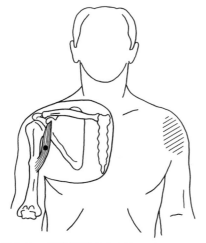

图5.40 喙肱肌触发点在身体正面的牵涉痛区

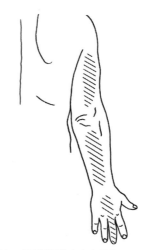

图5.41 喙肱肌触发点在身体背面的牵涉痛区

确定喙肱肌位置的方法是，用拇指按压肱骨内侧，按压的位置尽量靠上（图5.42），屈曲肘部，你能感觉到肱二头肌在收缩；然后将肘部向身体侧面夹紧，你能感觉到肱二头肌后面的喙肱肌在收缩。这块肌肉不太容易找到，你可以重复上面这个动作，多尝试几次。喙肱肌触发点位于上臂的上部，靠近骨头。按摩的手法是用拇指轻柔地上下推压。喙肱肌后面有主要的神经和血管，注意不要按摩它们。

到目前为止，你认识了这么多肌肉，是不是觉得有点儿应付不过来？不要烦躁。你可以先列出与你的症状关系最大的三块肌肉，对它们进行按摩，每天三次，坚持一周。下一周再按摩另外三块你认为重要的肌肉。

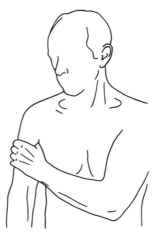

图 5.42　用拇指按摩喙肱肌

肱二头肌

肱二头肌包括短头和长头，短头起于喙肱肌旁边的肩胛骨喙突，长头起于关节窝上方的肩胛骨（图 5.43）。它与肩关节相连，这有助于举起手臂；两个头都止于肱骨，这有助于提起手臂、屈曲肘部以及使掌心向上翻转。

肱二头肌的另一个特别重要的功能是将肩关节固定在关节窝。虽然有很多肌肉共同固定肩关节，但如果没有肱二头肌，手臂被轻轻拉一下就会使肩关节脱臼。

肱二头肌触发点引发的疼痛主要位于肩前部以及肘窝褶皱处（图 5.43），肱二头肌自身几乎不会痛。除此之外，手臂可能还有无力感以及无法在掌心朝下的状态下完全伸直。有时候肩后部冈上肌会隐隐作痛（图中未显示）。肱二头肌触发点传递到肩部的疼痛可能会被误认为肌腱炎或滑囊炎的症状[1]。

冈下肌或锁骨下肌的触发点产生的牵涉痛会导致肱二头肌产生触发点[1]；肱二头肌触发点的其他诱因有在体育运动中用力过度、掌心向上提起重物（如抱起婴儿等）以及引体向上等使肘部剧烈屈曲的活动；工作中，像连续拧螺丝这样的动作会损伤肱二头肌；反复转动门锁可能会引起疼痛；拉小提琴时，持琴的左手需要最大限度地收缩肱二头肌以固定手指的位置，而握弓的右手的肱二头肌也需要不停地收缩和拉长，这会导致触发点产生。肱二头肌如果有触发点，将手臂垂在身体两侧时，肱骨头上的肌腱会发出"咔嗒咔嗒"或"嘎吱嘎吱"的声音。

肱二头肌两个头的中部都可能产生触发点。按摩的手法是，用"被支撑的拇指"按摩，也可以用指节深度推压（图 5.44），将球抵在墙壁上按摩也是不错的方法。不要只按摩肩前部的牵涉痛区，还要去找哪些肌肉引发了肩前部的疼痛，请参考本章"引起疼痛的触发点所在肌肉索引"。在这些肌肉中，肱二头肌排位靠后。

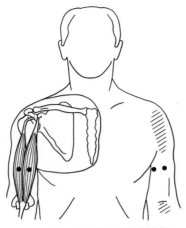

图 5.43　肱二头肌触发点及其牵涉痛区

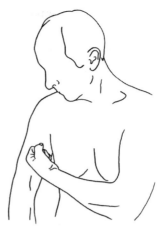

图 5.44　用指节按摩肱二头肌

肱三头肌

肱三头肌是一块又长又宽的肌肉，有三个头。肱三头肌止于尺骨（前臂两根骨头之一），在肘部伸直时起平衡的作用，也是唯一有此功能的肌肉。肱三头肌的长头起于肩胛骨，帮助将肩关节固定在关节窝。肱三头肌触发点处于五个不同的部位，相应地产生五个不同的牵涉痛区。

肱三头肌 1 号触发点会将疼痛传递到肩后部和肘部外侧（图 5.45），特别严重的时候，疼痛还会被传递到上斜方肌和颈根部（图中未显示）。虽然 1 号触发点是较为常见的肱三头肌触发点，但它们位于肱三头肌内侧缘，容易被忽略[1]。

肱三头肌 2 号触发点靠近肘部，此处的肌肉较为纤细，也容易被忽略。这个触发点是导致网球肘（图 5.46）的根源之一。疼痛有时会往下扩散到前臂后区[1]。

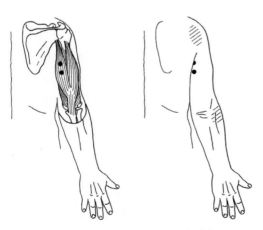

图 5.45　肱三头肌 1 号触发点及其牵涉痛区

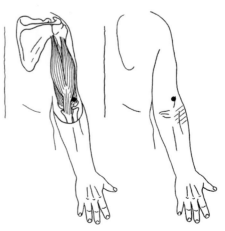

图 5.46　肱三头肌 2 号触发点及其牵涉痛区

　　肱三头肌 3 号触发点位于肱三头肌外侧头，它引起的疼痛就在它所在的上臂后区（图5.47）。这个部位的触发点会引起肱三头肌外侧头收紧，从而压迫桡神经，导致前臂和手部拇指一侧产生麻木感[1]。这个触发点所在的位置有桡神经穿过，你按摩时可能有点儿紧张，别担心，慢慢来。

　　肱三头肌 4 号触发点会导致肘部对触碰特别敏感（图5.48），肘部靠在桌上或椅子扶手上都会疼得让人难以忍受[1]。这个触发点通过按压或者揉捏可以很快消除。

　　肱三头肌 5 号触发点将疼痛传递到肘部内侧，有时候还会传递到前臂内侧（图5.49）。肘部内侧的疼痛有时候被认为肱骨内上髁炎（俗称高尔夫球肘）的症状[1]。

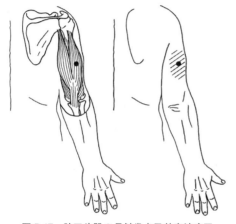

图 5.47　肱三头肌 3 号触发点及其牵涉痛区

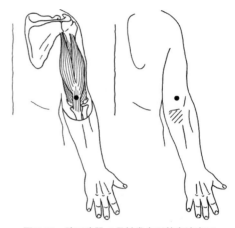

图 5.48　肱三头肌 4 号触发点及其牵涉痛区

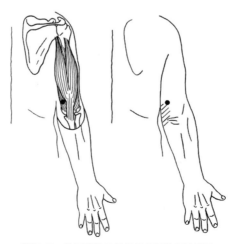

图 5.49　肱三头肌 5 号触发点及其牵涉痛区

　　这些触发点中的一部分在特别活跃的时候会导致无名指和小指疼痛。它们中的任何一个都可能导致前臂后区和肱三头肌出现压迫性疼痛。肱三头肌触发点会导致肘部无力，使其不能自由屈曲和伸直。这些触发点传递到肘部的牵涉痛常常被误认为关节炎、肌腱炎、肌腱退化或滑囊炎的症状。

　　运动或工作，尤其是做那些需要反复用力推的动作时，用力过度会导致肱三头肌产生触发点。长时间不间断向下推压这样简单的动作也可能会导致肱三头肌产生触发点。有时候肱三头肌触发点会导致背阔肌和上后锯肌产生让人难以察觉的卫星触发点。

　　按摩肱三头肌有一个比较方便的方法：手握球并将其放在桌面上作为支撑，然后用指节对另一侧手臂的肱三头肌按摩（图 5.50），在书桌、餐桌或者老式的立式钢琴面板上使用这种方法最好。你也可以用这种方法按摩胸部或者膝部。将球抵在墙壁上对肱三头肌外侧缘进行按摩也是一个很好的方法（图 5.51）。

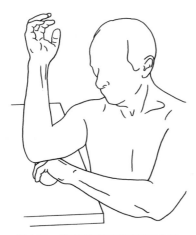

图 5.50　借助球用指节按摩肱三头肌

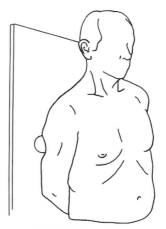

图 5.51　将球抵在墙壁上按摩肱三头肌时，肘部屈曲、双手在身后会合

第六章

肘部、前臂和手部疼痛

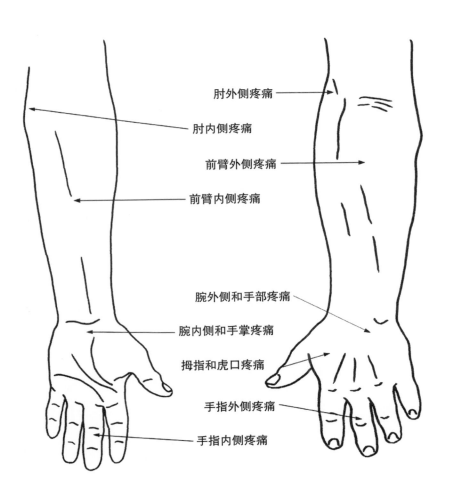

肘外侧疼痛

肘内侧疼痛

前臂外侧疼痛

前臂内侧疼痛

腕外侧和手部疼痛

腕内侧和手掌疼痛

拇指和虎口疼痛

手指外侧疼痛

手指内侧疼痛

引起疼痛的触发点所在肌肉索引

下方用加粗字体显示的是疼痛发生的主要区域，用非加粗字体显示的是疼痛发生的次要区域或者牵涉痛区。以下肌肉是按照其引发问题的可能性大小排列的。读者还可以参考"引起其他症状的触发点所在肌肉索引"。这些索引可以登录"新先驱"网站下载。

肘内侧疼痛

肱三头肌（第 129 页）
胸大肌（第 175 页）
拇短展肌（第 162 页）
胸小肌（第 180 页）
前锯肌（第 183 页）
上后锯肌（第 112 页）

手指内侧（手掌一侧）疼痛

指屈肌（第 159 页）
骨间肌（第 165 页）
肱三头肌（第 129 页）
背阔肌（第 125 页）
前锯肌（第 183 页）
小指展肌（第 165 页）
旋前方肌（第 160 页）
锁骨下肌（第 179 页）

前臂内侧疼痛

旋前方肌（第 160 页）
掌长肌（第 158 页）
旋前圆肌（第 160 页）
前锯肌（第 183 页）
肱三头肌（第 129 页）
背阔肌（第 125 页）
胸大肌（第 175 页）
胸小肌（第 180 页）
上后锯肌（第 112 页）

腕内侧和手掌疼痛

桡侧腕屈肌（第 156 页）
尺侧腕屈肌（第 157 页）

拇对掌肌（第 162 页）
掌长肌（第 158 页）
旋前圆肌（第 160 页）
旋前方肌（第 160 页）
拇短展肌（第 162 页）
拇长展肌（第 155 页）
胸大肌（第 175 页）
胸小肌（第 180 页）
背阔肌（第 125 页）
前锯肌（第 183 页）

手指外侧（手背一侧）疼痛

指伸肌（第 153 页）
骨间肌（第 165 页）
斜角肌（第 101 页）
小指展肌（第 165 页）
拇长展肌（第 155 页）
肱三头肌（第 129 页）
胸小肌（第 180 页）
背阔肌（第 125 页）
锁骨下肌（第 179 页）

前臂外侧疼痛

肱桡肌（第 146 页）
肱三头肌（第 129 页）
斜角肌（第 101 页）
前臂伸肌群（第 146 页）
冈下肌（第 116 页）
大圆肌（第 125 页）
肱肌（第 144 页）
冈上肌（第 113 页）
锁骨下肌（第 179 页）

肘外侧疼痛

前臂伸肌群（第 146 页）
旋后肌（第 146 页）
肱桡肌（第 146 页）
肱三头肌（第 129 页）
冈上肌（第 113 页）
肘肌（第 152 页）

腕外侧和手部疼痛

前臂伸肌群（第 146 页）
拇长展肌（第 155 页）
拇短展肌（第 162 页）
肩胛下肌（第 120 页）
肱肌（第 144 页）
斜角肌（第 101 页）
背阔肌（第 125 页）
上后锯肌（第 112 页）
第一骨间背侧肌（第 166 页）

拇指和虎口疼痛

旋后肌（第 146 页）
斜角肌（第 101 页）
肱肌（第 144 页）
冈下肌（第 116 页）
桡侧腕长伸肌（第 146 页）
肱桡肌（第 146 页）
拇短展肌（第 162 页）
拇对掌肌（第 162 页）
拇收肌（第 163 页）
锁骨下肌（第 179 页）
第一骨间背侧肌（第 166 页）
拇长屈肌（第 161 页）

引起其他症状的触发点所在肌肉索引

关节炎

指伸肌（第 153 页）
骨间肌（第 165 页）

腕管综合征

前臂正中神经卡压

旋前圆肌（第 160 页）
桡侧腕屈肌（第 156 页）

假性腕管综合征

肱肌（第 144 页）
指屈肌（第 159 页）
斜角肌（第 101 页）
掌长肌（第 158 页）
拇对掌肌（第 162 页）
拇收肌（第 163 页）
肱桡肌（第 146 页）
桡侧腕长伸肌（第 146 页）
桡侧腕短伸肌（第 149 页）
肩胛下肌（第 120 页）

肘管综合征

前臂尺神经卡压

尺侧腕屈肌（第 157 页）
指屈肌（第 159 页）

手部尺神经卡压

小指对掌肌（第 165 页）

狭窄性腱鞘炎

拇长展肌（第 155 页）
桡侧腕长伸肌（第 146 页）
桡侧腕短伸肌（第 149 页）
肱桡肌（第 146 页）
掌长肌（第 158 页）

做精细动作时感到困难或疼痛

大鱼际肌（拇指一侧，第 162 页）

小鱼际肌（小指一侧，第 165 页）
骨间肌（第 165 页）

手指僵硬、触痛或无力

指伸肌（第 153 页）
示指伸肌（第 153 页）
指屈肌（第 159 页）
骨间肌（第 165 页）
小鱼际肌（第 165 页）

高尔夫球肘

肱三头肌（第 129 页）
胸大肌（第 175 页）
前臂屈肌群（第 155 页）
拇短展肌（第 162 页）

抓握问题（握手、拧门把手、拧螺丝刀等）

握不牢

斜角肌（第 101 页）
桡侧腕长伸肌（第 146 页）
指伸肌（第 153 页）
旋后肌（第 146 页）

无力

肱桡肌（第 146 页）
桡侧腕长伸肌（第 146 页）
桡侧腕短伸肌（第 149 页）
指伸肌（第 153 页）

疼痛

桡侧腕长伸肌（第 146 页）
指伸肌（第 153 页）
旋后肌（第 146 页）
指屈肌（第 159 页）
桡侧腕屈肌（第 156 页）
尺侧腕屈肌（第 157 页）
骨间肌（第 165 页）

手部肿胀

斜角肌（第 101 页）

希伯登结节

骨间肌（第 165 页）
拇收肌（第 163 页）
小指展肌（第 165 页）

麻木或刺痛

前臂麻木或刺痛

肱三头肌外侧头（第 129 页）
胸小肌（第 180 页）
上后锯肌（第 112 页）

中指和无名指（有时包括食指和小指）麻木或刺痛

旋前圆肌（第 160 页）
指屈肌（第 159 页）

小指、无名指和中指麻木或刺痛

斜角肌（第 101 页）
胸小肌（第 180 页）
上后锯肌（第 112 页）
肱三头肌外侧头（第 129 页）
小圆肌（第 120 页）
尺侧腕屈肌（第 157 页）
指屈肌（第 159 页）

拇指和食指麻木或刺痛

桡侧腕短伸肌（第 149 页）
肱肌（第 144 页）
旋后肌（第 146 页）

桡神经卡压导致的麻木或刺痛

肱三头肌外侧头（第 129 页）
桡侧腕短伸肌（第 149 页）
旋后肌（第 146 页）
肱肌（第 144 页）

触痛

肘部触痛

肱三头肌（第 129 页）
肱桡肌（第 146 页）
旋后肌（第 146 页）

手掌触痛

掌长肌（第 158 页）

拇指（以及虎口）触痛

肱肌（第 144 页）
斜角肌（第 101 页）
旋后肌（第 146 页）
肱桡肌（第 146 页）
桡侧腕长伸肌（第 146 页）

腕部触痛

桡侧腕屈肌（第 156 页）
尺侧腕屈肌（第 157 页）

网球肘

旋后肌（第 146 页）
肱桡肌（第 146 页）
桡侧腕长伸肌（第 146 页）
指伸肌（第 153 页）
肱三头肌（第 129 页）
肘肌（第 152 页）
肱二头肌（第 128 页）
肱肌（第 144 页）

胸廓出口综合征

斜角肌（第 101 页）
胸小肌（第 180 页）
锁骨下肌（第 179 页）

假性胸廓出口综合征

胸大肌（第 175 页）
背阔肌（第 125 页）
肩胛下肌（第 120 页）

大圆肌（第 125 页）

扳机指

手部肌腱和指屈肌（第 159 页）

拇指扳机指

拇短屈肌（第 162 页）

无力（见前面"抓握问题"）

手臂

肱二头肌（第 128 页）
斜角肌（第 101 页）

手部

斜角肌（第 101 页）
肱三头肌（第 129 页）
桡侧腕短伸肌（第 149 页）

疼痛区图示索引

本索引可以登录"新先驱"网站下载。注意：按摩前请仔细阅读每一块肌肉的治疗方法。

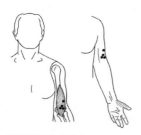

肱肌触发点及其牵涉痛区，内侧两个触发点可能会导致桡神经卡压（第144页）

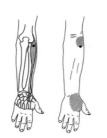

桡侧腕长伸肌触发点及其牵涉痛区，图中所示为手部和前臂外侧（第147页）

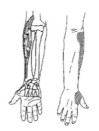

肱桡肌触发点及其牵涉痛区（第149页）

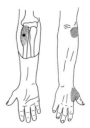

旋后肌触发点及其牵涉痛区（第149页）

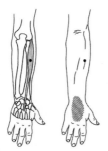

桡侧腕短伸肌触发点及其牵涉痛区（第150页）

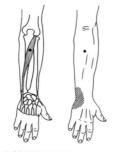

尺侧腕伸肌触发点及其牵涉痛区（第151页）

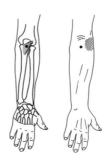

肘肌触发点及其牵涉痛区（第152页）

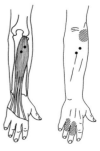

指伸肌触发点及其牵涉痛区（第153页）

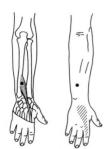

示指伸肌触发点及其牵涉痛区（第153页）

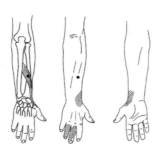

拇长展肌触发点及其牵涉痛区（第155页）

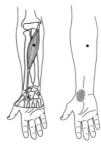

桡侧腕屈肌触发点及其牵涉痛区（第156页）

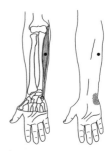

尺侧腕屈肌触发点及其牵涉痛区（第158页）

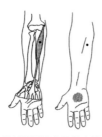

掌长肌触发点及其牵涉痛区（第 158 页）

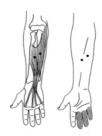

指屈肌触发点及其牵涉痛区（第 159 页）

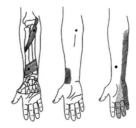

旋前圆肌触发点、旋前方肌触发点及其牵涉痛区（注意避免深压附近的桡动脉和正中神经，第 160 页）

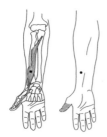

拇长屈肌触发点及其牵涉痛区（第 161 页）

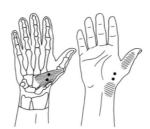

拇对掌肌触发点及其牵涉痛区（第 162 页）

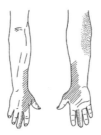

拇短展肌触发点的牵涉痛区（第 163 页）

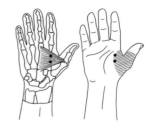

拇收肌触发点及其牵涉痛区（第 164 页）

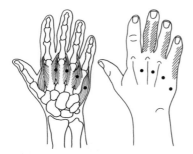

骨间背侧肌触发点及其牵涉痛区，小指展肌触发点及其牵涉痛区也在图中（第 165 页）

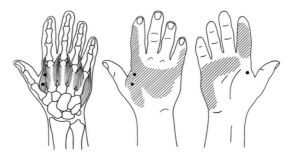

第一骨间背侧肌触发点及其牵涉痛区（第 166 页）

肘部、前臂和手部疼痛

　　肘部、前臂、腕部、手部和手指经常会产生触发点。除了引起疼痛外，触发点还会让人产生麻木感、刺痛感、烧灼感，并且导致肿胀、过敏、无力以及关节僵硬等症状。多种症状综合在一起还会让人拿不稳东西，比如让手里拿的东西突然掉落。

　　治疗时，如果医生对触发点没有深入的理解，这些症状常常被他们误认为上髁炎、关节炎、滑囊炎、肌腱炎、肌腱退化、网球肘、腕管综合征、狭窄性腱鞘炎或者神经缺损的症状。人们对于前臂和手部问题的处理通常仅仅局限于疼痛所在的部位，但实际上这些部位的问题往往起源于颈部、胸部、上背部或者肩部。问题的根源和问题引起的症状不在同一个位置，因此，不管是用磁疗法、电刺激疗法、超声波疗法等进行治疗，还是让患者戴上腕夹板、压力带等进行治疗，如果只是针对痛点，都只能暂时缓解症状，而不能从根本上解决问题。同理，止痛药只是暂时麻痹神经，不仅对消除触发点不起作用，还会掩盖触发点引起的症状，因此，对治疗疼痛没有任何效果。

　　触发点引起的症状经常被误认为腕管综合征和网球肘的症状。一旦患者有这些症状，医生就会采用传统的治疗方法进行治疗，而传统的治疗方法不仅会让患者承受不必要的痛苦、承担不必要的开销，效果还不理想。甚至有的患者做了手术、注射了肾上腺皮质激素以及采用了物理疗法后，都没有获得理想的疗效，其病情还可能会恶化。如果一开始对触发点进行处理，这些麻烦就可以避免[1]。

腕管综合征和胸廓出口综合征

　　利比，40 岁，曾长期忍受肩部、手臂和手部疼痛的折磨，她也感觉手指麻木、僵硬和肿胀。散步时，手部的肿胀让她不得不把手举起来以暂时缓解不适。医生建议她尽快手术，防止病情恶化。她不知道手术是否一定能解决问题，但是当时似乎除了手术，她别无选择。

　　在朋友的建议下，利比决定在手术前尝试一下触发点疗法。按摩时，她肩部和手臂的疼痛以及手部的麻木和肿胀立即得到了缓解。三个疗程之后，在按摩治疗师的指导下，她开始进行自我按摩治疗。六周后，大部分症状都消失了。不过如果她整天在电脑前工作，她的前臂和手部还是会痛，但是她已经能够用学到的自我按摩方法将疼痛的程度减至最低。

　　回顾引起这些症状的原因时，利比认为，虽然她在保险公司的工作可能会使疼痛恶化，但问题的源头还是多年前的一场交通事故。在那场事故中她受到了挥鞭样损伤，斜角肌产生了触发点，从而导致了后面这些症状出现，并继而导致前臂和手部肌肉产生触发点。

当手掌和手指出现疼痛、麻木、刺痛、僵硬、有烧灼感、肿胀等症状时，人们通常倾向于把它们归因于腕管综合征或者周围神经病变。如果对腕管综合征的治疗是非创伤性的且能迅速改善症状，又无副作用，价格还低廉，那么这样治疗倒也无妨。但实际上，对腕管综合征的治疗往往是创伤性的，需要切开人体的组织。在这种情况下，为何不先分析问题的根源，再考虑该采用什么方法治疗呢？

斜角肌、肱肌、前臂肌群和手部肌肉的触发点引起的症状和腕管综合征的症状非常相似。其实，在很多病例中，这些症状的起因都只是肌筋膜触发点，当然，也有可能是多种问题并存。如果症状特别严重，有可能是颈部、上背部、胸部、手臂、手部等多个部位肌肉中的触发点叠加导致的。我们需要仔细分析每个因素，将治疗造成的创伤减到最小。同时要消灭促使触发点产生的根源[1]。可参看第二章的"导致触发点产生的元凶：肌肉过度使用"，了解更多触发点产生的原因。

腕管位于腕部，由腕骨、韧带和其他纤维组织构成，正中神经和几根肌腱穿过腕管到达手掌和手指。当腕管这个通道因肿胀或其他原因被堵塞时，正中神经和肌腱就会受到压迫。

尽管手部的麻木感和刺痛感（腕管综合征的典型症状）明显是神经受到压迫导致的，但这些症状并不都源自腕管，也有可能源自锁骨后方的出口——胸廓出口。神经和血管通过胸廓出口通往手臂，血液和淋巴液也通过这里从手臂返回。如果血液和淋巴液的回路被堵，也会导致手部和腕部肿胀，继而导致腕管阻塞。如果这样的情况出现了，那么腕管手术虽然可以解决腕管阻塞的问题，在一定程度上缓解手部肿胀的症状，但并没有解决根本问题。在这种情况下，我们需要关注的是胸廓出口，而不是腕管[1]。

颈前部斜角肌如果产生触发点，肌肉就会变短，导致胸廓出口变小。收紧的斜角肌将第一肋骨向锁骨方向拉，会挤压第一肋骨和锁骨之间的血管和神经。神经受到挤压通常会导致手掌和手指产生麻木感和刺痛感。除此之外，胸小肌、肱三头肌、肱肌和一些前臂的肌肉都可能压迫手臂中的神经，导致前臂和手部麻木。神经在多处受到压迫的疾病被称为双卡综合征或多卡综合征。有个医学术语叫"周围神经病变"，听起来很专业，其实这个词用处不大：它只是告诉你，有什么东西压在你的神经上了，从而导致你的手部或者足部麻木[1]。

请参考本章前面的"引起疼痛的触发点所在肌肉索引"，并对照你自己的疼痛部位，一一查找问题的根源。请记住，如果你表现出了腕管综合征的症状，就从斜角肌开始查找。斜角肌往往是问题的根源，它一旦出了问题，就会导致从斜角肌到手部沿线产生一系列连锁反应。通常情况下，针对有问题的斜角肌的治疗能迅速改善肩部、手臂和手部的麻木、肿胀等症状。还要注意的是，手掌和手指的麻木也有可能是上后锯肌、前锯肌、小圆肌、胸小肌、肱三头肌、喙肱肌、肱肌、旋后肌、桡侧腕短伸肌、尺侧腕屈肌、屈指肌、旋前圆肌等的触发点造成的。

网球肘

对于网球肘，传统的解释是肌腱炎，换言之，肘部肌腱因为损伤或过度使用而轻微撕裂，并伴有炎症症状，即局部发热、红肿、疼痛以及功能丧失（个别情况下）。将这些症状归因于肌腱炎很容易，但如果没有明显的物理损伤，那么这种诊断很有可能是错误的。研究表明，肌腱炎患者的患部并没有炎症[2]，因此，这种疾病后来改名为肌腱退化。如果疼痛位于某一个点，则很有可能是肌肉在拉扯肌肉与骨骼的连接处（或者说肌肉过渡为肌腱的部位）。要知道，收缩的组织是肌肉而不是肌腱，但是很多治疗方法却是针对肌腱的，这是错误的。好的治疗方法会减轻已经缩短收紧的肌肉给附着点造成的压力，使之放松，第三章对此已有论述。如果疼痛出现在深处，而且是一片区域都疼痛，而不是某个点疼痛，则有可能是触发点将疼痛传递到了别处。无论是某个点疼痛还是一片区域疼痛，治疗方法都是消除触发点，使肌肉恢复到正常长度。消除触发点之后，可以采用以下方法进一步治疗：拉伸缩短的肌肉并同时增强与缩短的肌肉相对应的、因被拉长而变得无力的肌肉。这样也可以防止问题卷土重来。拉伸和强健肌肉这一步进行得过早，反而会阻碍恢复，使情况恶化。特拉维尔和西蒙认为，导致肘部疼痛和无力的原因是前臂肌群中的触发点，而不是肌腱炎[1]。别的肌肉中的触发点也会导致肘部疼痛和无力，要想知道具体是哪些肌肉，请参考本章前面的"引起疼痛的触发点所在肌肉索引"和"疼痛区图示索引"。

肘内侧疼痛没有肘外侧疼痛普遍。肘内侧疼痛俗称高尔夫球肘，当然，这种疼痛的起因其实不都是打高尔夫球，更多的是在运动或工作当中过度使用肌肉。仔细阅读本章的"引起疼痛的触发点所在肌肉索引"就会发现，导致肘内侧疼痛和肘外侧疼痛的肌肉是不一样的。其中的任何一个部位疼痛的原因可能都不是一块肌肉出了问题，而是多块肌肉出了问题。

前臂和手部的安全按摩

消除前臂和手部的疼痛及其他症状也许比你想的简单。但如果你按摩触发点的手法不正确，也有可能让情况更严重。同时，按摩时也要注意利用人体工程学原理，合理和安全地将自己的手作为工具。

了解每一块肌肉的位置和各自的功能有助于对前臂和手部进行按摩，使按摩简单有效；而熟悉前臂和手部的骨骼结构有助于利用骨骼的位置来确定肌肉的位置。

人体工程学

如果你用手按摩的方法不正确，那么按摩不了多久，你的手就会废掉。在你用手指按摩的时候（图 6.1），你可能意识不到你的前臂和手有多累。在做抓捏的动作时，前臂的所有肌肉都参与其中，你捏得越用力，肌肉收缩得就越厉害。因此，负责手掌和手指动作的前臂肌群比其他肌肉更容易过度使用。

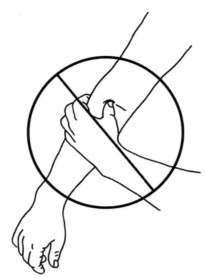

图 6.1　用球作为工具按摩比用手更简单有效

　　人们往往意识不到前臂肌群的负担，总是很自然地用手抓捏物体。按摩时，如果能找到替代的工具，就尽量不要用手。（有些肌肉，如咬肌和胸锁乳突肌，只能用手指才能按摩到，因此尽量用手按摩这些肌肉。）

　　你大概注意到了，在我们的按摩技法中，很多都要求用另一只手作为辅助来支撑手指或用其他手指支撑拇指，因为"被支撑的手指"或"被支撑的拇指"可以最大限度地减轻前臂肌群的负担（图 3.2，图 3.3）。用手指按摩时，手指尽量垂直于皮肤，这也是为了省力。这种方法如果使用得当，便可以利用肩部肌肉和身体的重量来按摩，这可以让前臂肌群和手相对轻松一些。手指留着长指甲按摩是很累的，而且无法采用一些很有用的按摩技法。

　　网球、直径为 60 毫米的高弹力球和长曲棍球是按摩前臂和手部的好工具。本章有几处提到了将高弹力球抵在墙上按摩的方法。对有的人来说，将球抵在桌面上按摩更舒服，也更简单易行。在当今这个时代，大家都过度使用电脑、电子游戏设备、智能手机等，因此学会自我按摩手臂和手部有不可估量的价值。

骨性标志

能否找到肌肉的正确位置并按摩，取决于能否找到这块肌肉附近的骨骼。骨骼上的骨性标志能起定位的作用，帮助我们找到触发点。

　　前臂只有两根骨头：桡骨和尺骨。图 6.2 展示的是在不同姿势下的右臂骨骼。尺骨上端就是我们熟悉的肘部，尺骨在前臂内侧，尺骨体呈三棱柱形。腕部小指一侧的球形凸起是尺骨的下端，称为尺骨茎突。腕部拇指一侧比较厚的骨头是桡骨的下端。翻转手掌的时候，桡骨下端使整只手绕尺骨下端旋转 180°，此时尺骨不旋转，你可以试一下。尺骨和桡骨平行时，手的状态为掌心向上；桡骨和尺骨交叉时，手的状态为掌心向下。

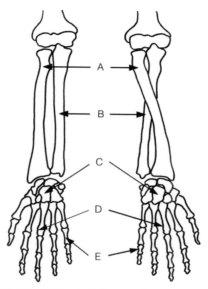

图 6.2　前臂和手部的骨骼示意图：A. 桡骨；B. 尺骨；C. 腕骨；D. 掌骨；E. 指骨。
左图中的手掌心向上，右图中的手掌心向下（旋前位）。

　　桡骨的上端（桡骨头）在肘部。手翻转时，桡骨头在关节窝中转动，你可以感觉得到。肘外侧有两个球形凸起，相距大约 2.5 厘米，将两根手指分别放在这两个凸起上，距离手掌更近的那个就是桡骨头。来回翻转手掌时，你可以感觉到桡骨头在转动。你也可以感觉到另一根手指按着的凸起没有转动，这是外上髁。肘内侧的凸起叫内上髁，上髁即肱骨的下端。

　　腕骨由八块小骨头组成。腕骨的功能是让手灵活活动，能向各个方向转动。也正因为有这种特性，腕骨被当作"冲力缓冲器"，能将压力分散到身体的其他部位，从而保护腕部。

　　手掌的四块骨头和组成拇指根部的骨头合称掌骨。掌骨间的小块肌肉称为骨间肌和蚓状肌。这些肌肉的触发点是某些手指和指关节疼痛的根源。

　　手指的骨头称为指骨。拇指只有两根指骨，其他手指有三根指骨。手指上没有肌肉，只有很多肌腱。通过这些肌腱，前臂和手部的肌肉遥控手指完成各种动作。

不妨研究一下你自己的前臂和手部的骨头，想象一下皮肤下骨骼的排列。你对骨骼结构了解得越清楚，就越能想象出其周围肌肉的样子。

肱肌

肱肌是我们肘部的老黄牛，肘部的屈曲需要肱肌收缩来完成。一些我们认为是肱二头肌完成的动作其实也是肱肌完成的。虽然肱肌是上臂的肌肉，但是它引发的问题会表现在手部，因此我们将其放在这一章讲解。

肱肌位于肱二头肌下面，覆盖着肱骨前侧的下半部分（图 6.3）。其上端起于肱骨中段外侧的一个凸起，正好在三角肌的附着点下方，其下端止于前臂的尺骨。

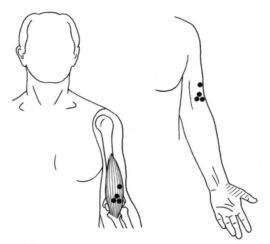

图 6.3　肱肌触发点及其牵涉痛区，内侧两个触发点可能会导致桡神经卡压

肱肌触发点引起的症状

肱肌触发点会导致肘部难以伸直。它们会产生疼痛，并将触痛的感觉传递到拇指根部以及拇指和食指之间的蹼状区域，可能会导致肩前部和肘窝褶皱附近（图中未显示）有一定程度的疼痛感，还可能会让上臂靠近肘部的地方产生压迫性疼痛和紧缩感。穿过肱肌的桡神经受到压迫的话，拇指和前臂后区会产生麻木或者刺痛的感觉[1]。

我们在本章“引起疼痛的触发点所在肌肉索引”和“引起其他症状的触发点所在肌肉索引”中可以看到，很多肌肉都会将疼痛传递到拇指，肱肌触发点和斜角肌触发点并不是导致拇指疼痛的主要原因。拇指疼痛时大家都会去按摩拇指，但要知道，如果是别的部位出问题而将疼痛传递到拇指，那么按摩拇指就是浪费时间。

肱肌触发点的成因

肩背重物、怀抱婴儿、抱起幼童、手拎重包等都会让肱肌负担过重。肘部长时间负重或者进行长时间的重复性工作都会使肱肌承受过大的压力。在锻炼或参加体育活动时，频繁做引体向上这样的动作或者使肘部负重屈曲，都会导致肱肌产生触发点。弹吉他和拉小提琴也会导致肱肌出问题。

手臂长时间放在身前用键盘，双臂的肱肌就会长时间处于收缩状态；长时间玩手机也会造成肱肌和肱桡肌收紧变短，并且会给控制拇指和其他手指的肌肉造成重复性压力；打电话时长时间举着电话也会导致使肘部屈曲的肌肉长时间受力。

吹奏双簧管、黑管、萨克斯的人因为需要长时间举着乐器，常常遭受右手拇指疼痛和麻木的折磨。表面上看，疼痛部位是拇指，似乎就是拇指出了问题，其实问题出在肱肌，因为在演奏过程中肱肌一直处于收缩状态。因此，对吹奏管乐器的人来说，要消除病痛，除了经常按摩触发点外，在平时练习时还要注意找机会放下乐器，让手臂下垂，使肱肌得以拉长和放松。

肱肌触发点的按摩技法

肱肌触发点位于肱二头肌外侧缘下方，肘窝褶皱上方（图6.3）。按摩时先将肱二头肌推向一边，这样才能使深处的触发点暴露出来，然后将球抵在墙壁上，朝着骨头的方向按摩触发点（图6.4）。图6.3所示的内侧两个触发点会导致桡神经被卡压。用球按摩肱二头肌时也可以按摩到肱肌中段。你会发现，同时按摩肱桡肌、桡侧腕长伸肌和桡侧腕短伸肌也很重要。

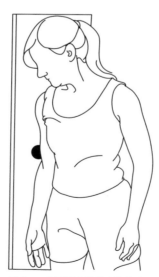

图6.4　将球抵在墙壁上按摩肱肌

前臂伸肌群

前臂伸肌群位于前臂外侧，即长汗毛的那一侧，上端连接外上髁，外上髁是肘外侧最高的凸起（见上文"骨性标志"）。前臂伸肌群通过长肌腱与手掌和手指的各块骨头相连接，功能是使手向背面弯曲，以及伸直或抬起手指。用手抓握物品的时候，伸肌需要收缩以对抗屈肌（位于前臂内侧，即不长汗毛的那一侧）向内屈曲腕部的力量。抓握的力量越大，屈肌和伸肌的对抗就越激烈。你做的所有事情前臂伸肌群几乎都会参与。对音乐家来说，他们的前臂伸肌群更容易重复性劳损，因为他们需要长时间使用手指。

佩里，23岁，萨克斯专业毕业生。长期以来，他在练习和演奏时手部和腕部都会剧烈疼痛。前段时间他一直在为即将到来的演奏会刻苦排练，但是他的手指变得越来越慢，越来越不灵敏；越练习，效果就越不好。这种状态持续了将近一年。学会了自我按摩前臂后，佩里再也无须忍痛练习。排练前后的按摩帮助他远离疼痛。

前臂伸肌群触发点会导致肘外侧、前臂后区、腕部、手掌和手指疼痛，还会导致手部无力、指关节触痛以及手指僵硬、麻木、刺痛和不协调。手掌伸肌和指伸肌有问题的话，可能会导致手无法握住东西。

如果前臂伸肌群长时间过度使用，那么在按摩初期可能会特别痛。因此，按摩的时候不要过于心急，不要期望一次见效，要坚持按摩，并且要把疼痛感控制在合适的程度。

桡侧腕长伸肌、肱桡肌和旋后肌

桡侧腕长伸肌起于肱骨外上髁，止于第二掌骨底部（图6.5）。这块肌肉和它的肌腱沿着整根桡骨呈一条直线，其功能是使腕部朝拇指一侧屈曲，扔飞盘时腕部的动作就是桡侧腕长伸肌起作用的结果。前臂的这一块长伸肌还帮助腕部向后屈曲以及帮助肘部屈曲，这两个动作是打字或者弹钢琴要用到的。如果没有这块肌肉和其他两块前臂伸肌，手臂向前伸出去后，手就会在腕部耷拉下来。

桡侧腕长伸肌触发点是引起网球肘的常见原因，触发点还会将烧灼感传递到前臂外侧以及手部和腕部的背面。你大概见过有人戴着有弹性的肘部护套，这样做可以减轻这种疼痛。对这种现象通常的解释是，来自肘部护套的压力可以阻碍疼痛信号的传递。不过这只是一种应急措施，人们在必须忍痛工作的时候可以勉强用一用，更好的方法当然是消除触发点，彻底解决问题。

那些需要手部做重复动作的活动，比如打网球、打高尔夫球、打字、演奏乐器或者和面等，都会过度使用桡侧腕长伸肌；对拉小提琴的人来说，运弓的那侧手臂的伸肌容易过度使用，因而容易出现网球肘；对乐队指挥来说，握指挥棒那只手的腕部经常屈曲，

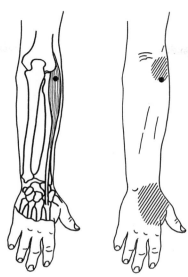

图 6.5　桡侧腕长伸肌触发点及其牵涉痛区，
图中所示为手部和前臂外侧

因而肘部容易出现疼痛；玩飞盘特别着迷的人也容易出现肘部疼痛。腕部做剧烈的动作
可能会导致前臂的所有肌肉疲劳。

　　仔细观察一下你的工作环境和做事的习惯，看看有哪些动作会导致桡侧腕长伸肌过
度使用。要注意那些需要不断收缩肌肉的姿势和动作，如长时间在电脑前工作的姿势。

　　桡侧腕长伸肌触发点位于前臂上部长汗毛的那一侧。通过收缩单一肌肉的方法来查
找桡侧腕长伸肌：将手指放在这个区域，然后将腕部朝向拇指一侧向后翘起（图 6.6），
此时手指会感觉有一块肌肉鼓起来，这就是桡侧腕长伸肌。其触发点则位于肘窝褶皱向
下、向外约 2.5 厘米处。对这个部位进行按摩时，用网球、直径为 60 毫米的高弹力球和
长曲棍球是比较方便的（图 6.8）。下文会详细讲述按摩桡侧腕长伸肌、肱桡肌和旋后
肌的方法（图 6.7）。如果疼痛只在关节部位，请参考第三章"治疗指南"。

　　桡骨头附近还有另外两块肌肉：肱桡肌和旋后肌。肱桡肌在桡侧腕长伸肌旁边，与
之并列（图 6.9），旋后肌则在这两块肌肉后方（图 6.10）。这三块肌肉的触发点距离较近，
它们的牵涉痛区基本相同，都会导致肘外侧以及虎口有触痛感。肱桡肌帮助肘部屈曲。
查找肱桡肌的方法是，屈曲肘部的同时对其施加阻力，此时肘部下方不长汗毛一侧的一
块肌肉会鼓起来，这就是肱桡肌。肱桡肌触发点位于肘窝褶皱往下大约 5 厘米处，会导
致前臂深处有尖锐的疼痛感。

　　旋后肌的功能是将掌心向上翻转，这通常是旋后肌触发点将疼痛传递到外上髁（不
管是休息时还是搬重物时）的原因。用力翻转腕部（特别是肘部伸直的时候），比如打

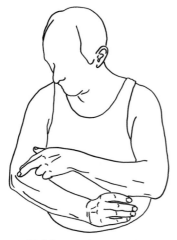

图 6.6　通过单一肌肉收缩查找桡侧腕长伸肌

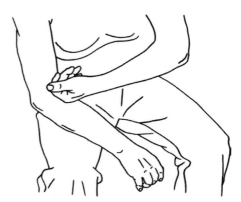

图 6.7　手握空拳、用指节按摩桡骨头周围的三块
肌肉（桡侧腕长伸肌、旋后肌和肱桡肌）

网球时击球动作不规范、使用螺丝刀、用力拧开很紧的瓶盖等，会激活旋后肌触发点。
受触发点的影响，旋后肌会压迫桡神经，导致手部拇指一侧麻木 [1]。按摩旋后肌的方
法是，将肱桡肌向外推，将肱桡肌下面的肌肉朝着桡骨用力按压，其触发点位于肘窝褶
皱往下大约 2.5 厘米处。

　　按摩前臂最简单易行的方法是将网球大小的橡胶球抵在墙壁上按摩。球的理想大小
是直径 60 毫米，或者稍大一点儿。你可以在玩具商店、宠物用品商店或者网店里买到

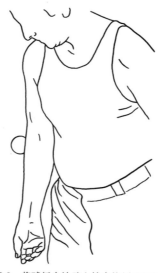

图 6.8　将球抵在墙壁上按摩桡侧腕长伸肌

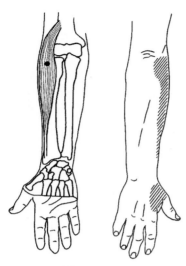

图 6.9　肱桡肌触发点及其牵涉痛区

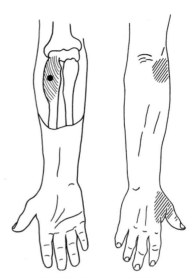

图 6.10　旋后肌触发点及其牵涉痛区

这种橡胶球。有些人喜欢更硬一点儿的长曲棍球。如果你找不到这样的橡胶球，或者觉得密度较大的橡胶球太硬，可以尝试使用"平克"牌高弹力球或装在长筒袜中的网球。你需要抓住长筒袜上方对球进行控制，而且需要用点儿劲按摩，不过按摩效果不错。橡胶球是理想的工具，因为它不容易从墙上滑落。

桡侧腕长伸肌的按摩技法是，手臂下垂，将球置于手臂伸肌一侧。找到桡侧腕长伸肌，触发点位于关节往下大约 2.5 厘米处，将拇指稍稍侧向墙壁，每个痛点推压按摩 10~12 次。接下来按摩肱桡肌触发点，面向墙壁，往前走一步，转一下手，让手掌对着墙壁，将球压在手臂屈肌一侧，肱桡肌触发点在肘窝褶皱往下约 5 厘米处。而旋后肌触发点则位于深层，在肱桡肌下面、肘窝褶皱往下大约 2.5 厘米处，可以用同侧的髋部把手臂推向墙壁。如果你觉得用这种方法按摩不舒服，也可以换一种方法——肘部靠在膝部上，对侧的手持球对疼痛处进行按摩。手持球的话，用直径小一点儿的球，35 毫米或者 24 毫米的比较合适。

桡侧腕短伸肌

桡侧腕短伸肌起于外上髁，止于第三掌骨根部（图 6.11）。它虽然被称为"短伸肌"，其实是一块很大的肌肉，与整根桡骨的背面并行。

桡侧腕短伸肌触发点会将疼痛传递到手部和腕部的背面以及肘外侧，前臂后区的紧缩感、烧灼感以及疼痛感可能就源自这块肌肉（图中未显示）。有时候桡侧腕短伸肌受触发点影响会收缩，这会压迫桡神经，导致手部、腕部和前臂后区有麻木感和刺痛感。桡神经受压迫也会导致手部出现运动障碍。

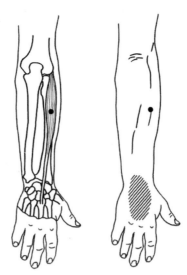

图 6.11 桡侧腕短伸肌触发点及其牵涉痛区

任何需要手掌和手指用力抓握的劳动或者体育活动都会导致桡侧腕短伸肌疲劳。在键盘上打字时，为了保持打字的姿势，包括桡侧腕短伸肌在内的肌肉要一直收缩。在键盘旁边放一个腕垫可以减小桡侧腕短伸肌的压力，但不能消除所有压力，因为腕垫只支撑前臂的重量，很难支撑手部的重量。

可以充分利用腕垫，把手从打字的姿势换成两掌相对的姿势，将手部侧面放在桌面上或者腕垫上休息。这虽然只是一个小小的技巧，但能很大限度地减小一天的工作压力和对手部造成的伤害。如果你想保护你的胸部、上背部、手臂和肩部，就要慢慢养成把手放在膝部上休息的习惯。

桡侧腕短伸肌触发点位于肘部往下 7.5~10 厘米处，正对着桡骨体。将手指放在前臂上（图 6.12），然后将腕部向后屈曲，此时你能感觉到一块收紧的肌肉，这就是桡侧腕短伸肌。可以用"被支撑的拇指"按摩，也可以用对侧的肘部按摩，但将网球大小的球抵在墙壁上按摩是最好的方法。用球按摩时，屈曲肘部，掌心向上，拇指对着墙壁（图6.13），手臂靠着墙，用球反复滚动按摩触发点，滚动的方向是从前臂往肘部。按摩时，你会感觉像按到瘀青的部位，力道要小一点儿。

很多人在前臂和腕部不舒服的时候会戴护腕。护腕可以在一定程度上减轻肌肉所受的压力，但是会限制腕部活动，最终反而让肌肉变僵硬。你如果学会了自我按摩桡侧腕短伸肌触发点，同时注意调整你的工作习惯以符合人体工程学，就不需要护腕了[1]！

尺侧腕伸肌

尺侧腕伸肌起于外上髁，止于第五掌骨根部（图 6.14）。尺侧腕伸肌触发点和尺侧

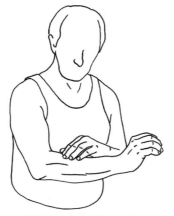

图 6.12　通过单一肌肉收缩查找桡侧腕短伸肌

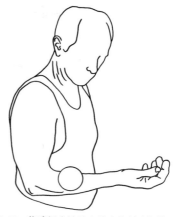

图 6.13　将球抵在墙壁上按摩桡侧腕短伸肌，用身体的重量对手臂施加压力

腕屈肌触发点是导致手部和腕部尺侧（小指侧）疼痛的最常见原因，这种疼痛就像扭伤了腕部那样痛。

在键盘上打字的时候，腕部通常弯向尺侧，这就迫使尺侧腕伸肌一直收缩以保持打字的姿势。符合人体工程学的键盘应沿中心线分成左右两个部分，这两部分形成大约 25° 的夹角，这样的设计能让腕部处于伸直的状态，尺侧腕伸肌就不会那么紧张了。

使用大部分工具时腕部都会向尺侧倾斜，因此我们的尺侧腕伸肌天生是比较强健的，但任何肌肉都可能过度使用。如果腕部尺侧痛，你就应该改变手的位置，让尺侧腕伸肌轻松一点儿。

> 书中提到的所有肌肉都可以通过单一肌肉收缩的方法找到。某些动作与某块肌肉相关，做某个动作时，你能通过触摸感到某块肌肉在收紧。

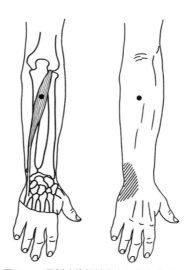

图 6.14　尺侧腕伸肌触发点及其牵涉痛区

尺侧腕伸肌触发点位于前臂外侧、肘部往下 5~7.5 厘米处，在尺骨旁边。向小指一侧屈曲腕部（图 6.15），你能感到这块肌肉在收缩。按摩技法仍然是将球抵在墙壁上，掌心向下，尺侧对着墙壁，前臂与地面平行（图 6.16），也可以自然下垂。用身体的重量压球，按摩的方向是从前臂到肘部。

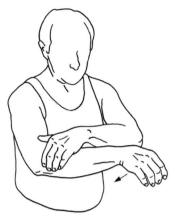

图 6.15 通过单一肌肉收缩的方法查找尺侧腕伸肌

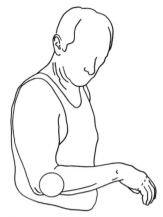

图 6.16 将球抵在墙壁上按摩尺侧腕伸肌

肘肌

肘肌是位于肘部的一小块肌肉，靠近尺侧腕伸肌（图 6.17），连接尺骨和外上髁，其功能是和肱三头肌一起使肘部伸直。肘肌触发点会将疼痛传递到外上髁，并导致网球肘 [1]。

肘肌位于肘部和外上髁之间的柔软区域。将对侧手的手指放在这个区域，手臂用力内旋，感觉到收缩的就是肘肌（图 6.18）。内旋的意思是手翻转，使掌心向下。

> 将用球抵着墙壁按摩的方法以及对前臂和手部进行按摩的方法结合起来，每天按摩几次，每次按几分钟即可。如果觉得不是很痛，也可以将每次按摩的时间延长至 15~20 分钟。

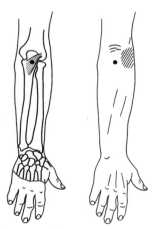

图 6.17 肘肌触发点及其牵涉痛区

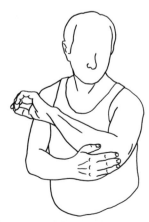

图 6.18 通过单一肌肉收缩查找肘肌

指伸肌和示指伸肌

指伸肌连接外上髁和指骨（图 6.19），其功能是使中指、无名指和小指伸直或伸展。这三根手指可以分别完成动作，因为每根手指都通过独立的肌腱与这块肌肉相连。虽然指伸肌也连接食指，但食指主要由另一块肌肉——示指伸肌控制（图 6.20）。

指伸肌触发点是导致手指僵硬的主要原因，触发点还会将疼痛传递到肘外侧（网球肘）以及中指和无名指的第二指节上。指节上的疼痛常常被误认为关节炎的症状。触发点还可能导致前臂后区疼痛和腕内侧出现触痛点（图中未显示）。指伸肌触发点的症状还表现为手指触痛和无力。示指伸肌触发点则会将疼痛传递到腕后区、手掌、食指以及其他手指[1]。

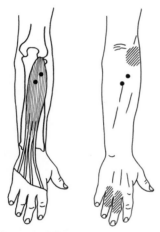

图 6.19　指伸肌触发点及其牵涉痛区

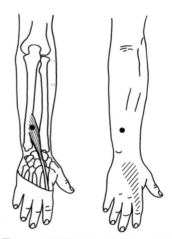

图 6.20　示指伸肌触发点及其牵涉痛区

指伸肌的功能是在手握拳或者用手握东西的时候，避免腕部在手指屈曲时屈曲。抓握的力度越大，指伸肌就越用力。反复抓握的动作，如握手、拧螺丝等，会导致指伸肌过度疲劳。单根手指重复一个动作则会导致这块肌肉的相应部位疲劳。

在键盘上打字时，手指尚未敲击键盘的时候，指伸肌将手指抬起。当手保持打字的姿势时，指伸肌处于持续紧张状态，很少有机会放松。用鼠标也是一样，不管哪根手指敲击鼠标，指伸肌都处于紧张状态。如果你在电脑前工作的时间很长，你前臂后区的压迫性紧张感可能就是指伸肌触发点导致的。放松这些肌肉的方法是将手臂自然下垂，或者将手放于膝部上，请将这个动作变成一个习惯性动作。要养成这样的习惯，一开始你可能要强迫自己，可一旦习惯形成，你的肌肉就将受益无穷。当然，不要指望让肌肉休息能大力改善情况，消除已有的触发点才是解决问题的根本之道。

指伸肌位于前臂外侧（长汗毛一侧）、肘部往下 5~8 厘米处。分别抬起中指、无名指和小指时，你能感到这块肌肉对应的部位收缩（图 6.21）。抬起食指的时候，你能感到示指伸肌收缩，它位于腕部上凸起的那块小圆骨头上方几厘米处（图 6.22）。

指伸肌的按摩技法是，手臂外侧与墙壁平行，将球抵在墙壁上（图 6.23），从前臂中部往肘部方向，沿着肌肉滚动球。用身体的重量将球压向墙壁，手臂不要用力。示指伸肌的按摩技法是翻转手部，使掌心向下，示指伸肌位于桡骨和尺骨之间，需要用"被支撑的拇指"进行按摩。

按摩还是要分多次才比较有效，也就是每天按摩多次，一次不要按摩太久，1~2 分钟即可。不要等疼痛来了才按摩，运动或工作之后，如果觉得可能会引发问题，就要提前按摩。

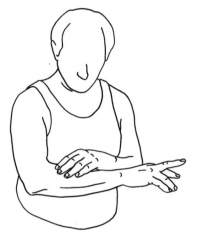

图 6.21　通过单一肌肉收缩查找指伸肌

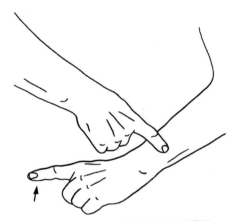

图 6.22　通过单一肌肉收缩查找示指伸肌

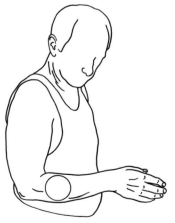

图 6.23　将球抵在墙壁上按摩指伸肌。向肘部方向滚动球

拇指伸肌和拇指展肌

拇指是由几块肌肉共同控制的，这几块肌肉都起于前臂。拇长展肌能够使拇指从手掌前向外移动（像玩手偶时张开手偶的嘴的动作），也能够使拇指从食指旁边向外展开。拇短伸肌的功能也是完成这两个动作，并使拇指掌指关节伸直。拇长伸肌延伸至拇指所有关节，但只控制拇指末节。这三块肌肉都能帮助腕部向桡侧（拇指一侧）屈曲。当你做与这些肌肉相关的动作时，会在手臂后区、腕部往上 7.5~10 厘米处感觉到它们在收缩。所有过度使用拇指的动作，比如使用手机，都可能导致这些肌肉产生触发点。

现有研究中只记录拇长展肌触发点会产生疼痛，其牵涉痛区和狭窄性腱鞘炎的牵涉痛区的位置非常相近。疼痛位于腕部桡侧和中指、无名指背面[3]（图 6.24）。如果既没有炎症，神经也没有问题，但这个部位疼痛的话，可以考虑是拇长展肌触发点造成的疼痛。其他两块肌肉的肌腹也可能产生触发点，我们可以用一个直径为 45 毫米或 60 毫米的橡胶球抵着墙按摩它。

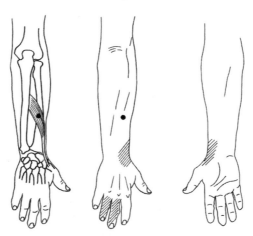

图 6.24　拇长展肌触发点及其牵涉痛区

前臂屈肌群

前臂屈肌群位于前臂内侧，大部分与内上髁连接，它们的功能是使腕部和手指向内屈曲。

前臂屈肌群触发点导致的疼痛会被传递到腕部、手掌、手指和前臂内侧的不同部位。前臂内侧有三层肌肉，因此触发点不太好找，不太容易按摩到。

可以把一个直径为 35 毫米或 45 毫米的球放在桌面上，然后对手臂内侧进行按摩（图 6.27）。当然，将球抵在墙壁上对手臂内侧按摩的方法也是很有效的，方法如下：背对墙壁，将球和手臂都放在身后，对侧的手帮助被按摩的手将球压向墙壁（图 6.28），也可以用臀部施力。用这种姿势按摩比较难以确定你按摩的是哪块肌肉。你可以先从腕部的肌肉开始按摩，然后一路往上，到达内上髁，必要时可以用对侧的手调整球的位置。有人发现，抵着门框或者凸出的墙角进行按摩效果也不错，甚至更好，方法如下：手臂垂直向下，掌心朝向墙壁，用髋部施力将手臂压向墙壁。

桡侧腕屈肌

桡侧腕屈肌连接内上髁和第二掌骨（图6.25），和尺侧腕屈肌一起完成向内屈曲手部的动作。

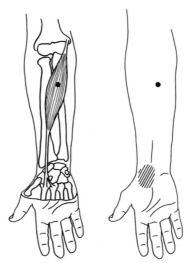

图 6.25　桡侧腕屈肌触发点及其牵涉痛区

桡侧腕屈肌触发点导致的疼痛会被传递到腕内侧靠近拇指根部的位置，这个部位的疼痛常常被误认为由腕部扭伤造成。拇指根部的肌肉也会将疼痛传递到这个部位 [1]。

用手做过多的握、扭、拉等动作，比如滑雪时紧握滑雪杆、抓握过小的工具手柄等，会过度使用桡侧腕屈肌。睡觉时腕部过度向内屈曲也会使桡侧腕屈肌处于不自然的收缩状态，导致桡侧腕屈肌产生触发点 [1]。

桡侧腕屈肌延伸到前臂内侧的中部，其肌腹位于肘部往下 7~8 厘米处。向内屈曲腕部（图6.26）时，你可以摸到桡侧腕屈肌在收缩。按摩的方法如图6.27所示，可以将一个直径为 60 毫米或者更小的球放在桌面上按摩桡侧腕屈肌一侧的所有肌肉，也可以将球抵在墙壁上按摩（图6.28），这样按摩的力度会更大。从肘部往下 5~7.5 厘米开始，沿前臂往肘部方向滚动球。用对侧的手在背后把被按摩的手托起来，这样既有助于保持平衡，也可以加大力度。图6.28 中左臂将被按摩，右臂还可以调整左臂的位置以使其内侧向外翻，从而使之更容易与球接触。

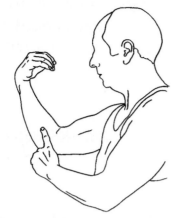

图 6.26　通过单一肌肉收缩查找桡侧腕屈肌

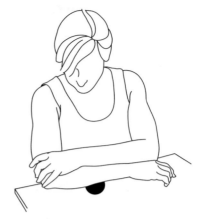

图 6.27　将球置于桌面进行按摩

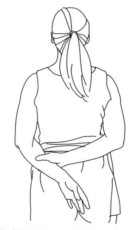

图 6.28　将球抵在墙壁上按摩前臂内侧的所有肌肉

尺侧腕屈肌

　　尺侧腕屈肌连接内上髁和豌豆骨（手掌根部的一块小圆骨），可以使腕部向内屈曲，还可以协助尺侧腕伸肌使腕部向尺侧屈曲。

　　尺侧腕屈肌触发点将疼痛传递到腕部尺侧（图 6.29）。注意，腕部尺侧疼痛可能源自尺侧腕屈肌和尺侧腕伸肌这两块肌肉。尺侧腕屈肌触发点会导致手掌根部和肘内侧疼痛（图中未显示）。这块肌肉收紧的话，会压迫尺神经，导致抓握无力和无名指、小指有烧灼感和麻木感（图中未显示），这种症状有时候被称为肘管综合征。指屈肌和小指对掌肌也可能压迫尺神经。

　　将腕部向尺侧屈曲（图 6.30），收缩的肌肉就是尺侧腕屈肌。它与尺骨棱内侧并行。按摩它的方法是用"被支撑的拇指"按摩或者将球抵在墙壁上按摩。这个部位的触发点

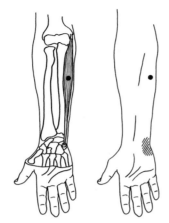

图 6.29 尺侧腕屈肌触发点及其牵涉痛区

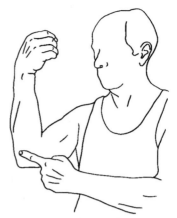

图 6.30 通过单一肌肉收缩查找尺侧腕屈肌

可能不止一个，问题最大的一个大致位于肘部与腕部的中间位置。

掌长肌

掌长肌连接内上髁和手掌的大部分肌腱，其功能是使手握成杯状以及帮助屈曲腕部。

掌长肌触发点会导致手掌有烧灼感和刺痛感（图 6.31）。掌长肌如果有触发点，那么用工具按压手掌时你会特别痛。其触发点可能还会导致前臂内侧下半部分疼痛（图中未显示）。这个部位的触发点通常不会导致手指疼痛，却常与掌腱膜挛缩症有关，掌腱膜挛缩症的症状是无名指和小指向掌心屈曲，无法伸直 [1]。

掌长肌是一块较窄的肌肉，位于前臂内侧、桡侧腕屈肌和尺侧腕屈肌之间，稍靠近尺侧。将拇指指尖和其他手指指尖并拢时（图 6.32），你能感觉到掌长肌收缩。掌长肌

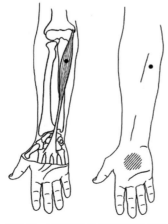

图 6.31 掌长肌触发点及其牵涉痛区

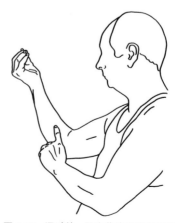

图 6.32 通过单一肌肉收缩查找掌长肌

触发点位于前臂中部和内上髁之间。掌长肌触发点的按摩技法和其他屈肌触发点的按摩技法相同。

指屈肌

指屈肌分两层：指深屈肌和指浅屈肌，这两层相互重叠，构成前臂内侧第二和第三层肌肉。指屈肌下端连接指骨（图 6.33），上端连接肱骨和内上髁。

指屈肌触发点会将刺痛传递到手指内侧。指屈肌或尺侧腕屈肌卡压前臂尺神经会导致手部出现疼痛感、麻木感、烧灼感以及无力感，也会出现过敏反应，这通常称为肘管综合征。指屈肌和旋前圆肌还可能会卡压正中神经，导致中指和无名指出现麻木感和刺痛感。不受控制的手指颤动可能是指屈肌触发点导致的 [1]。

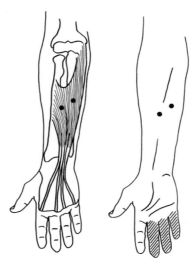

图 6.33　指屈肌触发点及其牵涉痛区

指屈肌出问题的原因是，在使用工具或运动器材（如抓握网球拍、高尔夫球杆、船桨等）时过度用力抓握。开长途车时长时间握方向盘也会让它们处于不佳的状态。需要长时间使用剪刀的工作以及需要手指用力弹奏的乐器也会促使指屈肌产生触发点。

通过收缩肌肉的方法不大好确定这两层肌肉的肌腹的位置。它们的触发点位于前臂内侧上半部分，位置较深。按摩技法还是用前面介绍的：将手臂放在身后并将球抵在墙壁上对前臂内侧进行按摩。按摩的面积稍大一点儿，按得用力一点儿（图 6.28）。

扳机指指手指锁定为屈曲状态无法伸直。这种情况可以通过对痛点进行深度按摩来改善，它位于手掌侧面、手指和手掌连接的指节处。扳机指可能会出现在任何一根手指，甚至拇指上。扳机指可能是屈肌肌腱卡在腱鞘内造成的。特拉维尔和西蒙认为，普鲁卡因注射能迅速并且彻底治愈扳机指 [1]。

旋前圆肌和旋前方肌

旋前圆肌与尺骨头和内上髁连接，斜穿过前臂内侧，止于桡骨中部（图 6.34）。旋前方肌在腕部连接桡骨和尺骨。旋前肌的功能是使桡骨围绕尺骨旋转，也就是使掌心向下翻转，这个动作称为"旋前"。其相反的动作则是掌心向上翻转，这个动作称为"旋后"，是由旋后肌和肱二头肌合作完成的。

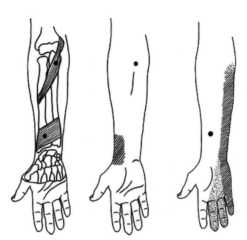

图 6.34　旋前圆肌触发点、旋前方肌触发点及其牵涉痛区（注意避免深压附近的桡动脉和正中神经）

旋前圆肌触发点会将疼痛传递到腕部桡侧的一大片区域，疼痛还会扩散到拇指根部，并向上到达前臂内侧（图中未显示）[1]。旋前圆肌触发点会导致肌肉压迫正中神经，进而导致中指和无名指麻木，这种症状常常被误认为腕管综合征（也叫旋前圆肌综合征）的症状。旋前方肌造成的疼痛会到达手部，并沿手臂尺侧向上传递到内上髁，有时候会造成小指痛，或者造成无名指和中指同时痛。这些牵涉痛区与尺神经和正中神经的疼痛区很相近[4]。

任何需要重复做剧烈的旋前动作的运动或者工作都会造成旋前肌过度劳累，从而产生触发点。例如，打网球正手击出上旋球时，手必须用力旋前；用右手持螺丝刀拧松螺丝也需要旋前肌用力；用左手持螺丝刀时，则是拧紧螺丝的动作需要旋前肌用力；在普通标准键盘上打字时手需要长时间保持旋前的姿势。

我们可以通过旋前的动作来查找旋前圆肌：用力翻转手部使掌心向下，肘内侧下方收缩时鼓起的肌肉就是旋前圆肌（图 6.35）。将掌心向下翻转的时候，用手触摸腕部平常数脉搏次数的位置（图 6.36），旋前方肌的肌腹就在那里。可以用"被支撑的拇指"对这两块肌肉进行按摩。你还可以把高弹力球放在桌面上（图 6.27）或将手臂放在身后并将球抵在墙壁上（图 6.28）对旋前圆肌进行按摩。

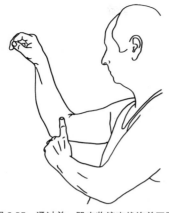

图 6.35　通过单一肌肉收缩查找旋前圆肌

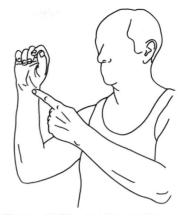

图 6.36　通过单一肌肉收缩查找旋前方肌

拇长屈肌

拇长屈肌一端连接拇指末节，另一端连接大部分桡骨（图 6.37），其功能是使拇指指间关节朝掌心屈曲，在用力抓握的时候这个功能非常重要。

拇长屈肌触发点会导致拇指末节自发性疼痛和触痛，使人在握笔时虽然有时没有疼痛感，但会感觉不灵活或者无力。它还会导致拇指指间关节僵硬，或者拇指指间关节在屈曲的时候发出响声[1]。对很多人来说，使用手机会使这块肌肉处于持续紧张状态。

拇长屈肌的肌腹位于腕部桡侧往上、前臂内侧 1/3 处。用力握拳、拇指用力压住中指（图 6.38）时就能感觉到这块肌肉收缩。这块肌肉的肌纤维长度不一，其中的触发点可能不止一个。将手臂放在身后并将一个网球大小的球抵在墙壁上对桡骨进行按摩。

> 请阅读第三章"治疗指南"，如果觉得在办公室将球抵在墙壁上进行按摩不太好，那就去卫生间吧，没有人会问你在卫生间里做什么。

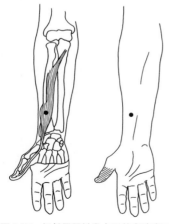

图 6.37　拇长屈肌触发点及其牵涉痛区

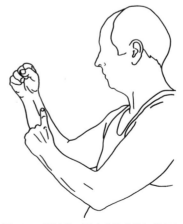

图 6.38　通过单一肌肉收缩查找拇长屈肌

手部肌肉

当手部出现疼痛、麻木以及其他症状时，人们通常以为这些症状是关节炎、肌腱炎和腕管综合征导致的。我的建议是，如果出现了这些症状，先检查是否有触发点，下一步再考虑是不是患上了这三种疾病。查找触发点不要局限于手部，要从距手部较远的部位开始，由远及近，最后检查手部。使前臂肌群以及离前臂较远的肌肉中的触发点失活对解决这些问题的帮助非常大。请参考本章开头部分的索引查找。如果不是其他部位的触发点导致的疼痛传递到手部，只是手部本身的问题，那么问题就比较容易解决。

手部有 19 块肌肉，它们和其他源于前臂的肌肉一起控制手部的动作。四块最大的肌肉控制拇指，三块中等大小的肌肉控制小指，一块肌肉帮助手掌握成杯状，四块位于手掌的小肌肉和蚓状肌一起帮助手指屈曲和伸直。其余的七块肌肉为骨间肌，位于掌骨之间，帮助手指做开合的动作。手指上只有肌腱。

大鱼际肌

控制拇指的肌肉中有四块比较短的肌肉，大鱼际肌由这四块肌肉中的三块组成。在这三块肌肉中，拇短屈肌和拇短展肌覆盖于拇对掌肌之上，它们的一端都连接拇指指骨，另一端连接腕骨和掌骨（图 6.39）。这三块肌肉中的触发点位置都非常接近。虽然拇短屈肌的一个触发点与扳机指有关，但现在还不清楚拇短屈肌触发点的疼痛区。拇对掌肌和拇短屈肌帮助拇指向小指方向移动，拇短展肌帮助拇指在手掌前做远离其他手指的动作。你可以模仿一下玩手偶的动作，拇短展肌是负责张开手偶嘴巴的肌肉，拇收肌是负责闭上手偶嘴巴的肌肉。大鱼际肌触发点都位于拇指根部肉比较厚的那个部位。

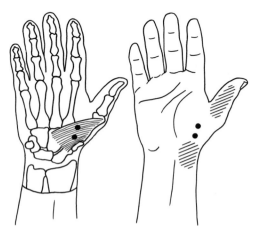

图 6.39　拇对掌肌触发点及其牵涉痛区

拇对掌肌触发点会将疼痛传递到桡侧的腕内侧，让人感觉像腕部扭伤了一样；拇对掌肌触发点也会将疼痛传递到桡侧，其结果是用拇指和其他手指一起抓东西的时候会感觉不舒服，因此握笔写字或用手进行精细的操作会有困难[1]。拇短展肌触发点会将疼痛传递到虎口以及中指外侧；桡侧前臂下端、占前臂 1/3 的大片区域也会有疼痛感，偶尔内上髁也会有疼痛感（图 6.41）[5]。

> 常言道，知易行难。了解按摩技术并不难，难的是自己做。因此，每次自己按摩后拍拍自己的肩膀，表扬一下自己吧！

一些简单重复的动作，如拔草、缝纫、刺绣、握笔写字、弹奏乐器，都会过度使用拇指；各种手工劳动和许多工厂的工作也会过度使用拇指；在手机上打字会导致控制拇指的肌肉产生触发点；许多按摩治疗师在工作中过度使用拇指，最后不得不放弃这个工作。

请在手掌拇指根部肉比较厚的部位查找大鱼际肌触发点，大鱼际肌触发点通常不止一个。按摩这些触发点的安全有效的方法是把大鱼际肌放在一个比较硬的高弹力球上用球滚压。球的大小以直径 24 毫米或 35 毫米为宜。24 毫米的球比五美分硬币稍大，35 毫米的球和 25 美分硬币差不多大。可以将球放在桌面上，也可以将手置于身后并将球抵在墙壁上对手部进行按摩（图 6.42）。铅笔的橡皮头也是很好的工具（图 6.49）。在找不到工具的情况下，可以用"被支撑的拇指"按摩（图 6.40）。

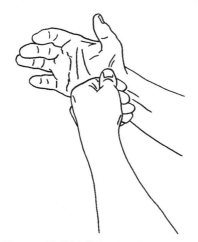

图 6.40 用"被支撑的拇指"按摩拇对掌肌

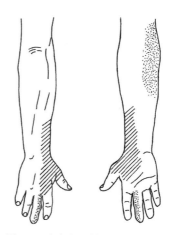

图 6.41 拇短展肌触发点的牵涉痛区

拇收肌

拇收肌是控制拇指的第四块短肌肉，它是虎口的一部分，连接第一掌骨和第三掌骨（图 6.43）。其功能是使拇指从手掌侧面靠近食指（使拇指与食指形成 L 形）以及使拇指在手掌前面靠近其他手指（玩手偶的动作）。确定拇收肌位置的方法是，把对侧手的手指放在图 6.43 所示的部位，用被查找那只手的拇指按压食指根部，正在收缩的肌肉就是拇收肌。这可以让你知道拇收肌是如何参与拇指的抓取动作的。

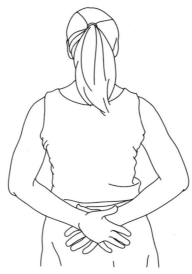

图 6.42　将手置于身后并将直径为 24 毫米或 35 毫米
的高弹力球抵在墙壁上对手部进行按摩

> 如果将疼痛的程度分为 10 级，按到 5 级差不多是比较舒服的状态：有一点儿疼，但疼得比较舒服。按到 6 级就会疼得让你眯眼睛了。

　　拇收肌触发点会将疼痛传递到拇指根部，基本不会将疼痛传递到虎口。不过要注意，能将疼痛传递到虎口和拇指根部的，还有斜角肌、肱肌、桡侧腕长伸肌、旋后肌、肱桡肌以及拇短展肌中的触发点[1]。

　　拇收肌触发点可以通过揉捏虎口的方法来按摩，也可以将小橡胶球放在桌面上或者将手放在身后并将球抵在墙壁上对手部进行按摩，这样手不容易疲劳。

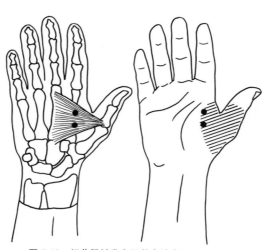

图 6.43　拇收肌触发点及其牵涉痛区

小鱼际肌

小鱼际区域有三块中等大小的肌肉（分别是小指展肌、小指屈肌和小指对掌肌）控制小指。展肌帮助小指向外展开，屈肌帮助整根小指向腕部方向屈曲，对掌肌帮助小指和拇指在手掌前合在一起。目前还没有发现由这三块肌肉中的触发点导致的疼痛区，不过这三块肌肉本身就有一些触痛点，按摩这些触痛点会让人感觉很舒服。可以用直径为 24 毫米或 35 毫米的橡胶球进行按摩，将球放在桌面上或者将手放在身后并将球抵在墙壁上对手部进行按摩（图 6.42）都可以。按摩时将手掌外侧稍侧向球，对侧的手握住被按摩的手的腕部帮助其用力。

要注意的是，将疼痛传递到小指和无名指的触发点有很多，包括上后锯肌、前锯肌、背阔肌、胸大肌、胸小肌、尺侧腕伸肌、尺侧腕屈肌和肱三头肌中的触发点。这两根手指和尺侧的麻木感源自尺侧腕屈肌、屈指肌、胸小肌、肱三头肌、小圆肌和斜角肌中的触发点[1]。

骨间肌

骨间肌位于四根掌骨之间（图 6.44）。这些小肌肉只占手掌的一半（紧贴手指），手掌掌根是腕骨。骨间肌分为两组：四块骨间背侧肌靠近手背，其功能是帮助食指和无名指远离中指以及帮助中指向左右两边移动；三块骨间掌侧肌靠近手掌，其功能是通过将食指、无名指和小指向中指靠拢来聚拢手指。这七块肌肉都对手的抓握动作起作用，并帮助手指和手进行精细的操作。

骨间肌触发点会将疼痛传递到手指两侧、手指下面以及小指指节，导致手指僵硬、无力、笨拙。骨间肌压迫位于掌骨之间的指背神经时，会导致手指麻木。指背神经是手指上的感觉神经[1]。

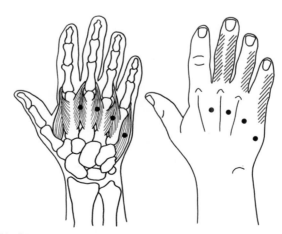

图 6.44　骨间背侧肌触发点及其牵涉痛区，小指展肌触发点及其牵涉痛区也在图中

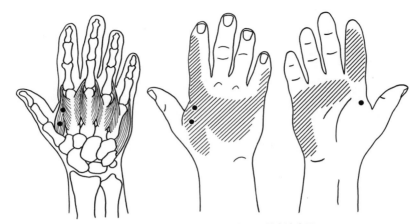

图 6.45　第一骨间背侧肌触发点及其牵涉痛区

　　第一骨间背侧肌较大，也较为灵活，占了虎口的大部分。其触发点的牵涉痛区面积较大，疼痛会被传递到手掌、小指、手背以及食指的各个面（图 6.45）。第一骨间背侧肌触发点还常常将疼痛传递到手部尺侧的整个区域深处。拇指和食指用力靠拢时，第一骨间背侧肌就会鼓起（图 6.46）。

　　握笔写字时如果中指下面和最后一个指节疼痛的话，可能是第二骨间背侧肌（位于第二掌骨和第三掌骨之间）有触发点。这块肌肉的功能是帮助中指弯向拇指来握笔。书写痉挛的治疗方法其实就是找到手部肌肉的触发点并对其进行按摩，其主要根源通常是控制拇指的肌肉和第一骨间背侧肌中的触发点，但其他肌肉也不能忽视。

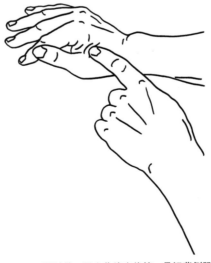

图 6.46　通过单一肌肉收缩查找第一骨间背侧肌

通常认为，希伯登结节产生的原因是骨间肌过度使用导致产生触发点。希伯登结节的症状是手指远端关节增大，手指中间关节增大则被称为布夏尔结节。如果早点儿治疗，这两种疾病都可以通过触发点疗法消除。即使关节增大到了一定程度，我们也可以通过触发点疗法使其缩小。骨间肌过度使用还会引发关节炎[1]。

钢琴、小提琴或者吉他的演奏者在演奏时需要将手指展开到极致，这特别容易导致骨间肌过度使用。在运动或工作中反复用力抓握的动作也会导致这些肌肉过度使用。

使用鼠标时，反复用食指点击鼠标有过度使用第一骨间背侧肌和第一骨间掌侧肌的风险，同时还会过度使用示指伸肌和部分指伸肌，因为这两块肌肉的功能是在敲击鼠标的过程中使手指抬起。如果鼠标放得离键盘较远，手臂连续的外旋动作和向前屈曲的动作还可能导致冈下肌、小圆肌、斜方肌、菱形肌和三角肌前束等产生触发点。解决这个问题的方法是换一个符合人体工程学和带触摸板的键盘。

骨间肌按摩技法如图 6.47 所示，如果想按摩得深一点儿，可以用夹子夹住一块有棱角的橡皮进行按摩，这样可以节省手的力量。图 6.48 和图 6.49 展示的就是随处可以找到的两种橡皮，图中的塑料弹簧夹可以在很多超市或五金店买到。

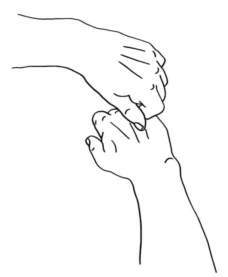

图 6.47　用手指按摩骨间背侧肌

用"被支撑的拇指"按摩时，将第一骨间背侧肌抵在掌骨上（图 6.50），按摩的那只手的姿势像端着一杯茶。按摩时建议将手放在膝部上，不要一直举着。查找触发点的时候要仔细，可能一块肌肉有多个触发点。骨间肌的问题不容易解决，因为按摩不方便，而且你总是会让它持续受压。我们要重视这个部位，这个部位一旦出问题，你就要改变平常做事的方式，让这些肌肉得到放松。

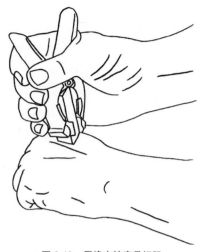

图 6.48　用橡皮按摩骨间肌

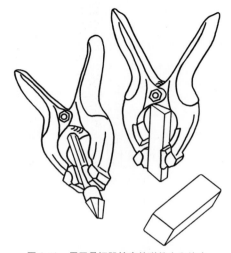

图 6.49　用于骨间肌按摩的弹簧夹和橡皮

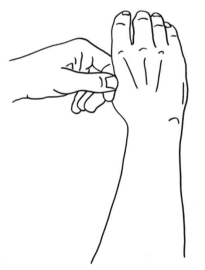

图 6.50　用手指按摩第一骨间背侧肌，将其抵在掌骨上

胸部、腹部和生殖器疼痛

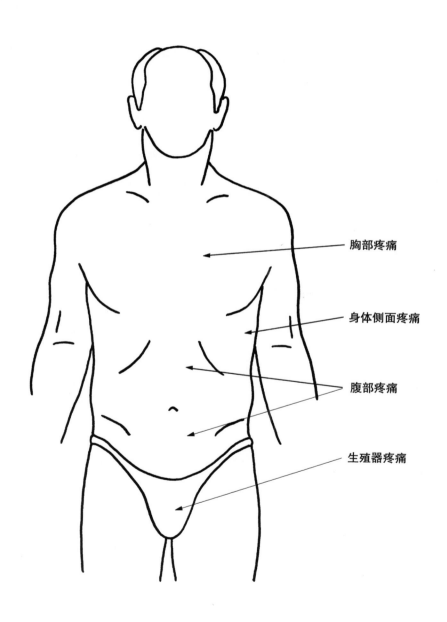

胸部疼痛

身体侧面疼痛

腹部疼痛

生殖器疼痛

引起疼痛的触发点所在肌肉索引

下方用加粗字体显示的是疼痛发生的主要区域，用非加粗字体显示的是疼痛发生的次要区域或者牵涉痛区。以下肌肉是按照其引发问题的可能性大小排列的。读者还可以参考"引起其他症状的触发点所在肌肉索引"。这些索引可以登录"新先驱"网站下载。

腹部疼痛

腹直肌（第 188 页）
腹斜肌（第 188 页）
髂肋肌（第 210 页）
脊柱深层肌（第 207 页）
腰方肌（第 214 页）

胸部疼痛

胸大肌（第 175 页）
胸小肌（第 180 页）
斜角肌（第 101 页）
胸锁乳突肌（第 65 页）
胸骨肌（第 180 页）
肋间肌（第 185 页）
髂肋肌（第 210 页）
锁骨下肌（第 179 页）
腹斜肌（第 188 页）
膈肌（第 185 页）

生殖器疼痛

盆底肌（第 197 页）
腹斜肌（第 188 页）
大收肌（第 259 页）
腹直肌（第 188 页）
臀大肌（第 218 页）
梨状肌（第 227 页）
髂腰肌（第 193 页）

身体侧面疼痛

前锯肌（第 183 页）
腹斜肌（第 188 页）
肋间肌（第 185 页）
背阔肌（第 125 页）
膈肌（第 185 页）

引起其他症状的触发点所在肌肉索引

打嗝
腹斜肌（第 188 页）

膀胱疼痛或尿频
大收肌（第 259 页）
腹斜肌（第 188 页）
梨状肌 / 深层髋部外旋肌（第 227 页）
盆底肌（第 197 页）

乳房或乳头过敏
胸大肌（第 175 页）
前锯肌（第 183 页）

心律失常
胸大肌（第 175 页）

心肌缺血或心绞痛（假性）
胸大肌（第 175 页）
胸小肌（第 180 页）
胸骨肌（第 180 页）
脊柱表层肌（第 210 页）
髂肋肌（第 210 页）

慢性骨盆疼痛、妇科炎症及痛经
腹斜肌（第 188 页）
腹直肌（第 188 页）
大收肌（第 259 页）
盆底肌（第 197 页）
梨状肌 / 深层髋部外旋肌（第 227 页）
腰大肌／髂肌（第 193 页）

尾骨自发性疼痛或触痛
臀大肌（第 218 页）
多裂肌（第 81 页）
盆底肌（肛提肌、尾骨肌、肛门括约肌和闭孔
内肌，第 197 页）

腹绞痛
腹直肌（第 188 页）

肋软骨炎
胸大肌（第 175 页）
前锯肌（第 183 页）
肋间肌（第 185 页）

膈肌（第 185 页）
腹斜肌（第 188 页）
腹直肌（第 188 页）

头部前倾姿势（驼背）
腹直肌（第 188 页）
腹斜肌（第 188 页）
胸大肌（第 175 页）
胸小肌（第 180 页）
胸骨肌（第 180 页）
胸锁乳突肌（第 65 页）
斜角肌（第 101 页）

胃灼热
上腹斜肌（第 188 页）
腹直肌（第 188 页）

阳痿
梨状肌（第 227 页）
盆底肌（球海绵体肌，第 197 页）

消化不良
腹直肌（第 188 页）

恶心
腹直肌（第 188 页）

活动时疼痛或活动困难
弯腰搬东西时疼痛或弯腰搬东西困难
腹直肌（第 188 页）
排便时疼痛或排便困难
盆底肌（肛门括约肌，第 197 页）
射精时疼痛或射精困难
盆底肌（球海绵体肌，第 197 页）
平躺时疼痛或难以平躺
盆底肌（肛门括约肌，第 197 页）
向外或向后伸手时疼痛或向外或向后伸手困难
胸大肌（第 175 页）
胸小肌（第 180 页）
从椅子上起身时疼痛或从椅子上起身困难
脊柱表层肌（第 210 页）

侧弯时疼痛或侧弯困难

腹斜肌（第 188 页）

脊柱表层肌（第 210 页）

坐着时疼痛或难以坐着

盆底肌（肛提肌和尾骨肌，第 197 页）

扭腰时疼痛或扭腰困难

肋间肌（第 185 页）

呼吸、咳嗽、打喷嚏时疼痛，或者无法深呼吸

斜角肌（第 101 页）

前锯肌（第 183 页）

胸小肌（第 180 页）

胸大肌（第 175 页）

膈肌（第 185 页）

肋间肌（第 185 页）

腹斜肌（第 188 页）

腹直肌（第 188 页）

背阔肌（第 125 页）

阴茎疼痛

腹直肌（第 188 页）

盆底肌（球海绵体肌和坐骨海绵体肌，第 197 页）

会阴疼痛

梨状肌（第 227 页）

盆底肌（肛提肌、球海绵体肌和坐骨海绵体肌，第 197 页）

假性阑尾炎

腹直肌（第 188 页）

直肠疼痛或胀痛

大收肌（第 259 页）

盆底肌（肛提肌、闭孔内肌和肛门括约肌，第 197 页）

梨状肌（第 227 页）

阴囊疼痛

腰方肌（第 214 页）

腰大肌 / 髂肌（第 193 页）

盆底肌（球海绵体肌，第 197 页）

睾丸疼痛

腹斜肌（第 188 页）

盆底肌（球海绵体肌和坐骨海绵体肌，第 197 页）

腰方肌（第 214 页）

尿频或尿急

腹斜肌（第 188 页）

尿不尽

盆底肌（第 197 页）

尿潴留

腹斜肌（第 188 页）

尿道括约肌痉挛

腹直肌（第 188 页）

阴道疼痛或外阴疼痛

腹斜肌（第 188 页）

大收肌（第 259 页）

盆底肌（肛提肌、球海绵体肌、坐骨海绵体肌和闭孔内肌，第 197 页）

喷射性呕吐

腹斜肌（第 188 页）

腹直肌（第 188 页）

疼痛区图示索引

本索引可以登录"新先驱"网站下载。注意：按摩前请仔细阅读每一块肌肉的治疗方法。

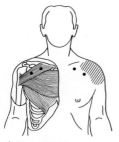

胸大肌（锁骨部）触发点及其牵涉痛区（第 176 页）

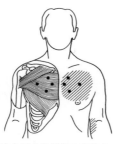

胸大肌（胸骨部）触发点及其牵涉痛区（第 176 页）

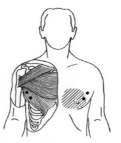

胸大肌（肋骨部）触发点及其牵涉痛区（第 177 页）

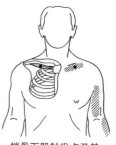

锁骨下肌触发点及其牵涉痛区（第 180 页）

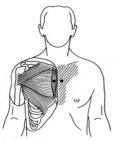

胸骨肌触发点及其牵涉痛区（第 180 页）

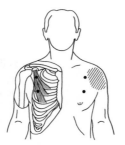

胸小肌触发点及其牵涉痛区（第 182 页）

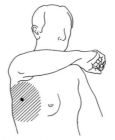

前锯肌触发点及其牵涉痛区（第 184 页）

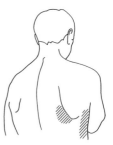

前锯肌触发点的背部牵涉痛区（第 184 页）

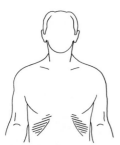

膈肌触发点的牵涉痛区，触发点隐藏在下面几根肋骨后面（第 186 页）

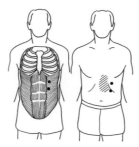

上腹肌触发点及其内脏牵涉痛区（第 189 页）

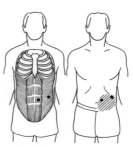

中腹肌触发点及其内脏牵涉痛区（第 189 页）

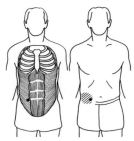

"假性阑尾炎"触发点及其牵
涉痛区（第 190 页）

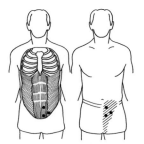

下腹肌触发点及其在腹股沟、生殖器
的牵涉痛区（男女皆有，第 190 页）

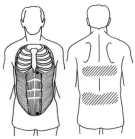

腹肌触发点及其背部牵涉
痛区（第 190 页）

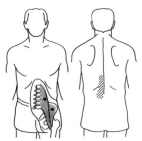

腰大肌和髂肌触发点及其背部
牵涉痛区（第 194 页）

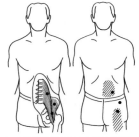

腰大肌和髂肌触发点及其在腹部、腹
股沟及大腿的牵涉痛区（第 194 页）

胸部、腹部和生殖器疼痛

与身体其他部位的症状相比，胸肌和腹肌中的触发点引发的症状更容易被误诊和误治，这非常遗憾，因为治疗这些症状的方法很简单。胸部、背部、身体侧面、腹部、肩部、手臂和手部等许多部位的症状（这些症状是由胸肌和腹肌中的触发点引起的）都可以通过触发点疗法进行治疗[1]。

胸肌触发点会导致身体变形，进而导致出现浅快呼吸和呼吸短促的症状。由这些触发点引起的疼痛和呼吸困难等症状经常被误认为食管裂孔疝或肺方面的问题。胸肌触发点会引起胸部、肩部、手臂和背部疼痛，导致心律失常和假性心绞痛，还可能诱发驼背（肩胛骨处的脊柱弯曲）。胸肌触发点对颈部和上背部肌肉造成的间接影响还会引起头痛、下颌痛以及头部、脸部和颈部出现一些其他症状。这些触发点引起的手掌和手指麻木常常被误认为腕管综合征的症状[1]。

腹肌触发点会引起腹痛、背痛、胃灼热、痛经、假性阑尾炎、腹泻、恶心、膀胱和肛门括约肌痉挛、便秘，甚至偶尔还会引起喷射性呕吐。就像内脏器官出问题会导致肌肉产生触发点一样，触发点也会导致食管、肾脏、膀胱、大肠、胆囊以及包括心脏在内的其他内脏器官出问题。婴儿肠绞痛和儿童、成人的胃痛都可能是腹肌触发点导致的。有研究认为，腹肌触发点甚至会导致大一点儿的孩子尿床[1]。

由下腹肌和盆底肌中的触发点导致的肌筋膜疼痛通常出现在腹股沟、直肠、卵巢、子宫、阴道、阴茎和睾丸等部位，这常常引起人们不必要的担心，也让人特别难受。盆底肌触发点会导致前列腺出问题和阳痿。性交痛可能也是盆底肌触发点导致的[1][2]。

如图 7.1 所示，很多人体内脏器官会在别的部位产生牵涉痛，导致别的部位产生肌筋膜卫星触发点。癌症导致的疼痛也和触发点牵涉痛相似。因此，出现肌肉疼痛后你要及时进行排查，看是否是内脏疾病导致的疼痛。如果感觉不对，而症状又反复出现，这可能是身体在告诉你：情况不好。如果疼痛特别剧烈，你要先去看医生，看是否有危险状况；如果医生说没有大问题，那可能就是肌肉疼痛，肌肉疼痛不会致命。西医很擅长通过治疗疾病来延长病人生命，但他们不擅长处理肌肉疼痛的问题。如果你没有患其他疾病，下面介绍的按摩技巧对你就有用。如果下列症状是由肌筋膜触发点导致的，那你就可以通过自己按摩消除这些症状。

胸大肌

胸大肌是男性和女性胸前的部分肌肉，称之为"大肌"是因为它是四块胸肌中最大的。

胸大肌触发点引起的症状

胸大肌触发点会导致胸部、肩前部、手臂内侧、肘内侧（图 7.2，图 7.3，图 7.4）、手部尺侧、无名指以及小指（图中未显示）疼痛。这些症状可能被误认为胸廓出口综合

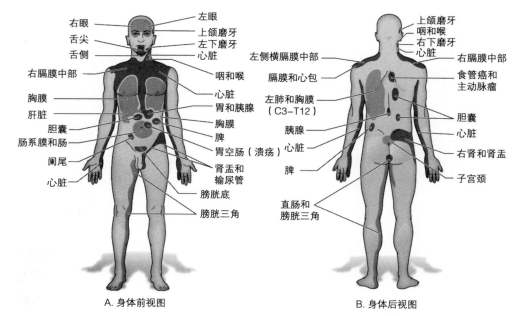

A. 身体前视图　　　　　　　　　　　　B. 身体后视图

图 7.1　内脏器官病变引发的牵涉痛区：A. 身体前视图；B. 身体后视图。
此图来自罗思坦、罗伊和沃尔夫（1998）的著作，经作者同意做了一些修改

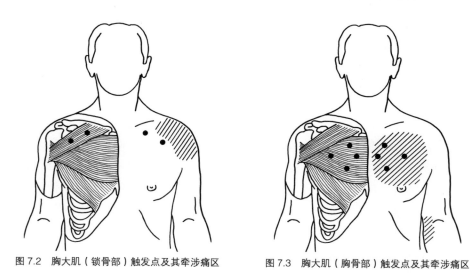

图 7.2　胸大肌（锁骨部）触发点及其牵涉痛区　　　图 7.3　胸大肌（胸骨部）触发点及其牵涉痛区

征的症状。疼痛的准确位置则要看触发点在肌肉中所处的位置：腋窝前面的触发点会导致乳房疼痛或乳头过敏（图 7.4）；胸大肌下缘的触发点则会导致心律不齐（图 7.5）。你可能会觉得影响心跳的触发点位于身体左边、靠近心脏，其实不然，这个触发点只出现在右边。要区分这种症状到底是心脏病引起的还是胸大肌触发点引起的很难，因为情况很复杂，胸大肌触发点和其他胸肌触发点的牵涉痛区与心脏病的疼痛区很接近，而且

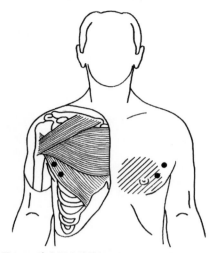
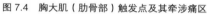

图 7.4　胸大肌（肋骨部）触发点及其牵涉痛区

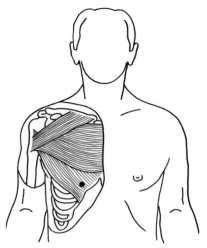

图 7.5　会导致心律不齐的胸大肌触发点

心脏病也会导致胸肌产生触发点。心脏病治愈后很久疼痛也许还会存在，但实际上这种疼痛并非源自心脏病，而是胸肌触发点导致的[1]。

　　安娜，73 岁，多年来深受胸肌触发点折磨，可是她自己并不知道她的中背部疼痛其实就是这个原因导致的。为了缓解疼痛，她白天戴经皮神经电刺激仪，晚上不方便戴就服用止痛药，否则无法入睡。触发点导致她胸肌缩短，无法挺胸直身站立。第一次按摩后，她终于不用止痛药的帮助就能入睡了。虽然现在她的胸肌暂时还有很强的触痛感，但每次按摩后她都会感觉背部舒服很多。

　　胸大肌触发点致使肌肉收紧缩短，并将肩部往前拉，进而导致上背部肌肉被拉紧。这种含胸的姿势会导致头部和颈部向前伸，这又会导致胸锁乳突肌、斜角肌和颈后肌群产生触发点。因此，一些由胸锁乳突肌、斜角肌和颈后肌群中的触发点导致的问题的根源是胸大肌触发点。胸大肌变短导致肩部和上背部肌肉的负荷增加，这又会导致三角肌前束、喙肱肌、菱形肌和中斜方肌产生触发点，其结果是手臂的活动逐步受到限制，进而导致肩胛下肌、背阔肌和前锯肌产生触发点。最后，与之相对应的冈下肌、大圆肌和三角肌后束因长期被拉伸而产生触发点，这最终会导致整个肩部的功能丧失，从而让人患上冻结肩。由胸肌触发点导致的含胸有许多意想不到的危害，如上背部慢性疼痛、椎间盘过度受压、神经卡压、下颌功能紊乱、呼吸窘迫、慢性疲劳、颈部痛和头痛等[1]。

　　要纠正含胸的姿势，首先需要找到触发点并使其失活，否则含胸姿势是很难纠正的。不先消除触发点而一味拉伸敏感的肌肉会加剧症状，只有消除触发点后，拉伸肌肉和纠正含胸的姿势才会有较好的效果。

胸大肌触发点的成因

胸大肌清晰地分为三部分，上部连接锁骨，中部连接胸骨，下部连接肋骨和腹肌。三部分都连接肱骨前部。这种结构使胸大肌可以帮助手臂内旋，并且可以把手臂在胸前从一边拉向另一边。此外，胸大肌上部帮助抬起手臂，胸大肌下部帮助放下手臂和肩部。在各种剧烈运动和工作中，反复使用胸大肌或者用力过度都会造成胸大肌过度使用。

背很重的背包可能是导致胸部、腹部、上背部和颈部肌肉产生触发点的主要原因甚至唯一的原因。你可以试着背一下，体验一下各部分肌肉的紧张程度。因此，触发点疗法的一部分是考虑如何减轻背上的重量或者换一种方式拿重物[1]。

胸大肌触发点的按摩技法

男性的胸大肌透过皮肤就可以摸到，而女性的胸大肌只能摸到上半部分，下半部分被乳房遮盖，需要尽量将乳房推向旁边才能摸到。

胸大肌触发点出现在四个部位，你可以根据不同的牵涉痛区来确定哪个部位有触发点。锁骨部的触发点会将疼痛传递到肩前部（图7.2）；胸骨部的触发点会将疼痛传递到手臂内侧和肘内侧，还会导致胸大肌中间部位疼痛（图7.3）；乳房的敏感和疼痛源自胸大肌比较厚的外侧缘的触发点（图7.4）[1][3]。

引发良性心律不齐的触发点位于肋骨之间，在胸骨末端往右约5厘米处（图7.5），按压这个触发点会让人感到剧烈疼痛。如果心律不齐就是由这个触发点导致的，那么按摩后问题立刻就会得到解决。可以用指尖按摩这个触发点。胸骨左侧可能存在一个触发点，但这个触发点不会导致心律不齐或某个区域疼痛。对肺气肿患者来说，因为呼吸困难，按摩这几个触发点会非常困难[1]。

按摩时可以用网球或者直径为60毫米的高弹力球，将球抵在凸出的墙角（图7.6）按摩，这种按摩技法对整个胸肌都是可行的；抵着门框按摩也比面对一面平整的墙壁舒服得多；用触发点按摩杖或者"被支撑的手指"也是可以的（图7.7）。用"被支撑的手指"按摩时要注意，手指尽量省力，尽量借助对侧手的力量，用短促、缓慢、重复的推压手法按摩。按摩胸大肌外侧缘的触发点时，拇指要和其他四根手指配合（图7.8）。为了避开这个区域主要的血管、神经和淋巴结，不要将肌肉抵在喙突（喙突的位置在第五章的"肩胛骨"一节有介绍）下方5厘米左右的肋骨上。

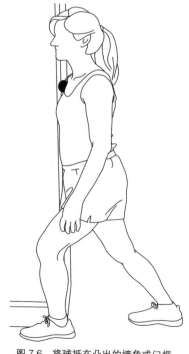

图7.6　将球抵在凸出的墙角或门框上对胸大肌和胸小肌进行按摩（避开喙突下方5厘米左右的区域）

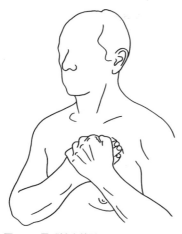

图 7.7 用"被支撑的手指"按摩胸大肌

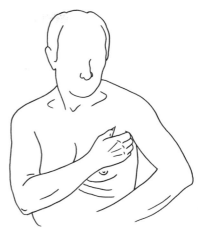

图 7.8 按摩胸大肌外侧缘

不要让丰满的乳房成为按摩的障碍。乳房比较丰满的女性经常感到由乳房的重量造成的上背部疼痛，却常常忽略其对胸肌造成的压力。

女性常常为乳房或其周边的疼痛烦恼，担心患上乳腺癌。许多医疗机构都在科普和推广关于乳房自检的知识，帮助女性了解乳房的健康状况，警惕乳房发生病变。但是，医生以及女性健康方面的其他专家认为，大部分女性并不做自检，有可能是因为害怕发现疾病，也有可能是因为她们并不明白自检该检查什么。（以上是注册护士哈克特 2000 年与克莱尔·戴维斯私下交流的内容。）

乳房自检是一个非常好的机会，可以让你学会区分乳房组织中正常与非正常包块以及认识肌肉中的包块状触发点，如果放弃这一机会，那就太可惜了。很多情况下乳房的疼痛没有胸肌触发点造成的疼痛严重。进行乳房自检时，如果检查得彻底并注意可能出现的触发点，就应该能够消减恐惧感，而不会增加恐惧感。如果你缺乏这方面的经验，那就找具有肌筋膜疼痛和乳房解剖学两方面知识的医生或者护士帮忙。（以上为哈克特 2000 年与笔者私下交流的内容。）

锁骨下肌

锁骨下肌位于锁骨下方，一端连接锁骨中部，另一端连接第一肋骨末端与胸骨连接的部位。锁骨下肌的功能是控制锁骨上下移动，也帮助提起第一肋骨。长期形成的含胸姿势、以侧卧的姿势睡觉，或者手受伤后使用吊带固定等，都会导致锁骨下肌产生触发点[4]。

锁骨下肌虽然小，但其牵涉痛区却很广（图 7.9）。锁骨下肌触发点会引起锁骨下方疼痛，还会把疼痛传递到肱二头肌和前臂桡侧，有时候还会引起手部桡侧、拇指、食指和中指等疼痛（图中未显示）。锁骨下肌触发点会引起肌肉缩短，使锁骨处于紧张状态，这会压迫动脉和静脉，影响手臂和手部的血液循环。锁骨下肌触发点和胸大肌触发点引起的症状和胸廓出口综合征的症状很相似 [1]。

锁骨下肌触发点不太容易触诊。按摩方法是，坐于桌前，将前臂水平放置于你身前的桌面上，然后身体前倾，这一动作会将锁骨从肋骨上提起。你可以用另一只手的指尖去感觉，用手指去触摸锁骨中部下方深处的触发点，找到后用指尖按摩。按摩时要注意避开锁骨中部外侧下方，因为那儿有一些主要的血管、神经和淋巴结。

胸骨肌

胸骨肌得名于其位置，它位于胸骨旁边 [1]。大约只有 5% 的人有胸骨肌，而且胸骨肌没有明显的作用。即使人们有这块肌肉，其形状也是多种多样的。有的人可能只有一侧有胸骨肌，有的人有两块胸骨肌，它们可能重叠在一起，或者覆盖在胸骨上。胸骨肌可以是薄的，也可以是厚的。

胸骨肌触发点引起的疼痛位于胸部中部（图 7.10），此处疼痛感很强烈。还有轻微的疼痛传递到整个胸部、肩前部和上臂内侧（图中未显示）。靠近胸锁乳突肌下端的胸骨肌触发点可能会导致频繁干咳。

胸骨肌触发点的产生可能与胸大肌或胸锁乳突肌触发点有关系。不易被察觉的胸骨肌触发点可能是心脏病或者挥鞭样损伤治愈后疼痛持续的根源。要想找到胸骨肌触发点，你可以用"被支撑的手指"沿着胸骨两边触摸 [1][5]。

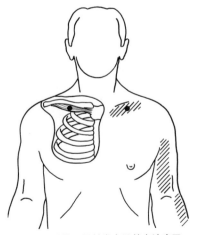

图 7.9　锁骨下肌触发点及其牵涉痛区

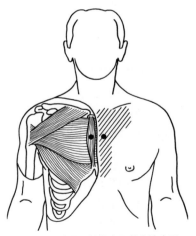

图 7.10　胸骨肌触发点及其牵涉痛区

胸小肌

胸小肌位于胸大肌下方，完全被胸大肌覆盖，其位置和附着点与胸大肌的不同。胸小肌虽然比较小，但非常厚，也非常强健。胸小肌上端附着于喙突，这是肩胛骨上的一个小小的骨突，在身体正面凸出来（图5.9）。你把一侧的手臂放在大腿上休息的时候，另一侧的手能摸着喙突，它位于锁骨外侧，紧邻肩部的肱骨头（图5.16）。

胸小肌另一端分成三个部分或更多，分别附着于中部的肋骨上。为了完成手臂的各种动作，胸小肌会向下牵拉喙突来调整肩胛骨的位置。用力呼吸（比如进行剧烈运动、咳嗽或者打喷嚏）时，胸小肌会向上牵拉肋骨以扩大胸腔。胸小肌如果有触发点，做这些动作就会导致疼痛。

胸小肌触发点引发的症状和胸大肌触发点的很相似，但也会引发一些特有的问题，比如下文中阿龙的病例。

阿龙，52岁，一家汽车公司的经理，自从十年前在一场排球比赛中受伤，他的左肩前部经常疼痛，而且手指经常麻木。"我什么方法都试过了，包括物理治疗，就是没有好转。"为了锻炼肩部，他还一直在基督教青年会游泳馆进行有氧训练，可是这让他痛得更厉害了。后来发现，他的斜角肌和胸小肌有活跃触发点，左边比右边痛得更厉害，按压左边胸小肌会加剧肩前部疼痛和手部的麻木感。阿龙简直无法相信他的问题这么简单，而且解决方法也这么简单：经过几次专业按摩后，阿龙学会了自我按摩，不到三周，长期慢性疼痛和麻木感消失了。

胸小肌触发点引起的症状

胸小肌触发点的牵涉痛区和胸大肌锁骨部触发点的牵涉痛区是一样的，主要在肩前部（图7.11）。疼痛有时会被传递到整个胸部、手臂内侧、肘内侧、手部尺侧、中指、无名指和小指（图中未显示）。和其他胸肌触发点一样，胸小肌触发点引起的牵涉痛也很容易被误认为由心脏病引起的[1]。

触发点引起的肌肉收紧会导致胸小肌压迫腋下动脉和臂丛神经，它们通往手臂和手部，是主要的神经血管通路。通往手臂和手部的血管如果被胸小肌压迫，就会变窄，进而影响血液流动，严重时甚至会导致摸不到腕部脉搏。不过请注意，手掌和手指的肿胀不是胸小肌触发点引起的症状，它们是由收紧的斜角肌压迫腋下静脉导致的。腋下静脉从斜角肌下方而非胸小肌下方穿过[1][6]。

前臂、手掌和手指的麻木是由绷紧的胸小肌挤压臂丛神经导致的，这些症状可能会被误认为腕管综合征的症状。这种胸小肌压迫臂丛神经的症状，更准确的名称应该是胸小肌卡压。前面说过，斜角肌会导致出现类似的麻木症状，它们也常常被误认为腕管综合征的症状。源自斜角肌触发点的疼痛通常会被传递到胸部，准确地说是胸小肌所在的位置，可能这是胸小肌产生触发点的原因之一。如果多个部位出现了神经卡压的情况，这可以被称为多卡（或双卡）综合征。触发点按摩对治疗任意一种卡压综合征都有效[1][7]。

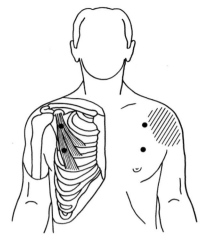

图 7.11　胸小肌触发点及其牵涉痛区（注意避免
深度按压喙突和上面那个触发点之间的区域）

　　由胸小肌缩短造成的含胸姿势可能会引起中背部疼痛，因为这种姿势会拉紧下斜方肌，请参考第二章中"活跃触发点和潜在触发点"这一部分对这一问题的具体阐述。胸小肌过度紧张的话会向前牵拉肩胛骨，致使其在背部凸起，下斜方肌因有触发点而变得无力，因而不能抵抗胸小肌的拉力，这导致翼状肩胛骨的情况更严重。胸小肌的收紧还会限制肩胛骨的活动，导致手臂难以向上举过头顶或手难以伸到身后去拿东西。对胸小肌进行拉伸时，小心不要对其容易受伤的附着点施加过大的压力[1][8]。

胸小肌触发点的成因

　　换气过度、采用胸式呼吸法或者长期咳嗽都可能致使胸小肌过度使用；挥鞭样损伤也会过度拉伸胸小肌，致使其产生触发点；背过重的双肩包或者单肩包时，肩带会阻碍血液循环，也会导致胸小肌产生触发点；体育运动或者工作中重复或用力向下压手臂或者向下甩手臂的动作会导致肌肉疲劳，从而产生触发点；和胸大肌的情况一样，习惯性驼背、含胸等姿势也会导致胸小肌产生触发点，并且这些触发点很难消除。

　　如果你的胸小肌有问题反复出现，请先确定是否有血液循环受阻的问题，血液循环受阻会诱发触发点。在紧张的状态下，你会有以下症状：不自觉屏住呼吸、轻微的换气过度或者浅呼吸（采用胸式呼吸法而非腹式呼吸法）。你可以对着镜子观察自己呼吸的情况，如果你采用的是胸式呼吸法，那么你的肩部会上下起伏，同时斜方肌、斜角肌、胸小肌、胸锁乳突肌和锯肌等会一起扩张胸廓。而理想的情况是，每次呼吸扩张的是腹部，而不是上胸部。驼背的姿势会使胸肌变短收紧。

　　提重物会让你的胸小肌出问题，前面提到的斜角肌也会出问题；将手臂长时间放在身前工作或者将手长时间举过头顶工作也会导致胸小肌出问题。要定期检查这些肌肉是否有触发点。正常情况下，按压这些肌肉时不应该有疼痛感，一旦有疼痛感，那就意味着有潜在触发点。

胸小肌触发点的按摩技法

胸小肌收缩时会鼓起。只让胸小肌收缩而不让胸大肌收缩的方法是，将一只手放在身后，抵住墙壁或者门框，将手向后推，另一只手放在胸前，把你的指尖放在图 7.12 所示的位置就能感觉到胸小肌在收缩。

胸小肌几个部分的肌纤维长度不一，因此胸小肌中的触发点可能不止一个。胸小肌的按摩技法是，用"被支撑的手指"按摩，从喙突开始，用缓慢、短促、深度推压的手法在胸部斜着向下按摩（图 7.7）。用对侧手的指尖按摩触发点，另一只手支撑以帮助发力。下方的那一个触发点位于胸壁弧线处，这个点不是很靠体侧，也不是很靠前。按摩时尽量将胸大肌推向一边，将触发点按向位于它上方的肋骨中，并向胸部中部的外侧施力。上方的那个触发点在下方那个触发点上方 5 厘米左右，这两个触发点和喙突位于一条直线上。通过按摩胸大肌来按摩这个触发点，按摩时注意避开喙突下方 5 厘米左右的部位，那里有主要的血管、神经和淋巴结。使用工具更符合人体工程学原理，如将网球或者直径为 60 毫米的高弹力球抵在凸出的墙角或者门框上进行按摩（图 7.6）。用尖头按摩器和"被支撑的指节"都可以节省你手指的力量。

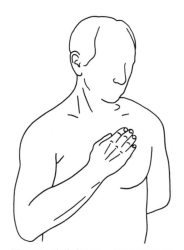

图 7.12　查找胸小肌。身后的手推墙

前锯肌

前锯肌虽然位于手臂下面，但它实际上是肩部肌肉。前锯肌附着于肋骨和肩胛骨内侧缘，这种结构使其可以旋转肩胛骨，让肩关节的关节窝向上，从而使手臂抬起。没有前锯肌调整肩胛骨的位置，手臂就无法举过头顶。在人体需要吸入更多空气的时候，前锯肌通过辅助别的肌肉扩张肋骨来帮助人体吸气。采用胸式呼吸法会导致前锯肌出问题，如下文中朱迪的病例。

朱迪，27 岁，社会工作者。紧张的时候她身体两侧会剧烈疼痛，几乎无法呼吸。在工作中，她的压力很大。"疼痛发生的时候，我只敢吸入肺容量的10% 左右的空气。我不敢爬楼梯，不敢深呼吸，什么都不敢做，我感觉我身上好像绑着一根金属条。如果突然咳嗽或者打喷嚏，我就会疼得双腿发软，几乎摔倒。"后来经检查发现，朱迪的前锯肌有潜在触发点，触痛感很强烈。朱迪学会了自我按摩，每次感觉疼痛要发生的时候，就自我治疗。即使疼得很厉害，她也可以在一两个小时内就消除疼痛。为了预防触发点再次出现，朱迪学会了放松，学会了用腹式呼吸法呼吸，并注意纠正不良姿势。

前锯肌触发点引起的症状

前锯肌触发点引起的疼痛通常位于身体两侧，以及肩胛骨下端的中背部（图 7.13，图 7.14，图 7.15）。有时候疼痛会被传递到上臂和前臂内侧、手部尺侧（图中未显示）。这些部位的疼痛常常让人以为是肺病或者心脏病引起的。只有非常了解肌筋膜疼痛的人才能明白其真正的根源[1]。

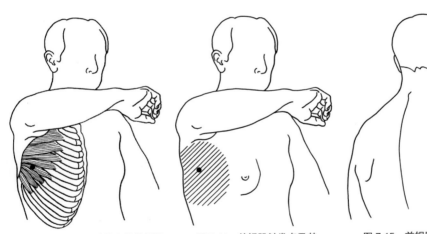

图 7.13　位于第六肋骨上的前锯肌主触发点。前锯肌的任意一个部分都可能产生触发点

图 7.14　前锯肌触发点及其牵涉痛区（侧腹痛）

图 7.15　前锯肌触发点的背部牵涉痛区

前锯肌如果有触发点，患者深呼吸时就会感到疼痛，采用膈式呼吸法呼吸也会感到疼痛，因此，患者就不得不采用呼吸得比较浅的胸式呼吸法。前锯肌如果出了问题，患者跑步的时候就会出现侧腹痛。不过，侧腹痛还有可能源于横膈膜或者肋间肌触发点，侧腹痛或者肌肉痉挛也可能是带状疱疹突发的前期症状。不过带状疱疹和触发点不同，带状疱疹有发红、发疹和过敏症状。前锯肌触发点引起的另一个症状是乳房有触痛感。前锯肌收紧会导致手臂不能伸到身后，肩部不能向后舒展。前锯肌触发点还会加重心脏病患者的疼痛[1]。

我们通常认为肺气肿不会导致前锯肌产生触发点，但如果因为其他原因前锯肌已经产生了触发点，则前锯肌触发点会导致肺气肿患者痛得更厉害，进而导致他们呼气困难。当前锯肌出问题后，斜角肌、胸锁乳突肌和后锯肌被迫帮助患者进行呼吸，它们因此要承担额外的负担，从而产生一系列连锁反应，如导致患者头痛、下颌痛、头晕、双手麻木等。这些复杂的症状导致医生忽视了真正的根源，因此常常误诊[1]。

前锯肌触发点的成因

在剧烈运动的时候，人体呼吸会非常急促，此时前锯肌通过牵拉肋骨扩大胸腔来帮助呼吸。因此，剧烈运动，尤其是对那些体重已经超出正常范围的人来说，很容易导致前锯肌使用过度。通常业余运动员、缺乏专业知识的运动员会出现这种侧腹痛，而协调性好、经过训练的专业运动员一般不会有这个问题。因为前锯肌在手臂和肩部的活动中比较活跃，所以它在打网球、游泳、跑步、引体向上、俯卧撑、举重等运动中容易受伤，在鞍马、吊环等运动中也是如此。

有顽固性咳嗽症状的呼吸疾病会激活前锯肌中的触发点，而前锯肌触发点引起的疼痛位于身体两侧和背部，人们就常常担心这是胸膜炎或者肺炎的症状。

前锯肌触发点的按摩技法

前锯肌主触发点位于身体侧面最突出的肋骨上，在腋下一掌宽的位置，通常这是触痛感最强烈的地方。这个部位的触发点如果非常活跃，这个部位就会非常痛，让你碰都不敢碰。幸运的是，要减轻此处的疼痛，方法比较简单。请注意，前锯肌附着在九根肋骨上，其中的任意一根肋骨上的前锯肌都有可能产生触发点。如果身体侧面的疼痛不能消除，那就需要触摸手臂下面的整个肋骨区域来查找触发点。连接下面几根肋骨的腹斜肌中的触发点也会引起身体侧面疼痛。

按摩前锯肌的技法是深度推压，可以用指尖按摩（图7.16）。你也可以将网球抵在墙上按摩，但是对这个部位来说，这种按摩技法可能太剧烈了。你还可以用手握着球在触发点上滚动；若想增大压力，可以用胳膊夹紧球和你的手，向身体侧面施压。

预防胜于治疗，请注意，情绪紧张会导致习惯性肌肉紧张，进而导致前锯肌产生触发点。特别要注意，不要屏住呼吸，也不要用胸式呼吸法呼吸。要学习关于缓解习惯性肌肉紧张的内容，请参考第十二章。

膈肌和肋间肌

有一些肌肉藏在身体深处，无法触摸到，也不容易按摩到，胸部有一些肌肉就属于这一类。不过，幸运的是，给我们制造麻烦的肌肉都靠近表层。膈肌和肋间肌位于这两类肌肉之间。肋间肌位于肋骨之间，用指尖可以按摩到。膈肌位于身体正面的肋骨下面，其边缘也能被摸到。这两块肌肉虽然能被触摸到的部分并不多，但也够了。

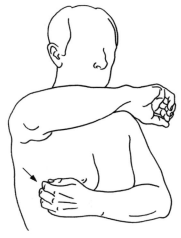

图 7.16　用指尖或者网球对前锯肌进行按摩。图中手臂抬起来
是为了清楚地显示按摩位置，在实际按摩中手臂要自然下垂

膈肌和肋间肌触发点引起的症状

肋间肌触发点导致的疼痛通常出现在触发点周围，还会传递到接近身体正面的部位。患者痛得厉害的时候都不能翻身或者举起手臂。膈肌触发点导致的疼痛出现在身体正面的肋骨下面，靠近膈肌与下面几根肋骨后方相连的部位（图 7.17），通常让人在呼气时疼痛。无论是膈肌还是肋间肌，只要有了触发点，就会和前锯肌一样让人侧腹痛和气短。

这种和肋骨相关的肌筋膜疼痛常被误认为肋软骨炎或者肋骨炎的症状，或者被误认为肋骨骨折、胆系疾病或者溃疡等的症状。如果是触发点引起了问题，按照错误的诊断结果进行治疗是不能解决问题的 [1]。

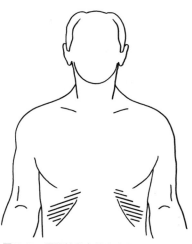

图 7.17　膈肌触发点的牵涉痛区，触发点
隐藏在下面几根肋骨后面

膈肌和肋间肌触发点的成因

膈肌是身体里一块薄薄的肌肉，与身体最下端肋骨的内侧相连，它隔开了胸腔和腹腔中的器官。膈肌在松弛状态下呈拱形，向胸部下端鼓起。吸气时膈肌收缩，膈肌顶部变平，让胸腔保持真空状态，这可以使肺部充气膨胀。呼气时，膈肌就放松了。如果呼吸很重，膈肌就需要肋间肌帮忙将气体压出。为了吸气，腹腔中的器官要让出一些空间给下沉的膈肌。为了体形好看，你让腹部一直处于收紧的状态，这会阻碍自然呼吸。

处于焦虑状态、用胸式呼吸法呼吸以及运动过度都会导致膈肌和肋间肌产生触发点。受伤或者做胸部手术会导致肋间肌产生触发点，长期咳嗽也一样。任何使你呼吸困难的情况都会导致膈肌产生触发点 [1][9]。

身体扭转过度可能会导致肋间肌产生触发点，带状疱疹发作之后也可能产生同样的结果。弯腰驼背的姿势也可能会导致膈肌和肋间肌产生触发点 [1]。

膈肌和肋间肌触发点的按摩技法

和前锯肌一样，肋间肌触发点只须轻轻按摩就可以了。如果触发点造成的问题比较严重，按摩重了你就会受不了。用指尖在肋骨间查找触痛点。控制疼痛可能需要几天的时间，每天要进行多次短促的按摩。

膈肌触发点是可以触摸到的，位于身体正面最下端肋骨下面，用手指查找即可。为了更容易找到这个触发点，可以收腹将空气完全呼出，这个动作同时也会令膈肌收缩。按摩方法是，尽量多进行深度推压按摩（图 7.18）。你的手和手指很快就会疲惫，因此，一次不要按摩太久，每天要按摩多次。按摩时如果想按到肌肉深处，可以采取坐姿，身体前倾；也可以平躺、屈膝。虽然你只能接触和按摩到膈肌边缘的触发点，但这样的按摩可以缓解整个膈肌的紧张。在治疗过程中要注意，深呼吸会过度收缩膈肌，因此在没

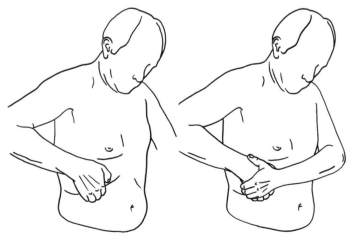

图 7.18　用"被支撑的手指"对膈肌进行按摩，手指伸入身体正面最下端的肋骨后方。如果想按得更深入，可以采取坐姿，身体前倾

有好转前要避免进行体育运动。

　　弯腰驼背的姿势会导致膈肌和肋间肌出问题。不过，纠正弯腰驼背的姿势并不容易，腹肌和胸肌中的触发点失活后，纠正姿势才能有显著效果。为了保护你所有的与呼吸相关的肌肉，请用腹式呼吸法，不要用胸式呼吸法。请停止吸烟，并采取其他一切手段预防咳嗽。

腹肌

　　腹肌覆盖着腹部正面和侧面。腹直肌是腹肌中间纵向排列的肌肉，连接下面几根肋骨和耻骨。腹斜肌位于腹部侧面，连接肋骨、腹肌腱膜（包裹腹直肌的筋膜）、腹股沟韧带（连接骨盆前部和耻骨的韧带）、骨盆边缘以及胸腰筋膜（包裹棘肌的筋膜）。腹斜肌由三层肌肉组成，各层的肌纤维走向不同，这三层肌肉分别叫腹外斜肌、腹内斜肌和腹横肌。

　　腹肌的功能是向前、向两侧弯曲身体以及扭转身体，在身体往后弯的时候，腹肌则起到牵拉的作用。它们在身体进行一切活动的时候帮助固定脊柱和支撑身体。无论是正常呼吸还是用力呼吸，它们都会帮助排出肺部的空气。有趣的是，腹肌的呼吸动作也会交替压缩和放松腹部的大血管，这可以帮助心脏将血液从腿部送回心脏。腹肌可以为内脏器官提供一个密封的"容器"，为产妇分娩提供压力，以及为呕吐、排尿和排便提供压力。产妇分娩时特别用力会导致腹部产生很多触发点[1]。

　　腹肌触发点不仅会导致腹部、身体两侧和背部疼痛，还会将疼痛传递到腹腔内的器官，也会给性器官带来疼痛。特拉维尔和西蒙认为腹肌触发点的影响往往是间接的，因此医生很容易误诊[1]。

　　布鲁斯，69岁，做五金生意的商人。六周前他开始感到腹部左侧剧烈疼痛，疼痛的位置很像在下面几根肋骨。六周前为了治疗慢性背痛，他开始做强健腹部的练习，腹部因此开始疼痛。他戴着一条弹力背带，因为他不仅弯腰、驼背含胸，还骨盆前倾，身体就像一个大大的字母C。

　　穿衣服的时候，尤其是抬脚穿裤子的时候，疼痛会加剧。医生认为布鲁斯患了肋软骨炎或者肋骨炎。医生说："我们真不知道这是什么引起的，也没有别的办法，只能让身体自愈，不过可以开一些止痛药。"但止痛药并不能完全缓解布鲁斯肋骨和背部的疼痛，当然也无法纠正他的驼背姿势。绝望之下，布鲁斯尝试了按摩疗法。布鲁斯的腹肌存在多处疼得很厉害的触发点，特别是在连接肋骨的部位。经过每天自我按摩，两周后布鲁斯自述比以前站得更直了，而且肋骨的疼痛完全消失了。他再也不用戴弹力背带了。

腹肌触发点引起的症状

腹肌触发点会引起腹部外部和内部疼痛。通常疼痛或者腹部的其他症状都被认为内脏器官发生病变的结果，被误诊是正常的。很多患者只是肌筋膜疼痛，却被误诊，致使他们进行了不必要的外科手术 [1]。如果内脏器官真的发生了病变，除了疼痛外，还有其他症状（见右栏）可供医生参考。医生如果了解触发点，对腹部症状的诊断就会更快速，治疗也会更有效 [1]。

如果疼痛伴有下列五种情况，那么你需要考虑是否是内脏发生了病变。

1. 疼痛持续存在，不因体位或者动作的变化而变化。

2. 用力的时候疼痛加剧，但疼痛所在部位并没有用力，比如走路的时候肩痛加剧。

3. 在吃东西后、肠蠕动或膀胱活动时、咳嗽或深呼吸时，疼痛加剧。

4. 疼痛伴随胃肠不适症状，如消化不良、恶心、呕吐、腹泻、便秘或直肠出血。

5. 疼痛伴随发热、盗汗、脸色苍白、头晕、疲劳或不明消瘦等症状。但要注意，触发点还会引发恶心、头晕、疲劳等症状。触发点可能和内脏牵涉痛同时存在。

源自上腹肌触发点的疼痛（图 7.19）感觉像胃灼热、胃酸倒流、食管炎、食管裂孔疝、胆结石、胃癌、胃溃疡、心脏病或者消化不良的症状。这些触发点偶尔还会导致恶心、喷射性呕吐和食欲减退。

中腹肌触发点（图 7.20）可能会引起腹绞痛、胃痉挛和慢性腹泻。如果腹部右侧阑尾所在区域有触发点，就会出现假性阑尾炎的症状（图 7.21）。如果体温没有升高，血液检查结果为阴性，那么就应该检查附近的腹壁是否有触发点。背部（腹斜肌与覆盖脊柱的筋膜相连的部位）如果有触发点，则会引起打嗝，甚至引起喷射性呕吐。这个触发点位于肋骨下方、脊柱向外 7.5~10 厘米处 [1][10]。

下腹肌有触发点可能会让你以为自己患上了腹股沟疝（图 7.22），下腹肌触发点也会导致膀胱痛性痉挛、尿潴留，有时会导致排尿困难和尿失禁。年纪较大的孩子尿床可能是因为下腹肌有触发点。成人尿失禁可能是因为腹肌和盆底肌存在触发点 [1]。

下腹肌触发点可能会将疼痛传递到性器官。痛经以及卵巢、子宫和阴道慢性疼痛都是

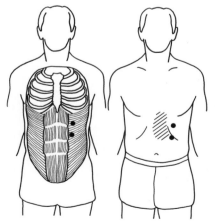

图 7.19　上腹肌触发点及其内脏牵涉痛区

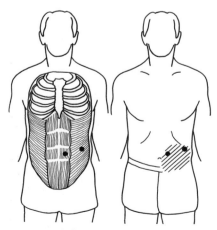

图 7.20　中腹肌触发点及其内脏牵涉痛区

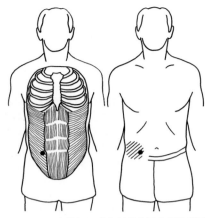

图 7.21 "假性阑尾炎"触发点及其牵涉痛区

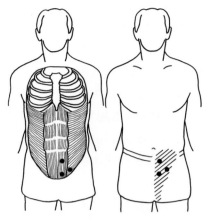

图 7.22 下腹肌触发点及其在腹股沟、生殖器的牵涉痛区（男女皆有）

因为下腹肌有触发点。阴茎和睾丸疼痛也可能仅仅是下腹肌或盆底肌中的触发点引起的[1]。引起骨盆内疼痛的肌肉不止一块，详情请参考本章前面的"引起疼痛的触发点所在肌肉索引"。

　　腹肌自身的疼痛可能源于触发点。要找到牵涉痛的根源是比较困难的，因为即使仅仅腹部一侧有触发点，其症状也可能出现在腹部两侧，甚至出现在腹部的其他部位[1]，而且腹肌触发点导致的疼痛被传递到背部也很常见。这种牵涉痛常常横跨背部，牵涉痛区呈宽带状（图 7.23）。如果深呼吸时背痛加剧，那么这种背痛的根源可能就是腹肌触发点[1]。

　　活动、站立或坐下的动作会加剧肌筋膜疼痛，吃东西或者排便则不会改变肌筋膜疼痛的症状。腹肌触发点引发的不适会导致人们用胸式呼吸法呼吸和弯腰驼背，腹肌会因

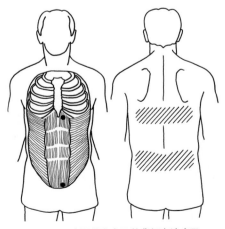

图 7.23 腹肌触发点及其背部牵涉痛区

此变短，而腹肌变短会导致触发点无法消除。

腹肌触发点的成因

工作太辛苦或者运动过度会导致腹肌产生触发点。不常锻炼腹肌的人如果过度锻炼腹肌（如做过多的仰卧起坐或收腹举腿的运动），就会导致触发点产生。坐姿不良、久坐、长期咳嗽、精神紧张等都会诱发腹肌触发点。背负重物会导致许多肌肉出问题，腹肌也是其中一种。疲劳也是触发点产生的因素，一天下来，你会觉得腰都要断了，此时按摩腹肌触发点能有效消除不适感。

内脏器官病变会导致腹肌产生触发点，这也是为什么有些疾病治愈后疼痛会长时间存在。做了腹部手术后疼痛还存在，原因可能就是手术导致产生了触发点。瘢痕组织对肌筋膜系统来说是个大问题，在瘢痕组织上形成的触发点会引起多种疼痛。在医生允许的情况下，可以在手术切口愈合后对其进行按摩。即使是很久以前形成的瘢痕，按摩也会对其带来好处 [1][11]。

> 检验症状是否源自或者部分源自肌肉问题，有个简单的方法：
>
> 仰卧在床上，找到疼痛的部位（可能是触发点所在部位，也可能是牵涉痛区），然后按压，同时将双腿上抬至离开床。此时如果疼痛减弱，那么疼痛源于内脏器官；如果疼痛没有变化或者增强，那么引起疼痛的就是肌肉中的触发点。如果抬腿对你来说很难，采用抬起头部和肩部的方法也可以 [11]。

大部分人的腹部都有潜在触发点，但人们在查找触发点前通常都不会意识到它们的存在。提前解决这些潜在的问题，就能预防将来出问题。这就要求我们对自己的腹部比较了解，请花点儿时间查找并使这些潜在触发点失活。

腹肌触发点的按摩技法

我们把腹肌分成上、中、下三个部分。上腹肌触发点应使用深度推压按摩的方法，手被支撑的姿势和前面介绍的不同（图 7.24）。查找触发点应从肋骨开始，从中间向两侧逐一检查。触发点可能出现在肋骨表面的下缘，或者在肋骨后面。还要注意，腹部左右两侧都有可能产生触发点，而某一侧一个小小的触发点就可能导致上背部一大片区域

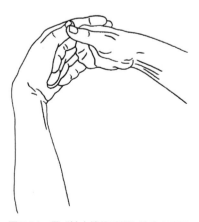

图 7.24 用"被支撑的手指"按摩上腹肌

疼痛。竖脊肌也可能有触发点，但竖脊肌触发点不大可能造成上背部疼痛。可以采取站姿、坐姿或卧姿按摩。

下腹肌触发点位于系腰带的位置以下，你可以沿耻骨由中间向两侧查找触发点。用"被支撑的手指"进行按摩（图 7.25），将下腹肌往下按压至耻骨顶端，再向两侧按至髋骨。按摩下腹肌触发点时采取卧姿比较好。位于腹直肌下端、耻骨上端的触发点会导致下背部出现一片横跨下背部的牵涉痛区，按摩时要将此处的触发点从上面向下按入耻骨。这些触发点比较敏感，按压它们的感觉很像按压瘀青的部位。

特拉维尔的研究表明，女性在月经期定期按摩下腹肌区域可以有效减轻经期不适 [1]。如果对腹肌进行按摩已经成为一种习惯，经期不适会完全消失。其实，你只须每天临睡前和早晨醒了后按摩几分钟。

中腹肌按摩的手势为双手指背相对（图 7.26），这个手势对腹肌所有部位都适用，采取仰卧姿势按摩更有效。双手的中指和无名指是按摩的主要工具，按摩时要尽可能地将这几根手指放在同一点上，几根手指同时发力，这样会使按摩效果更好。

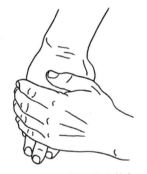

图 7.25 用"被支撑的手指"按摩下腹肌

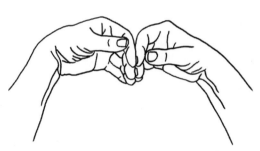

图 7.26 双手指背相对按摩中腹肌。双手的中指和无名指是按摩的主要工具，应该尽量让它们按摩同一个点

按摩时要注意用对侧的手或其他手指协助用力，避免手指疲劳。按摩时要用指尖按摩，不要用手指指腹按摩。为方便和安全起见，请剪掉指甲。按摩时请隔着一两层衣物，不要直接按压皮肤，以免损伤皮肤。按摩手法是用手指把皮肤推开，朝一个方向对皮肤下面的触发点进行慢速的深度推压。

腹肌中间和两侧的触发点可以用双手"被支撑的拇指"相对着上下按摩（图 7.27）：双手置于腹肌两侧，拇指相对，上下挤压双手之间的触发点（图 7.28）。要从不同方向（水平的以及垂直的）移动你的手指以按压不同的触发点。使用这种按摩技法时采取站姿或者卧姿都可以。挤压腹肌的按摩技法对缓解一般的腹痛效果比较好。对腹绞痛的婴儿也可以用这种技法，手法要轻柔一些。对大一点儿的孩子，你还可以教他们自己按摩。沿顺时针方向绕大圈按摩腹肌能帮助大肠蠕动。

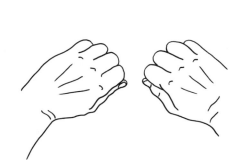

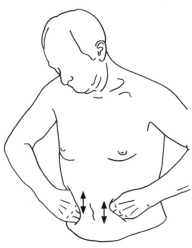

图 7.27　双手"被支撑的拇指"相对着按摩中腹肌

图 7.28　双手相对上下挤压腹部

髂腰肌

髂腰肌包括腰大肌和髂肌，髂肌位于髋骨前面，腰大肌位于腹肌和肠子后面。腰大肌是核心肌群的一部分。

腰大肌附着在脊柱上，其起点和最下端的一根肋骨齐平，一直往下到达骨盆。腰大肌和髂肌在腹股沟由筋膜连接起来，往下连接股骨（大腿骨）上端内侧的凸起，这个凸起称为股骨小转子。髂肌上端附着在骨盆内侧。

腰大肌的主要功能是使髋部屈曲，也就是使大腿抬向腹肌，以及在走路或奔跑时使大腿向前移动。在躺下后抬起身体或者坐起来的动作中，腰大肌也起到重要作用。如果腰大肌和髂肌变短收紧，腰椎和骶髂关节就会出现机械性功能障碍，这会导致下背部出现各种各样的疼痛。

髂腰肌触发点是下背部和大腿疼痛的主要原因，还会导致各种妇科疾病的症状 [2][12]。髂腰肌虽然难以触摸到，却很容易被按摩到。如果按摩学校也教授髂腰肌的自我按摩方法，下面病例中的唐就可以为她自己以及她的客户免去很多不必要的痛苦了。

唐，39 岁，曾是按摩治疗师，有自己的按摩诊所，诊所还聘请了好几位物理治疗师。她还开设了日常有氧训练课程。但是令她烦恼的是，旨在保持健康的日常训练却给她的下背部带来了疼痛，她在走路时还有髋部疼痛和麻木的症状。她告诉一位物理治疗师朋友："我知道这是重复性动作导致的伤害，可我不能放弃锻炼，要不然我会像气球一样迅速鼓起来。为了解决疼痛和麻木的问题，我做了大量拉伸运动，但都无济于事。"

在一次按摩中，这位朋友发现，唐的髂腰肌由于运动过度，硬得像块石头，而且一碰就特别痛。原来，是触发点导致疼痛。朋友教她自己按摩髂腰肌，几天之后，唐的下背部和髋部的疼痛就消失了。此后，她还教训练班的学员自己解决类似的疼痛问题。

髂腰肌触发点引起的症状

髂腰肌触发点会将疼痛传递到同侧的下背部（图 7.29），牵涉痛区呈纵向。当然，如果身体两侧都有触发点，那么两片纵向的牵涉痛区就会连在一起，这时牵涉痛区呈纵向的感觉就不那么明显了。触发点引发的问题特别严重时，疼痛会从肩胛骨下方一直延伸到上臀部（屁股的上半部分），让人站立时疼痛加剧，而且难以起身站立。问题极其严重时，人完全无法站立或者行走，有的人只能靠手或者膝部移动 [2]。

髂腰肌的分支髂肌的触发点也会将疼痛传递到背部，牵涉痛区的位置如图 7.29 所示。位于下端附着点的触发点会将疼痛传递到腹股沟、阴囊和大腿上部（图 7.30）。腰小肌可能还有第四个触发点。大概只有一半的人身上有腰小肌，这块小肌肉位于腰大肌前方、与肚脐眼处于同一水平位置。通常情况下，通过触摸很难区分腰大肌和腰小肌。这些肌肉的任何一个触发点都可能将疼痛传递到腹肌和生殖器 [2][12]。

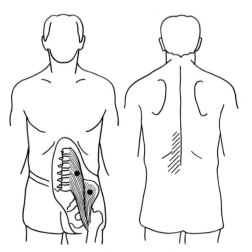

图 7.29　腰大肌和髂肌触发点及其背部牵涉痛区

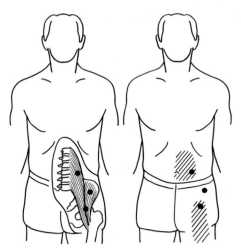

图 7.30　腰大肌和髂肌触发点及其在腹部、腹股沟及大腿的牵涉痛区

腰小肌收紧会向后牵拉骨盆，使下背部的自然曲线变形；相反，站着的时候，收紧的腰大肌会向前牵拉脊柱，导致下背部严重弯曲。因触发点而缩短的髂肌致使骨盆前倾，使身体像在向后伸臀部。这种骨盆倾斜的情况如果仅发生在身体一侧，就会给骶髂关节造成压力，引起剧烈疼痛。无论哪一侧的腰大肌和腰小肌出问题，都会将脊柱拉向同侧，这可能会导致脊柱侧弯。髂腰肌触发点的影响是非常严重的，缩短的髂腰肌会对椎间盘

持续施加压力，这可能是许多无法解释的椎间盘和脊柱问题产生的关键原因 [2]。

习惯性向一边倾斜的姿势或驼背姿势的形成可能是因为髂腰肌有触发点，髂腰肌触发点会让人走路一瘸一拐或者双脚呈外八字。如果早上起床后下背部疼痛并伴随臀部或腹股沟麻木，或者站直有困难，很可能是髂腰肌有触发点。如果一侧臀部比另一侧靠前，那么位于这一侧臀部内侧的髂肌可能有触发点 [2][13]。

将腿向后伸这个动作需要拉伸腰大肌和髂肌，这也是为什么这些肌肉有触发点后会让人走路有困难。腰大肌收缩还帮助腿外旋，如果腰大肌收紧，那么走路时脚就会呈八字形。部分臀肌是帮助腿外旋的主要肌肉。

髂腰肌触发点的成因

在摔跤、剧烈跑步、登山或者在其他需要身体中部用力的活动中，髂腰肌很容易超负荷工作。仰卧起坐等腹肌运动对已经产生了触发点的髂腰肌来说，简直就是灾难。不过，在保证不产生触发点的情况下谨慎地进行腹肌训练，对髂腰肌和腹肌极其有利。

长时间坐着，尤其是抬高膝部的坐姿，对腰大肌和髂肌有害，因为这种姿势会使这些肌肉缩短。汽车上那种椅背凹陷的座位对这些肌肉也是有害的。卡车司机或者那些需要经常长时间开车的人往往因髋部屈肌缩短而产生触发点，导致下背部疼痛。僵硬的姿势也是髂腰肌出问题的根源之一。直立的让身体处于平衡状态的姿势不需要任何肌肉特别用力来保持。如果你习惯性弯腰驼背、东倒西歪，那就需要某些肌肉收缩来保持直立，防止摔跤。

髂腰肌收紧会导致姿势不正，颈部和背部肌肉需要收紧来保持抬头的姿势和保持眼睛平视，这就会给颈部和背部肌肉造成额外的负担，从而导致触发点产生。这种肌肉产生的连锁反应最终会使你的身体到处都有触发点。

髂腰肌触发点的按摩技法

腰大肌主触发点位于腹肌深处，分别距离身体两侧5厘米左右、肚脐往下2~3厘米处。在身体正面，一只手先找到髂前上棘（大概在裤子前面的口袋处），另一只手找到肚脐。这个主触发点就位于这两点之间（图 7.31）。按摩时手的姿势如图 7.26 中所示，双手指背相对。

按摩时采取卧姿，膝部屈起，并倒向不按摩的那一侧。可以在膝部下面垫一个厚枕头。这个姿势可以帮助臀部上抬，使肠子稍稍移开一些（图 7.32）。膝部倒向一侧是为了方便按摩另一侧的腹肌。如果这个姿势让你背部特别疼，那就仰卧，在膝部下面垫一个厚枕头。

要确定腰大肌的按摩位置，可以将头稍稍抬起，这样就收缩了腹直肌，腹直肌是腹肌中心比较硬的肌肉。手指放在腹直肌外侧缘，朝脊柱方向深度按压。感觉一下，有一个圆形的硬块平行于腹直肌。收紧的腰大肌很像一根又长又细的香肠。如果腹直肌没有触发点，那么它应该是柔软的，你也可能找不到它。可以通过将膝部略屈向对侧肩部来

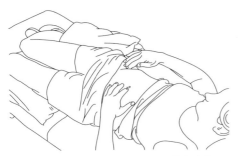

图 7.31　按摩腰大肌前找到髂前上棘和肚脐

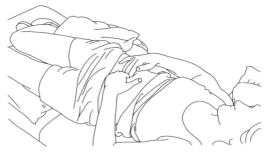

图 7.32　用双手指背相对的手势按摩腰大肌

感受腰大肌的收缩，如果同时用一点儿力将大腿向相反方向压（可以用自己的手压，也可以请别人帮你压），那么这块肌肉的收缩就会更明显。

如果在按摩左侧腰大肌的过程中遇到了下行主动脉，手就向外移一点儿。这条主动脉是身体里最大的动脉，直接连接心脏，比腰大肌更靠近身体中线，你完全可以避开主动脉安全地按摩腰大肌。如果你在左右两边都按到了搏动的动脉，怎么也绕不开，请停止按摩。如果你触摸到搏动的包块，就立即去看医生：你可能患了主动脉瘤，这是一种威胁生命的疾病。

触碰腰大肌触发点时，你可能会感到特别酸痛。严重的时候任何轻度的按摩都会让你感到不舒服，此时请不要放弃。你自己就是按摩的最好人选，因为你可以根据自己的感觉来控制力度。可以每次按摩一小会儿，然后隔一段时间再按摩一次。轻度按摩比不按摩要好。

如果你横向（从身体一侧到另一侧）推压腰大肌，就会对腰大肌的位置和形状有更多的了解。一旦确定了腰大肌的位置和形状，你可以纵向按摩它。按摩手法是双手指背相对，由下往上慢速、短促地推压，每次推压的距离不超过 3 厘米。在肋骨最下端和腹股沟之间查找触发点，最严重的触发点大概处于肚脐眼和髋骨之间的中间位置。

髂腰肌中的髂肌和腰大肌一样重要。在碗形的骨盆前面，用"被支撑的手指"将肌肉压向骨盆，抬起腿，收缩的肌肉就是髂肌。可以侧卧，用对侧手的拇指对髂肌进行按摩（图7.33），手法是慢速、短促地推压。

靠近大腿上端的肌肉附着点的触痛可以不予理会，因为一旦肚脐附近的主触发点消除了，这个部位的疼痛也会消失。如果疼痛没有消失，就需要进行治疗：请采取卧姿，这个触发点位于腹股沟（大腿和腹部连接处）并稍稍偏向大腿内侧。按摩这个触发点时要注意避开股动脉，

注意：下行动脉位于腹部深处，如果在查找腰大肌的过程中手指感到搏动，请稍稍向外移；如果感觉到搏动的包块，请停止按摩，立即去看医生。

哪些疼痛来自肌肉，哪些疼痛来自内脏器官？

采取卧姿，按压疼痛部位，然后稍稍抬腿来收缩腹肌。如果此时疼痛消失了，则问题来自内脏器官，比如肠子。如果疼痛没有消失或者加剧，则问题来自肌肉。

按摩小贴士

按摩时在上身和肩部下面垫一个枕头或者一条叠成多层的浴巾，便于手臂往下伸到腹部。

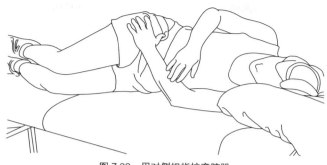

图 7.33　用对侧拇指按摩髂肌

感觉到动脉搏动的话稍微向外移一点儿。

消除髂腰肌触发点之后，在腰方肌、股直肌、阔筋膜张肌、耻骨肌、臀肌和腘绳肌中查找触发点，第八章和第九章会介绍这些肌肉中的触发点。

要预防髂腰肌出问题，需要注意身体的姿势。避免长时间坐着，长途车司机或者因工作需要每天长时间坐着的人，要时不时地休息一下，站一下或者走一走，让髂腰肌和其他髋部屈肌有拉长的机会。触发点失活后，用弓箭步的姿势进行锻炼是很好的方法。要让按摩和拉伸这些肌肉成为你生活的一部分。另外，睡觉时抬起膝部、保持像胎儿在妈妈肚子里的姿势会让腰大肌一直处于缩短的状态，容易诱发触发点。因此，要改变自己的睡姿，习惯伸直双腿睡觉。睡觉时在膝部下面放枕头也会诱发触发点。一旦有了触发点，首先要使触发点失活，然后改掉这些诱发触发点的习惯，形成更健康的新习惯。

要想强健身体中部的肌肉，请在触发点都失活之后进行锻炼。过度运动以及过度收缩已经出问题的髂腰肌会让问题更严重。锻炼和拉伸是很好的方法，但是，需要在触发点消除之后进行。

盆底肌

让我们把腹腔想象成一个圆柱体，圆柱体上端是膈肌，腹斜肌最靠里面的那一层是柱体的侧面，骨盆底就是柱体的底部。盆底肌的功能有很多，包括控制大小便、支撑膀胱和子宫、保持脊柱稳定、保持性功能以及维持呼吸[14]。身体的这个区域是很复杂的，学界在确定这部分肌肉的名称以及描述这部分肌肉的问题上都有争议。整体来说，盆底肌可以分为两大部分：表层肌肉和深层肌肉。表层肌肉又称尿生殖膈，包括大部分外部肌肉和会阴（位于肛门和阴道或阴茎之间的软组织）；深层肌肉又称盆膈肌。

尿生殖膈最外层由球海绵体肌和坐骨海绵体肌组成。二者的主要功能是维持性功能。对女性而言，球海绵体肌包裹阴道口，连接阴蒂和肛门，起到收缩阴道和帮助阴蒂勃起的作用；坐骨海绵体肌包裹阴蒂突出的部分。对男性而言，球海绵体肌后部覆盖会阴，前部包裹阴茎根部；坐骨海绵体肌覆盖阴茎会阴的最外侧。会阴由其周围的直肠、肛门括约肌、肛提肌、球海绵体肌和坐骨海绵体肌等的肌纤维构成[14]。

盆膈肌主要由统称为肛提肌的一群肌肉组成。肛提肌可以分为两大部分：从耻骨前面开始，环绕尿道、阴道和直肠的 U 形部分称为耻骨直肠肌，在它后面和外侧的肌肉为髂骨尾骨肌，髂骨尾骨肌通过包裹会阴和尿生殖膈的筋膜连接骨盆内部的两侧。无论男性还是女性，其肛提肌都起到支撑盆腔脏器以及辅助肛门和尿道括约肌的作用。此外，它还帮助阴道收缩。组成盆膈肌的另一块肌肉是坐骨尾骨肌，它连接骶骨、尾骨和骨盆，是盆膈肌最后面的部分。除了支撑盆腔脏器外，它还具有将尾骨向前牵拉以及稳定和转动骶髂关节的功能[14]。

盆底肌还包括盆壁肌：闭孔内肌和梨状肌。无论男性还是女性，其闭孔内肌都连接股骨大转子和骨盆内侧。大腿伸直时，闭孔内肌的功能是使大腿外展（直立时使大腿向外转动）；大腿屈曲时，闭孔内肌的功能是使臀部外展（坐着让一条腿离开身体中线）。梨状肌连接股骨大转子和骶骨前表面，它也帮助大腿外旋和臀部外展，并且使骨盆向对侧转动。

盆底肌触发点引起的症状

来自盆底肌的疼痛会被传递到阴道、外阴、阴茎、睾丸、会阴、膀胱、尿道、背部下端、肛门、直肠、骶骨和尾骨，以及大腿后部上端。尿失禁可能就是肌张力减退、肌张力亢进或者触发点造成的。直肠和前列腺发胀或者有沉重感也是盆底肌触发点引发的常见症状。对女性而言，盆底肌触发点会引起经痛和性交疼痛。对男性而言，盆底肌触发点会导致前列腺出问题、射精疼痛和阳痿。通常这些症状被误诊或者被叫作肛提肌综合征、间质性（非细菌性）膀胱炎、外阴前庭炎、性交疼痛、尾骨痛、痉挛性肛门直肠痛、骨盆底紧张性肌痛[2][15]。

也许这些问题不是盆底肌触发点导致的，而是其他肌肉的卫星触发点造成的。因此，我们应该先检查腹斜肌、腹直肌、大收肌、梨状肌、臀中肌、臀大肌和髂腰肌是否存在问题[2][16]。如果以上肌肉中的触发点都已经失活，且这些肌肉的活动度也都恢复了，那么接下来就要考虑盆底肌外部，再考虑盆底肌内部。

尿生殖膈最外层的肌肉——球海绵体肌和坐骨海绵体肌中的触发点会导致会阴、阴道、阴茎、睾丸和阴囊疼痛。球海绵体肌触发点还会导致性交时阴道疼痛、射精疼痛和阳痿。盆底深层肌肉——肛提肌中的触发点会引起阴道、会阴、直肠、肛门、骶骨和尾骨疼痛，还有可能导致直肠发胀或者尿失禁，导致疼痛的行为包括坐下、仰卧和排便等。直肠和尾骨出问题可能与肛门括约肌触发点有关系[2]。尾骨肌收缩会牵拉尾骨和骶骨，使其移位，导致下背部、臀部、骶髂关节和尾骨疼痛。正骨医生、脊柱指压治疗师、物理治疗师及各种按摩治疗师都学习过骶髂关节复位的手法，但恐怕使骶髂关节复位需要在触发点消除之后才能进行。尾骨疼痛可能是臀大肌或多裂肌中的触发点造成的。闭孔内肌触发点会导致直肠疼痛和发胀，还会导致尾骨和阴道疼痛。梨状肌触发点可能会在一定程度上导致直肠疼痛和发胀以及阳痿和会阴疼痛 [2][17]。

盆底肌触发点的成因

剧烈摔倒、交通事故、骨盆手术、子宫切除手术、怀孕、分娩和情绪紧张等都会导致盆底肌产生触发点，其他导致盆底肌产生触发点的因素还有慢性盆腔炎、子宫内膜炎、盆腔囊肿、纤维瘤、手术瘢痕以及痔疮 [2][18]。

各种致力于强健核心肌肉却忽视肌肉柔韧性的过度锻炼都会对骨盆底造成危害。正骨医生利昂·查托在他的文章《骨盆底问题的矛盾》(*The Pelvic Floor Paradox*)[15] 中指出，练过舞蹈、体操或有田径运动史的女性更容易患上慢性盆腔疼痛，这些患者很多都曾练习过普拉提。很多患者被误诊为盆底肌无力，从而导致压力性尿失禁，实际上大部分患者的问题是由盆底肌张力亢进导致的。亢进的盆底肌进一步收缩，于是导致尿失禁，这个问题可以通过按摩来解决。创伤性或者激烈的性交活动会导致骨盆内的肌肉产生触发点，进而影响生殖器的活动和功能 [2][15]。

习惯性瘫坐在椅子上实际上是坐在了脊柱底部上，会导致盆底肌出问题。这个部位受到的压力会导致连接尾骨底部的肌肉紧张。成人和小孩的骨盆都会仅仅因为这种习惯性瘫坐的姿势而出现疼痛。要避免瘫坐的姿势，可以卷一条毛巾垫在屁股下面，强迫自己往前坐正，坐在坐骨（也称坐骨结节）上。提重物也会给这些肌肉带来危害。众所周知，提重物会导致痔疮，还会给盆底肌带来压力，使其产生触发点。提重物时注意采用正确的姿势，利用腿部的力量，还要避免在提重物时屏住呼吸。提重物或进行其他剧烈运动时，良好的呼吸技巧以及有意识地放松盆底肌有助于避免对盆底肌造成压力（以上为马默 2012 年与笔者私下交流的内容）。至于如何放松，请阅读第十二章"肌肉紧张和慢性疼痛"。

盆底肌触发点的按摩技法

处理盆底肌的问题之前，请处理"盆底肌触发点引起的症状"里提到的其他肌肉的问题。骨盆表层的肌肉和筋膜都比较敏感，因此，要隔着干净和干燥的棉片轻柔按摩。在最初的烧灼感减轻之后，请继续深入按摩，直至所有的敏感和疼痛都消失。这可能需要按摩多个疗程，因为敏感是由多层不能移动的组织造成的（以上为德博拉·卜罗德茨克 2012 年与笔者私下交流的内容）。下一步是按摩深层的盆膈肌。可以坐在一个柔软的充气球，比如做瑜伽或者普拉提用的那种充气球上按摩。把球放在椅子或地板上，刚开始使用直径为 18 厘米或 23 厘米的球，渐渐地可以使用直径为 13 厘米的球。当使用 13 厘米的球按摩也不再痛的时候，可以尝试使用"平克"牌高弹力球或网球之类的球。到最后，你可能需要使用直径为 45 毫米的橡胶球。刚开始要慢慢来，不要着急。从会阴（肛门和生殖器之间的区域）开始按摩，放松身体。在整个按摩过程中都要放松盆底肌，感觉不适是正常的，但不要让自己感到疼痛 [19]。用手臂做支撑，慢慢查找整个盆底肌中的触发点，要从左到右、从前到后地查找。注意避免直接对尾骨造成压力，因为尾骨的构造决定了它不能支撑整个身体的重量。每个触发点的按摩时间不能超过一分钟。请务必阅读第三章"治疗指南"，学习按摩方法。

可以触碰到的触发点都消除后，查找更深层的触发点。查找前，请征求妇科医生的意见，看你的身体状况是否允许你这么做。为了更便于按摩，你可以坐在马桶圈上或者蹲在地上。为了能轻柔按摩这个区域，你需要用到拇指、其他手指以及一个医用扩张器（在药店可以买到）。身体往下压可以放松肛门括约肌，方便手指或工具进入。用手指按摩的话，要戴上手套，并涂抹润滑剂。

用戴着手套的拇指在尾骨前后左右查找触发点，里面的拇指和外面的其他手指可以通过轻轻揉捏的方式辨别肌肉组织中是否存在触发点。如果有痔疮或者触发点，你会感觉有一点儿痛，不过你做的每一步对你都是有好处的。查找和按摩都要耐心、轻柔、持之以恒。触发点引发的症状好转了，按摩也就能轻松点儿了。通过按摩身体其他部位的触发点，你应该已经能够辨别肌筋膜触发点的触痛感了。如果一碰到某个点就出现同样的触痛感，那么这个点就是问题的根源 [2]。

对骨盆深处肌肉的按摩，你可能需要有经验的专业人士的帮助。当然，愿意尝试、聪明又温柔的伴侣也能帮上大忙。如果她（他）也进行过肌筋膜触发点自我按摩，那就更好了。

怀孕后期不能按摩盆底肌，即使从外面按摩也不行。把问题留给产科医生或者助产士吧。有些人在怀孕前或者怀孕早期就把盆底肌触发点的问题解决了。产后这些触发点仍然可能存在，还是需要通过触发点疗法来解决，但医生认为可以过性生活之后才能进行触发点按摩。

特拉维尔和西蒙 1992 年出版的《肌筋膜疼痛和功能障碍：触发点手册》[2] 第二卷

> 很多人很快就忘记了治疗开始前他们的问题有多严重。建议你把你的治疗过程记录下来，这样你就比较清楚自己的变化，这可以增加你对治疗的信心和兴趣。

详细讲述了骨盆内部深度按摩的方法。物理治疗中有专门治疗慢性骨盆疼痛的方法，这种方法结合了特拉维尔以及其他人的方法。这些优秀的治疗师在处理表层和深层的触发点方面接受过专门训练。通常，容易触摸到的肌肉会导致深层肌肉产生卫星触发点。如果要按摩深处的肌肉，只有本书介绍的方法才是有效的。你可以自行消除盆底肌触发点，也可以请专业治疗师帮你。

第八章

中背部、下背部和臀部疼痛

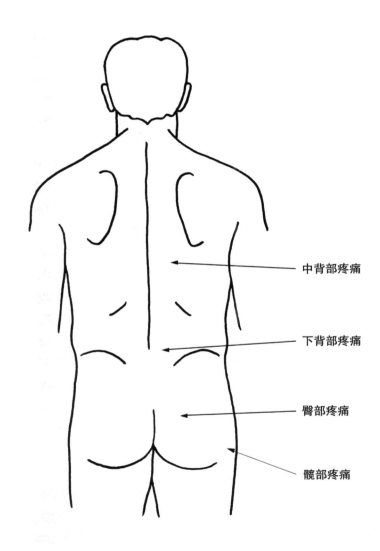

中背部疼痛

下背部疼痛

臀部疼痛

髋部疼痛

引起疼痛的触发点所在肌肉索引

下方用加粗字体显示的是疼痛发生的主要区域，用非加粗字体显示的是疼痛发生的次要区域或者牵涉痛区。以下肌肉是按照其引发问题的可能性大小排列的。读者还可以参考"引起其他症状的触发点所在肌肉索引"。这些索引可以登录"新先驱"网站下载。

臀部

臀中肌（第 220 页）
腰方肌（第 214 页）
臀大肌（第 218 页）
脊柱表层肌（第 210 页）
半腱肌（第 265 页）
半膜肌（第 265 页）
梨状肌（第 227 页）
臀小肌（第 224 页）
腹直肌（第 188 页）
比目鱼肌（第 297 页）

尾骨

盆底肌（肛提肌和尾骨肌，第 197 页）
臀大肌（第 218 页）
脊柱深层肌（第 207 页）

髋部

臀小肌（第 224 页）
股外侧肌（第 250 页）
梨状肌（第 227 页）
腰方肌（第 214 页）
阔筋膜张肌（第 239 页）
长收肌和短收肌（第 256 页）
臀大肌（第 218 页）
股直肌（第 245 页）

下背部

臀中肌（第 220 页）
腰大肌 / 髂肌（第 193 页）
脊柱深层肌（第 207 页）
脊柱表层肌（第 210 页）
腰方肌（第 214 页）
臀大肌（第 218 页）
腹直肌（第 188 页）
比目鱼肌（第 297 页）
盆底肌（第 197 页）

中背部

脊柱表层肌（第 210 页）
脊柱深层肌（第 207 页）
下后锯肌（第 214 页）
腹直肌（第 188 页）
肋间肌（第 185 页）
背阔肌（第 125 页）
前锯肌（第 183 页）

骶骨

盆底肌（第 197 页）
臀中肌（第 220 页）
腰方肌（第 214 页）
臀大肌（第 218 页）
脊柱深层肌（第 207 页）
腹直肌（第 188 页）
比目鱼肌（第 297 页）

引起其他症状的触发点所在肌肉索引

腿长不一致（机械性问题，非结构性问题）

骨盆前倾

髂肌（第 193 页）
阔筋膜张肌（第 239 页）
股直肌（第 245 页）
臀中肌（第 220 页）
长收肌（第 256 页）

骨盆上移

腰方肌（第 214 页）
脊柱表层肌（第 210 页）

骨盆后倾

半膜肌（第 265 页）
半腱肌（第 265 页）
股二头肌（第 263 页）
腹直肌（第 188 页）
大收肌（第 259 页）

活动时疼痛或活动困难

咳嗽或打喷嚏时疼痛

腹直肌（第 188 页）
腰方肌（第 214 页）
下后锯肌（第 214 页）

无法直立行走

腰方肌（第 214 页）
腰大肌 / 髂肌（第 193 页）

前屈（弯腰）时疼痛或前屈困难

脊柱表层肌（第 210 页）
腰方肌（第 214 页）
脊柱深层肌（第 207 页）

下楼或下山时疼痛或下楼或下山困难

比目鱼肌（第 297 页）

上楼或上山时疼痛或上楼或上山困难

脊柱表层肌（第 210 页）
臀大肌（第 218 页）
腰方肌（第 214 页）

对碰触敏感

脊柱表层肌（第 210 页）

举起物体时疼痛或举起物体困难

腰方肌（第 214 页）

仰卧时疼痛或仰卧困难

臀中肌（第 220 页）

侧卧时疼痛或侧卧困难

腰方肌（第 214 页）
臀小肌（第 224 页）
臀中肌（第 220 页）
梨状肌（第 227 页）

从矮椅子上或汽车座位上起身时疼痛或从矮椅子或汽车座位上起身困难

脊柱表层肌（第 210 页）
臀小肌（第 224 页）
臀中肌（第 220 页）
腰方肌（第 214 页）
腰大肌 / 髂肌（第 193 页）
梨状肌（第 227 页）
半膜肌（第 265 页）
半腱肌（第 265 页）

侧弯时疼痛或侧弯困难

腰方肌（第 214 页）
脊柱表层肌（210 页）
腹斜肌（第 188 页）
脊柱深层肌（第 207 页）

坐着时疼痛或坐着困难

腰方肌（第 214 页）
梨状肌（第 227 页）
臀大肌（第 218 页）
臀中肌（第 220 页）
半膜肌（第 265 页）
半腱肌（第 265 页）
盆底肌（第 197 页）

坐直时疼痛或坐直困难

腰大肌 / 髂肌（第 193 页）

站立时疼痛或站立困难

腰大肌 / 髂肌（第 193 页）
腰方肌（第 214 页）
臀小肌（第 224 页）
梨状肌（第 227 页）

站立并前倾时疼痛或站立并前倾困难

腰方肌（第 214 页）
脊柱表层肌（第 210 页）

驼背（弯腰过度）

腰大肌（第 193 页）

游泳时疼痛或游泳困难

臀大肌（第 218 页）

在床上翻身时疼痛或翻身困难

腰方肌（第 214 页）

臀小肌（第 224 页）

扭转身体时疼痛或扭转身体困难

腰方肌（第 214 页）

脊柱表层肌（第 210 页）

脊柱深层肌（第 207 页）

久坐或久卧后起身时疼痛或久坐或久卧后起身困难

腰大肌 / 髂肌（第 193 页）

行走时疼痛或行走困难

腰方肌（第 214 页）

臀中肌（第 220 页）

臀小肌（第 224 页）

梨状肌（第 227 页）

腰大肌 / 髂肌（第 193 页）

骶髂关节功能障碍

臀小肌（第 224 页）

脊柱表层肌（第 210 页）

腰方肌（第 214 页）

盆底肌（尾骨肌，第 197 页）

臀中肌（第 220 页）

梨状肌（第 227 页）

腰大肌 / 髂肌（第 193 页）

坐骨神经痛

梨状肌（第 227 页）

臀小肌（第 224 页）

股外侧肌（第 250 页）

腰方肌（第 214 页）

半膜肌（第 265 页）

半腱肌（第 265 页）

触痛

背部触痛

脊柱表层肌（第 210 页）

臀部触痛

臀大肌（第 218 页）

臀中肌（第 220 页）

臀小肌（第 224 页）

股骨大转子（第 215 页）

腰方肌（第 214 页）

骨盆（上缘）触痛

臀中肌（第 220 页）

骶髂关节（第 207 页）

腰方肌（第 214 页）

骶骨（第 207 页）

疼痛区图示索引

本索引可以登录"新先驱"网站下载。注意：按摩前请仔细阅读每一块肌肉的治疗方法。

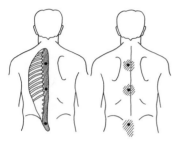

脊柱深层肌；脊柱深层肌触发点及其牵涉痛区。触发点和疼痛可能会出现在脊柱沿线的任何位置（第 208 页）

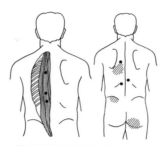

最长肌触发点及其牵涉痛区。三个触发点会出现在脊柱两侧（第 211 页）

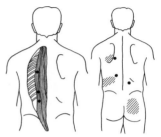

髂肋肌触发点及其牵涉痛区。三个触发点会出现在脊柱两侧（第 211 页）

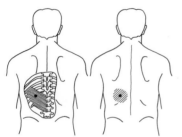

下后锯肌触发点及其牵涉痛区（第 214 页）

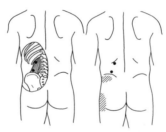

腰方肌外侧触发点及其牵涉痛区（第 215 页）

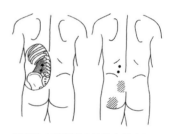

腰方肌内侧触发点及其牵涉痛区。这些触发点都隐藏于脊柱表层肌下方（第 215 页）

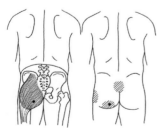

臀大肌 1 号触发点及其牵涉痛区（第 219 页）

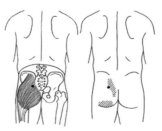

臀大肌 2 号触发点及其牵涉痛区（第 219 页）

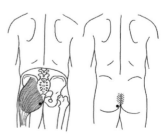

臀大肌 3 号触发点及其牵涉痛区（第 219 页）

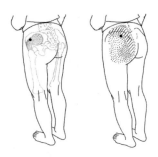

臀中肌 1 号触发点及其牵涉痛区
（第 222 页）

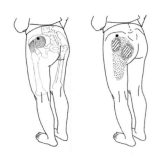

臀中肌 2 号触发点及其牵涉痛区
（第 222 页）

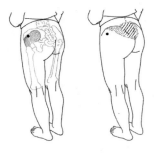

臀中肌 3 号触发点及其牵涉痛区
（第 222 页）

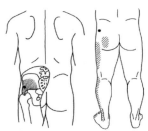

臀小肌 1 号触发点及其牵涉痛区
（第 225 页）

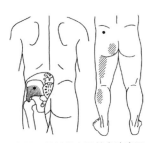

臀小肌 2 号触发点及其牵涉痛区
（第 225 页）

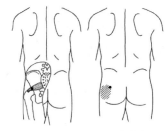

梨状肌 1 号触发点及其牵涉痛区
（第 228 页）

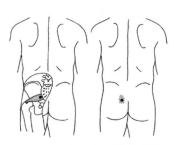

梨状肌 2 号触发点及其牵涉痛区
（第 228 页）

中背部、下背部和臀部疼痛

解决我们背部疼痛的问题也许比你想象的简单。很多人承受着神经卡压、椎间盘破裂或者关节炎导致的背痛的困扰。其实，很多情况下，这些问题源自或部分源自肌肉中的肌筋膜触发点。即使背痛真的是脊柱问题导致的，肌筋膜触发点也有份。很多脊柱问题都是由肌肉紧张导致的触发点引起的。收紧变短的肌肉会导致脊椎异位，从而压迫神经和椎间盘。研究和讨论背痛和腰痛的问题时，触发点应该是首先考虑的因素，因为触发点疗法是非创伤性的，无副作用，而且自己就可以治疗[1]。

对于背痛的原因，之所以有这么多不同的观点，根源在于其中常常涉及牵涉痛，尤其是下背部疼痛。如果你下背部疼痛，而你只是在下背部找原因，那么你可能永远都找不到真正的根源。其实，臀肌中的触发点常常是下背部疼痛的根源，并且，下背部肌肉中的触发点常常把疼痛传递到臀部或髋部。另外，腹肌和髂腰肌中的触发点也会将疼痛传递到背部，而这一因素很容易被忽视。关于背部和臀部疼痛的问题，有一个简单的规律：在疼痛所在部位找原因是错误的！

让问题更复杂的是，导致背痛的触发点既可能位于疼痛区上方，也可能位于疼痛区下方。因此，自我治疗背部疼痛和臀部疼痛能否成功的关键在于能否找到问题的症结所在。请参考本章开头的"引起疼痛的触发点所在肌肉索引"和"引起其他症状的触发点所在肌肉索引"，来寻找导致你疼痛的各种因素。

> **在疼痛所在部位找原因是错误的！**

骶髂关节功能障碍可能要归咎于肌肉中的卫星触发点，同时它也会导致一些肌肉产生卫星触发点，这些肌肉包括腰大肌、髂肌、腰方肌、臀大肌、臀中肌、臀小肌和脊柱表层肌等。它引起的疼痛出现在骶骨和骨盆相接的部位，疼痛可能是突发的，也可能是缓慢发展的。像铲雪、从矮椅子上起身、下蹲并侧身从地上捡东西等都结合了弯腰和转动腰部这两个动作，这会导致骶髂关节错位[1]。如果疼痛出现于骶髂关节，并且位置很深，那么疼痛有可能仅仅是触发点导致的。如果疼痛剧烈以至于让人行动不便，请按摩上面提及的肌肉。如果一两天内疼痛没有得到比较明显的缓解，你就需要去看看脊柱指压治疗师或者正骨医生，将骶骨复位。

要预防背部问题，你需要强健腹肌，这样，在弯腰、扭腰以及做其他动作的时候，你就不用只依靠背部肌肉来完成了。请记住，在锻炼腹肌之前，要确保你已经使腹肌触发点失活了，否则锻炼反而会引发新问题。请阅读第二章的"导致触发点产生的元凶：肌肉过度使用"和"导致触发点产生的帮凶"，了解如何消除导致疼痛的因素。

脊柱深层肌

与脊柱相连的各种肌肉层次复杂，不过仍可大致分成两类：外层和内层。外层为脊柱表层肌，是与脊柱平行的长肌；内层为脊柱深层肌，是短肌，其走向与脊柱形成夹角，这样可以加强肌肉对单块椎骨的控制（图 8.1）。

　　脊柱深层肌包括半棘肌、多裂肌、回旋肌和肋提肌。肋提肌一端连接脊柱，另一端连接肋骨。其他肌肉都是一端连接脊柱，另一端在深层依次相互连接（图 8.2），这些肌肉之间形成的夹角使得它们在脊柱扭转、侧弯等动作中能更好地起到杠杆作用。所有的脊柱深层肌协同工作可帮助脊柱伸展，比如做弯腰后直起身体的动作。

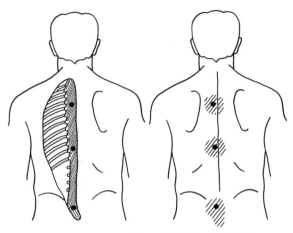

图 8.1　脊柱深层肌；脊柱深层肌触发点及其牵涉痛区。
触发点和疼痛可能会出现在脊柱沿线的任何位置

脊柱深层肌触发点引起的症状

　　脊柱深层肌触发点引起的疼痛感觉像脊柱深处的疼痛（图 8.1）。薄薄的多裂肌覆盖着脊柱底部的骶骨，其触发点会导致下背部剧痛。大部分触发点将疼痛传递到其所在部位以外的部位，而多裂肌触发点是极少的几个例外之一，它引发的疼痛就出现在触发点所在的位置。这是因为，这些小肌肉一紧张就会将一节或多节椎骨拉向一侧，椎骨偏移就会给神经造成压力，于是神经发出疼痛的信号，这种疼痛就与肌肉的疼痛叠加起来。

　　请注意，图中所示的触发点只是触发点的一部分，或者说只是一些代表。触发点可以出现在脊柱两侧的任何位置，疼痛也总是出现在相同的位置。脊柱深层肌的问题及与脊柱深层肌相关的椎骨问题可能会导致行动不便，也会限制弯腰和转身等动作，其典型症状是背部像一块木板一样僵硬，身体转动很困难[1]。

　　下背部脊柱深层肌的触发点会将疼痛向前传递到腹部，向下传递到臀部。牵涉痛可能会导致尾骨触痛，也就是尾骨痛。在对脊柱进行按摩前如果不处理肌肉问题，脊柱治好后还是会再次被肌肉牵拉至变形。如果采用深度按摩的方法使触发点失活，那么患者就会感觉脊柱自己在逐渐归位[1]。将脊柱按摩和肌肉按摩结合起来，效果会更好。

　　如果脊柱深层肌特别紧张，则可能导致从脊柱伸出的神经根被卡压。破裂的椎间盘也会挤压神经，导致神经根病变，引起的症状包括麻木、腱反射减弱以及由肌肉萎缩导致的无力。这两种情况中，被压迫的运动神经都会导致其供养的肌肉产生触发点。这些卫星触发点触摸时特别疼，几乎不能按压，而且按摩也不见效。那么，你怎么知道问题源自脊柱肌肉的紧张？如果是脊柱深层肌出问题，从而导致神经受压迫的话，肌肉会收紧并有触痛感，几次治疗后症状就能全部得到缓解；如果是脊柱本身出问题，触发点按摩就几乎没有任何效果。如果医生知道肌筋膜问题会导致背痛，没有必要的背部手术就会少得多 [1]。

有很多背痛的原因是骨关节炎，尤其是当 X 射线检查显示患有骨关节炎的时候。当患者被诊断患有关节炎后，医生基本上就不再问诊了，治疗方法就是无休无止的止痛。可如果根源是触发点，止痛药根本就不能解决问题。其实，即使真的患有关节炎，此时的背痛仍然能够通过触发点疗法消除。事实证明，骨关节炎并不总是会导致疼痛，而活跃触发点却总是会导致疼痛 [1][2]。

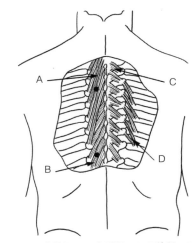

图 8.2 A. 半棘肌；B. 多裂肌；C. 回旋肌；D. 肋提肌

脊柱深层肌触发点的成因

瓦莱丽，26 岁。她买了一台新电脑，整天沉迷于其中，导致中背部（仅脊柱左侧）剧痛。疼痛持续不断，活动的时候会加剧。虽然睡觉的时候疼痛会消失，但也只是暂时的。

仔细观察发现，导致瓦莱丽背痛的并不是玩电脑这件事，而是她的坐姿。她在用电脑的时候，家里的小猫总是爬到她腿上，为了不让小猫掉下去，同时又能够到电脑键盘，她的身体总是扭曲着歪向一边。在电脑前她长时间保持这种扭曲的姿势，每次都是好几个小时，这使脊柱深层肌长时间处于收缩的状态，从而导致肌肉疲劳，产生触发点。问题弄清楚后，瓦莱丽用触发点按摩杖进行按摩，消除了触发点。之后，她也纠正了那种扭曲的坐姿。她说小猫因为不能再坐在她腿上和她一起看电脑而感到恼怒，不过，它并没有因此离家出走。

像瓦莱丽这样长时间保持不正确的坐姿会带来问题，除此之外，还有其他一些情况（或许不那么明显）也会带来同样的问题。腹肌无力会导致背部肌肉承受不必要的负担，于是背部肌肉需要承担额外的工作，导致肌肉疲劳。这就是为什么平时锻炼少的人，偶尔除一次草或者陪孩子们玩耍会腰痛。每一块脊柱深层肌都比较小，在突然负重、做重复性动作或者不协调的动作时，很容易受伤。如果你同时还受了寒、处于疲惫或者不佳的状态下，那就更糟了。

除了躺下睡觉，脊柱深层肌只有在身体完全站直的情况下才能得到放松，因为此时身体的重量均匀分布在脊柱的各个部位。如果站立或坐着时习惯性地含胸和驼背，脊柱深层肌就必须持续工作，进而承担过重的负担。腹部、胸部和颈前部肌肉常常是导致不良姿势的因素。要纠正不良姿势，需要按摩身体正面这些收紧变短并向前和向下牵拉背部肌肉的肌肉。

脊柱深层肌触发点的按摩技法

脊柱深层肌触发点非常靠近脊柱（图 8.1，图 8.2），位于脊柱和两侧纵向鼓起的肌肉中浅浅的凹槽内，这种凹槽叫作椎板沟。这些纵向鼓起的肌肉为脊柱表层肌，将在下一节讨论。你可以往后看图 8.4 和图 8.5，看一看这些肌肉的样子。每一块纵向鼓起的肌肉由三块平行的肌肉组成，其中最内侧也是最薄的一块肌肉覆盖着脊柱深层肌，中间一块在脊柱下半部分变宽，也覆盖着脊柱深层肌。

背部按摩的最佳工具是网球、高弹力球或长曲棍球，不过它们可能太大了，按不到脊柱深层肌，因此你需要平躺着，将其压在身下。如果你想躺在床上按摩，可以在球下面垫一本平装书，避免球往下陷。你也可以直接躺在地板上按摩。当然，站着将球抵在墙壁上按摩的话，操作更自由，不过需要用一个小点儿、硬点儿的球，这样才能按到深处。想正好按到脊柱旁边的肌肉的话，球以直径 35 毫米为宜，比高尔夫球稍微小一点儿，这样大小的球也适合足底按摩。

将球抵在墙壁上，在脊柱旁边上下来回滚动，有时候用推压的方法侧着按摩会感觉比较舒服。不要按到脊柱，也不要按到脊柱旁边鼓起的肌肉。触发点按摩杖（图 8.3）或 S 形按摩钩也是不错的工具。你可能需要仰卧，将工具置于身下，抵在床板上以获得力量来深度按摩肌肉。你可以往任何最方便操作、最符合人体工程学的方向推压按摩。请阅读第三章"治疗指南"，了解更多关于如何按摩触发点的信息。

脊柱表层肌

脊柱表层肌也叫竖脊肌。脊柱两侧分别有三块长长的表浅肌肉：最长肌、髂肋肌和

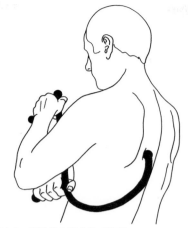

图 8.3　用触发点按摩杖对脊柱深层肌进行按摩
（或者用直径35毫米的高弹力球抵着墙壁按摩）

棘肌（图 8.4，图 8.5）。三块条形肌肉一起组成了长长的纵向肌群，即脊柱表层肌。脊柱表层肌位于肩胛骨和脊柱之间，在下背部比较厚一些，越往上（特别是肩胛骨以上）就越薄。它的名称"表层"告诉我们，它靠近皮肤表面，覆盖着脊柱深层肌。

最长肌的上端连接肋骨和椎骨的横突，是一块比较厚大的肌肉，其起始点距脊柱 1~2.5 厘米。髂肋肌通常是一块宽而平的肌肉，距脊柱 5~7.5 厘米，其上端连接肋骨。最长肌和髂肋肌下端都连接骶骨，也就是脊柱底部的一块宽大的骨头。棘肌则沿脊柱延伸，上下两端都连接椎骨。这些肌肉都位于背部中央。

> 请阅读第三章"治疗指南"了解更多关于触发点按摩的知识。

脊柱表层肌的功能是使躯干伸展（从向前屈曲到向后屈曲）和侧弯。呼气、肠蠕动、咳嗽、打喷嚏等动作它们都会参与。当身体前倾或者侧弯的时候，它们通过收缩（或者

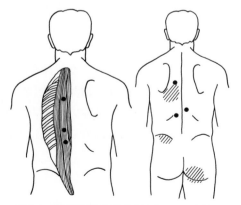

图 8.4　最长肌触发点及其牵涉痛区。三个触发点会出现在脊柱两侧

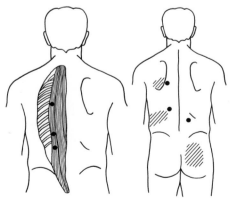

图 8.5　髂肋肌触发点及其牵涉痛区。三个触发点会出现在脊柱两侧

同时收缩和拉长）来牵拉身体。它们还帮助身体保持直立和平衡。和脊柱深层肌一样，脊柱表层肌也是在站直、身体重心在正中的情况下处于最放松的状态。

脊柱表层肌触发点引起的症状

除了疼痛，脊柱表层肌触发点还会导致所有脊柱表层肌收紧。六个触发点会将疼痛传递到六个不同的部位。脊柱表层肌还可能产生一些特别敏感的结节。现在的研究表明，脊柱表层肌上的这六个已经发现的触发点可能是问题的主要根源。不过，为保险起见，背部出现疼痛症状后，应对整个脊柱表层肌进行按摩。下面里克的病例告诉我们，背痛常常被误诊。

里克，34 岁，肌肉发达，是一家电力公司的话务员。他感到从头骨下端一直到尾骨的整个背部都疼痛和紧绷。睡觉的时候，他都能感到背部疼痛。他做了计算机断层扫描、磁共振，也照了 X 射线，还找了两位脊柱治疗师治疗，但都疗效甚微，医生也没有给出确切的诊断。医生让他进行拉伸练习。里克说："我一直在坚持拉伸练习，但是一点儿用都没有。我的背部僵硬得让我像个老人一样不敢活动。"

里克左右两边的脊柱表层肌摸起来硬得像木棍一样，从上到下有好几处有触发点。里克自己用网球作为工具，进行了一个月的自我按摩，消除了大部分疼痛。里克又做了之前的拉伸练习，整个人都感觉很轻松。

脊柱表层肌触发点的牵涉痛区比脊柱深层肌的牵涉痛区更广。脊柱深层肌的牵涉痛区在触发点周围。最长肌和棘肌中的触发点离脊柱只有几厘米，其牵涉痛一般会到达下背部和臀部（图 8.4）。髂肋肌触发点距离脊柱大约 7 厘米，其牵涉痛出现在触发点的上下左右（图 8.5）。最下端几根肋骨的触发点，无论在哪块肌肉中，其牵涉痛都会向下到达臀部。附着在最下端那根肋骨上的最长肌有一个触发点，它常常会导致髂嵴（髋骨）上端出现剧痛，这被认为是下背部疼痛。这个触发点在脊柱两侧都有可能出现，图 8.4 只显示了左侧下端的那一个，右侧的那个没有显示出来[1]。

源自髂肋肌触发点的疼痛可能会被传递到身体正面或内脏器官，因而可能会被误认为心绞痛、胸膜炎、阑尾炎或其他内脏疾病的症状。脊柱表层肌中任何一个触发点导致的疼痛可能都会被误认为肾结石、肿瘤、肋骨炎、韧带撕裂、椎间盘问题等的症状。如果是触发点引起的问题，那么采用触发点疗法就能解决这些问题；如果是以上所列举的疾病造成，那么采用触发点疗法只能暂时缓解症状[1]。

> 累了一整天之后，背部痛得像要断了似的，其原因可能是腹肌收紧，往前和往下牵拉身体，于是背部肌肉被拉伸了。

脊柱表层肌紧张，其根源可能是腹肌。累了一整天之后，背部痛得像要断了似的，其原因可能是腹肌收紧，往前和往下牵拉身体，于是背部肌肉被拉伸了。腹直肌触发点可能也会将疼痛传递到中背部和下背部，导致背部疲劳和疼痛（图 7.23）。可以通过按摩腹部和背部来消除疼痛。请参考第七章关于腹肌的知识。

部分下背部疼痛源于小腿的比目鱼肌触发点。比目鱼肌触发点可能会导致下背部肌肉产生僵硬的、痉挛似的收缩。由此可知，腿部的问题也可能导致背部疼痛[1]。请参考第十章关于比目鱼肌和莫顿脚的知识。

背部感到僵硬或者紧缩是背部肌肉存在潜在触发点的征兆，尽管此时还没有疼痛感。不要忽视潜在触发点，因为它们在告诉你，你处于问题的边缘，只要再加一点儿压力，潜在触发点就会变成活跃触发点。导致身体一侧肌肉收缩的触发点会导致脊柱侧弯；触发点引起的肌肉紧张会导致骶髂关节错位，使骨盆倾斜或异位；当收紧的脊柱表层肌挤压感觉神经时，背部的皮肤会特别敏感或部分区域产生麻木感[1]。

脊柱表层肌触发点的成因

提拿重物是脊柱表层肌产生触发点的主要原因，特别是在动作比较突然或者身体没有挺直、重心不稳的时候。当身体弯向一侧、同时拿一些很重的东西时，脊柱表层肌很容易损伤。因为用这种姿势提拿重物时，重量集中在身体一侧。与将重量均匀分布于身体两侧相比，身体这一侧的压力增加了一倍。

挥鞭样损伤也是脊柱表层肌拉伤的常见原因。长时间不动、长时间保持一个紧张的姿势都可能使这些肌肉产生触发点。重复性动作使肌肉得不到休息，也会引发问题。

脊柱表层肌触发点的按摩技法

按摩脊柱表层肌最好的方法是背靠着墙，抵着一个网球进行按摩。如果想按压得更深一点儿，可以用一个长曲棍球或一个直径为 60 毫米的、较硬的橡胶高弹力球。长曲棍球比网球更好用，因为长曲棍球抵在墙上不容易滑落。可以把球装在长筒袜里，然后垂到身后，这样更容易控制球的位置（图 8.6）。用这个方法还可以同时按摩其他背部肌肉，如斜方肌、背阔肌、肩胛提肌、菱形肌和后上锯肌。

> 如果哪天你的按摩次数没有达到我们书中建议的次数，不要气馁。你每天能按摩一次就很好了！拍拍自己的肩膀，鼓励自己会越做越好！

> **如何将球抵在墙壁上按摩**
>
> 如果想采用将球抵在墙壁上按摩的方法，首先将球越过肩部置于上背部。让背部斜靠在球上，将球抵在墙壁上，一只脚往外跨一步，让球上下滚动。球在脊柱上滚来滚去会让你不太舒服，不过按摩脊柱两侧会让你非常舒服。如果下背部按摩好了，可以通过骨盆前（朝向房间）后（朝向墙壁）活动将球往下移动，无须屈曲背部来移动球。如果想将球向下移到一个新的部位，可以用臀部抵住墙壁，身体稍稍前倾，利用重力让球沿着背部往下移动 2~5 厘米。用球按摩可以从上背部开始，然后慢慢往下移。
>
> 要按摩低一点儿的触发点，可以从最下端的肋骨下方开始。将球放好之后屈曲膝部，让球抵住下端的几根肋骨向上滚动。脊柱两侧可能分别有四个触发点。髂肋肌触发点离脊柱 7~10 厘米。

躺在床上，将球压在身体下面进行按摩，可以很好地利用身体的重量，不过比抵着墙按摩的操控性稍微弱一点儿。对于背部肌肉的按摩，很多人认为触发点按摩杖是很方便的工具，

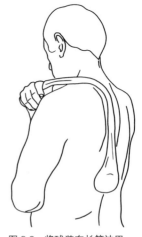

图 8.6 将球装在长筒袜里，抵着墙壁按摩脊柱表层肌

因为它可以拆了放在行李箱中。

如果在按摩某些肌肉的时候感觉特别痛，此时有意识地放松肌肉可以减轻疼痛。同时，注意正常呼吸，因为你在屏住呼吸的时候通常会不自觉地收紧肌肉。

下后锯肌

下后锯肌连接下背部的四节椎骨和下端的四根肋骨，其功能是在运动的时候支撑身体的重量，并协助膈的呼气运动[1]。源于下后锯肌触发点的疼痛通常出现在触发点所在部位，并常常被误认为由肾脏问题引起（图8.7）。这些触发点会使肌肉收缩，从而限制身体的活动，尤其是屈体或者转体的动作[1]。

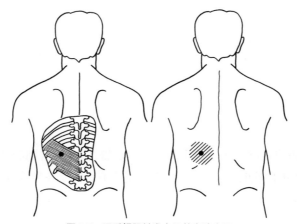

图8.7 下后锯肌触发点及其牵涉痛区

按摩下后锯肌触发点的时候，不要过度。手举过头顶可能会拉伤下后锯肌，尤其是在很冷或者肌肉有潜在触发点的情况下。身体过度扭转或过度向一侧弯曲也对下后锯肌不利。因此，合理安排工作以避免拉紧肌肉的动作，尤其要避免做重复性的动作。

另外，注意一下你睡觉的床是否合适。好的床垫在人躺下去以后应该随身体曲线下陷一点儿，但不能太软，否则也会对下后锯肌以及背部其他的肌肉不利。

可以用触发点按摩杖、S形按摩钩或球按摩下后锯肌。注意，在下端几根肋骨附近，好几块肌肉都可能有触发点，找到一个特别痛的触发点之后不要放弃，也许附近还有。背部的肌肉不太容易区分，只要仔细查找触痛点就行。查找触发点的过程就像进入了橄榄球赛场，要一寸一寸前进，一寸一寸查找。

腰方肌

腰方肌是一块四方形的肌肉，连接肋骨底端和骨盆顶端。骨盆上缘叫髂嵴，髂嵴是一个重要的骨性标志，可以帮助我们找到好几块重要的肌肉。尝试用拇指去触摸它，可以从髋骨的前面开始，一直摸到脊柱末端。

腰方肌连接腰椎两侧，并将腰椎和骨盆、肋骨连接起来。这些附着点就处于我们弯腰时弯得很厉害的位置，它们可以使腰方肌像杠杆一样支撑起整个上半身。没有腰方肌，我们就会像长在纤细花茎上的花朵，无力地随风摇曳。走路抬脚的时候，腰方肌会抬起同侧的骨盆。除了控制腰部的运动，两侧的腰方肌都参与被迫呼气，如咳嗽或打喷嚏。

腰方肌触发点引起的症状

艾琳，47岁，自从20年前出车祸后就一直忍受着下背部阵发性疼痛的折磨。疼痛还扩散到左边髋部和臀部。她的工作需要她长时间站在站台上，这让她更加痛了。只要在站台上站一小时，她的背部就痛得让她无法集中精力。有时候她无法站立、行走，甚至无法坐直。唯一可以让她轻松一点儿的就是躺下来。

艾琳说："我做过很多正骨治疗和物理治疗，但都没有解决问题。我只好吃各种药来缓解疼痛，这样才能继续生活和工作。"

检查发现，艾琳身体左侧的最长肌和腰方肌都有触发点，这也是她觉得最痛的部位。经过三个疗程的按摩，艾琳的疼痛就消除了75%。后来，她自己买了触发点按摩杖和网球进行自我按摩，余下的疼痛就通过自我按摩消除了。

源于腰方肌触发点的疼痛可能会出现在髋部、臀部以及脊柱底端骶髂关节周围（图8.8，图8.9）。这种位于深处的酸痛在躺着时可能会有，但是在坐着或者站着时会加剧。上楼以及侧弯、扭转和前倾身体时这些部位会疼痛；躺着翻身时会很痛，因此翻身比较困难，侧躺时压到有问题的一侧也会非常痛；咳嗽、打喷嚏时肋骨会有非常剧烈的刺痛；有时候，腹股沟、睾丸、阴囊、大腿前部以及触发点所在部位（图中未显示）都会疼痛，股骨大转子也会有触痛感。疼痛会让人产生畏惧感，以至于不愿意活动。收紧的腰方肌会限制骨盆活动，致使臀小肌产生触发点，进而产生坐骨神经痛的症状。一侧腰方肌的

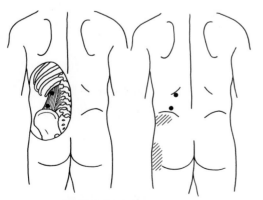

图8.8　腰方肌外侧触发点及其牵涉痛区

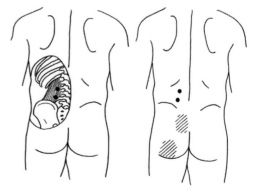

图8.9　腰方肌内侧触发点及其牵涉痛区。这些触发点都隐藏于脊柱表层肌下方

收紧会牵拉腰椎或骶髂关节，致使其异位；还会向下牵拉肋骨，使脊柱曲线变形，看起来像脊柱侧弯或腿长不一致[1]。

源于腰方肌触发点的疼痛常常被误认为脊柱关节炎、椎间盘问题、坐骨神经痛或滑囊炎的症状。医生一般会考虑这些症状是否是肾结石、尿道问题、其他内脏器官问题或系统性问题导致的[1]。

腰方肌触发点的成因

一条腿长另一条腿短、一侧骨盆大另一侧骨盆小或者上臂短等情况都会导致腰方肌产生触发点。坐姿不正，例如坐在椅子上的时候，为了让一侧手臂可以靠在扶手上，身体往一侧歪，这样的坐姿会让身体两侧肌肉都出问题。摔跤、发生交通事故、扭曲着身体提拿重物等都会损伤腰方肌。扭着身体从地上捡东西、从低矮的椅子上起身等也可能会拉伤腰方肌。腿脚受伤后打石膏固定，这会使两条腿长度不一致，从而导致背部和髋部疼痛（解决办法是，没有打石膏的那只脚穿上厚底的鞋子，这可以使两条腿的长度一致）。精神紧张造成的肌肉紧张也会给腰方肌造成影响[1]。请参考第十二章关于习惯性肌肉紧张的解决办法。

有趣的是，当臀肌因为触发点而变得僵硬或无力的时候，腰方肌会因此承受过大压力。因为如果臀肌不能正常行使其职能，腰方肌就会代替臀肌工作，于是腰方肌很快就会疲劳，并变得僵硬。臀肌和腰方肌必须一起工作，如果一方出了问题，另一方也会出问题。

腰方肌触发点的按摩技法

提臀时腰方肌会收缩，平躺的时候腰方肌更容易摸到（图 8.10）。把手指放在腰部的髋骨和最下端的肋骨之间，你可以摸到厚实的肌肉，这是腰方肌和脊柱表层肌的边缘，而腰方肌就位于这块厚实的肌肉前面，最长肌和髂肋肌位于后面。

如果是腰方肌引起了疼痛，很可能有几个位置都出现了触发点。按摩这个部位最有效的工具是网球、直径为 60 毫米的高弹力球或长曲棍球。首先，站直，身体一侧与墙壁成 90°，如图 8.11 所示，将球抵在墙壁上。手臂放在身前，以免妨碍按摩。球置于肋骨下面，然后慢慢转动身体，当身体背部与墙壁成 45° 的时候，球就能按压到外侧触发点了（图 8.8）。稍微屈曲膝部向上滚动球，可以将外侧上面那个触发点按压在肋骨上；伸直腿向下滚动球，可以将外侧下面那个触发点按压在髋骨上。按压外侧的这两个触发点的感觉像按压瘀青的部位一样。

腰方肌内侧触发点的位置要深一些（图 8.9），在纵向的脊柱表层肌里面，按摩时需要绕过它们。找腰方肌内侧触发点的步骤是，按照上面介绍的方法找到外侧触发点后，放松腹肌，将身体重心移到身体的另一侧（离墙壁远的一侧）的腿上，继续缓慢转动身体，当身体背面与墙壁成 25° 的时候，将球慢慢向脊柱的方向压，并向上向对侧肩部的方向压。此时球被压在肋骨和脊柱之间，球和棘突之间的距离为 5~7 厘米，背和墙壁间应保持 25° 的夹角，而非和墙壁平行。按摩的方向以觉得最省力、最有效为宜。按摩上面那个触发点 10~12 下之后，屈曲膝部，沿脊柱将球下移 2~5 厘米，伸直腿。在伸直腿的过程中，球就会往下滚动。下面那个触发点位于髋骨和脊柱之间，按摩时将球向对侧臀部的方向压。此时球从侧面插到脊柱肌前面。如果你的

> 图 8.9 是二维图，很难清楚地显示靠近脊柱的两个触发点的位置，它们位于脊柱表层肌里面（深处），请按照文中的详细描述来查找。

背部和墙壁是平行的，那么你只能找到脊柱肌触发点，而找不到腰方肌触发点，因为脊柱肌比较粗壮，推压脊柱肌是难以影响到脊柱肌里面的肌肉中的触发点的。在对腰方肌进行按摩时，你需要绕过脊柱肌。

如果你下端肋骨和骨盆间的距离不超过两指宽，那么你可以平躺在床上，用触发点按摩杖按摩，这样按摩腰方肌比较方便。如果你的身体比较宽大，你可以用 S 形按摩钩按摩。要按摩图 8.8 所示的靠外侧的两个触发点，可以将触发点按摩杖一端抵在身体正面的肌肉上，将触发点按摩杖横放在身前，另一端抵在床上（图 8.12）。两手同时用力将触发点按摩杖往下压。按摩的方向是向下和向身体外侧。

按摩内侧的两个触发点（图 8.9）时，将触发点按摩杖的一端放在身体下面（图 8.13），将触发点按摩杖半横于身前；左手为支点，保持不动，右手控制方向，先朝天花板的方向按压，然后朝脸的方向推压按摩。按摩右侧腰方肌时，方向相反。按摩时注意，肾脏位于最下端肋骨下面，只被肌肉保护，比较容易受伤，按摩时要注意避开。按摩时，将

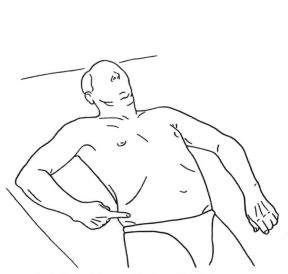

图 8.10 腰方肌位于腹斜肌（手指所指位置）和脊柱表层肌之间，可用手指感觉腰方肌的收缩

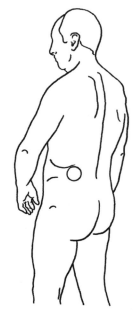

图 8.11 将球抵在墙壁上按摩腰方肌

腰方肌压向附近的骨头，这样能有效避开肾脏。

如果腰方肌触发点引起了疼痛，但条件不允许你立即展开治疗，此时你可以用力拧腰方肌上方的皮肤，让皮肤疼痛。这个方法可以分散神经系统的注意，暂时停止疼痛信号的传递，虽然不能解决问题，但起码可以暂时缓解你的疼痛，让你走到你想去的地方。

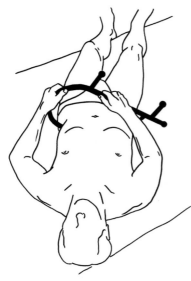

图 8.12　使用触发点按摩杖对腰方肌外侧触发点进行按摩

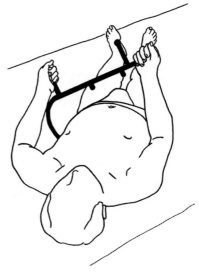

图 8.13　使用触发点按摩杖对腰方肌内侧触发点进行按摩

臀大肌

人们通常将臀大肌简单地理解为我们坐着时接触椅面的那块肌肉。实际上，没有臀肌，你可能只能脸朝下趴着，而且不能走，不能跳，不能跑，甚至连站都站不起来。九块臀肌中，臀大肌是最大的一块。臀大肌触发点会导致下背部、尾骨、骶髂关节以及臀部本身疼痛。

臀大肌的功能是使髋部伸展，这个动作是上台阶时伸直腿部所必需的。跑、跳和快速走都需要臀大肌的力量，只有散步的时候臀大肌的活动量才是最小的。当身体倾斜、屈膝或者深蹲的时候，臀大肌会用力收缩。从坐姿起身也需要臀大肌的参与。

臀大肌触发点引起的症状

臀大肌触发点不会把疼痛传递得太远。根据触发点的位置，疼痛可能位于下背部、髋部外侧、尾骨、臀沟或脊椎底部的骶髂关节（图 8.14，图 8.15，图 8.16）。臀大肌触发点引发的臀部疼痛或烧灼感会让人坐立不安，不停变换姿势；臀大肌触发点可能会导致臀部变得僵硬、从椅子上起身困难或跛行；有时候从低处（如马桶或汽车座椅上）起身的时候，疼痛可能会出现；如果你弯腰后无法用手指碰到你的脚趾，部分原因可能是

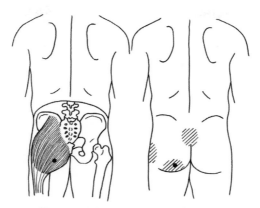

图 8.14 臀大肌 1 号触发点及其牵涉痛区

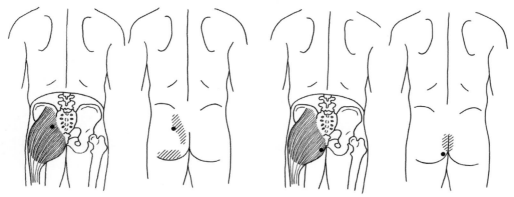

图 8.15 臀大肌 2 号触发点及其牵涉痛区 图 8.16 臀大肌 3 号触发点及其牵涉痛区

臀大肌缩短；如果坐着的时候尾骨痛，这可能是臀大肌 3 号触发点产生的牵涉痛[1]。

臀大肌触发点导致的疼痛常常被误认为髋关节滑囊炎（大转子滑囊炎）、椎间盘突出、关节炎、尾骨痛、坐骨神经痛或骶髂关节增生的症状。有时候尾骨疼痛其实是附近触发点引发的牵涉痛，而不是因为尾骨本身损伤或病变[1]。臀大肌触发点即使不会使生活变得一团糟，也会打乱日常生活的节奏，如下面病例中的肯尼。

肯尼，42 岁，是一名长途货车司机。他下背部长期疼痛，更折磨人的是他臀部和髋部持续疼痛和有烧灼感，这让他无法找到一个舒服的坐姿，长时间开车更让他无法忍受。肯尼说："我觉得我大概需要换一份工作。虽然我很喜欢这份工作，但也只能在臀部和髋部没有问题的情况下才能继续做。"

其实，肯尼臀大肌的问题是他长期开车落下的毛病，解决问题的方法是，在车上放一个网球，睡觉的时候用网球进行自我按摩。另外，在开长途车的途中时常下车走动走动，也是有帮助的。

臀大肌触发点的成因

身材状况不佳的时候登山或者进行不太习惯的健身训练会导致臀大肌产生触发点。触发点可能还源于摔跤导致的软组织损伤或肌肉突然收缩。游泳时腿部的打水动作常常会导致臀大肌过度使用[1]。

坐在硬物上或者坐得过久都会激活臀大肌中的触发点。办公室里的椅子通常只有薄薄的一层压缩海绵，非常硬，而办公室里的工作人员整天坐着，很容易使臀大肌产生触发点，从而导致慢性背痛[1]。

引发问题的还有其他一些隐性因素。触发点会导致臀大肌紧张，继而影响骶髂关节，加剧下背部疼痛。存在触发点的脊柱附近肌肉、腹肌和大腿肌肉会变得僵硬，这会给臀肌增加额外的压力[1]。

要预防臀大肌出问题，请先反思你的生活方式。久坐不动会促使潜在触发点产生，潜在触发点会缩短肌肉，使之变得僵硬。久坐还会影响臀大肌中的血液循环。请找机会站起来走动，时常活动一下。假若你的工作需要久坐，你可以设置闹钟，让它每15~20分钟响一次，并把闹钟放在房间的另一边。这样每次闹钟一响，你就必须从椅子上站起来，走到房间另一边去关闭闹钟。只须这样一个简单的方法就可以让触发点远离你。爬楼梯、深蹲、跑步或者去健身房健身等都会运动到臀大肌，在做这些运动之前，请检查臀大肌是否有潜在触发点。如果你知道某块肌肉以前就有问题，请在运动前按摩，并且在运动后按摩。

臀大肌触发点的按摩技法

臀大肌的位置比较明确，它覆盖着除了部分靠近髋部的臀中肌和臀小肌以外的所有其他臀肌。按摩的工具是网球、直径为60毫米的高弹力球、长曲棍球（图 8.17）。1 号和 3 号触发点在坐骨两侧都有，按摩的时候需要稍稍前倾身体，将手放在膝部上以支撑身体。3 号触发点位于尾骨和坐骨之间，按摩这个触发点看起来像在下蛋，你要坐在球上进行按摩。躺在床上将球压在身下，或把球放在地上，你坐在球上面，这可以充分利用身体的重量来施加压力。采取卧姿按摩时可以将膝部抬起，这样便于操控按摩方向。触发点按摩杖也是比较方便的工具，不过可能力量不够，不能按压得足够深（图 8.18）。如果每天按摩几次，每次按摩几分钟，效果立即就会显现，而且触发点几天之内就会消除。

臀中肌

在所有可能导致下背部疼痛的肌肉中，臀中肌位列榜首。很多下背部疼痛都是因臀中肌出问题而导致的[1]。下面的病例告诉我们，如果诊断正确，消除背部疼痛是非常容易的。

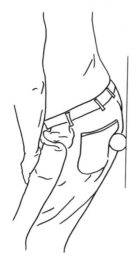

图 8.17　将球抵在墙壁上对臀大肌进行按摩

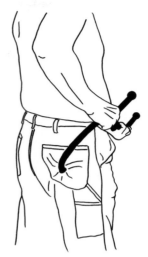

图 8.18　用触发点按摩杖对臀大肌进行按摩

杜安，39 岁，他自己一个人把一个长沙发搬回了家。"沙发被放在了路边，我怕等我回家找到帮忙的人后，沙发被别人搬走了。"从此以后，剧烈的下背部疼痛使他几乎丧失了劳动能力。疼痛使他无法入睡，他曾有两天没有笑过。他背部的曲线消失了，骨盆前倾，几乎无法行走。他认为是他的脊柱受到了严重损伤。他去看急诊的时候，做了肌肉放松处理，也吃了止痛药，还进行了两次脊柱推拿治疗，可是都没有效果。

对臀部和下背部进行深度按摩三天后，杜安就能行走了，也几乎感觉不到疼痛了。他的臀部可以自由活动了，背部的曲线也恢复了，睡眠也好了。"如果晚上我的背部开始疼痛，我只须躺在被子里用网球按摩一下就好了。为什么医生之前没有告诉我这个方法？"

臀中肌触发点引起的症状

臀中肌触发点引起的疼痛通常位于下背部、腰际线上下，通常还会扩散到臀部和髋部（图 8.19，图 8.20，图 8.21）。源自臀中肌触发点的疼痛让人很难忍受，还常常让人行动困难。髋部疼痛使人无法找到一个舒服的睡姿。臀中肌触发点还是妊娠晚期出现的下背部和臀部疼痛的原因。髋部和下背部疼痛可能让人无法行走[1][3]。

出问题的臀中肌会向下牵拉骨盆后缘，导致下背部曲线消失，也会导致下背部僵硬，使人行动不便。潜在触发点会导致臀中肌慢慢缩短，使人在站立和走路时臀部往下缩[1]。

通常人们认为，下背部疼痛是由腰椎问题，比如关节炎、椎间盘突出、神经受到压迫或者骶髂关节功能障碍等引起的，而且 X 射线和磁共振检查也证实脊柱在这些方面确实存在异常。然而很多人经过 X 射线和磁共振检查后发现虽然脊柱存在异常，却没有下

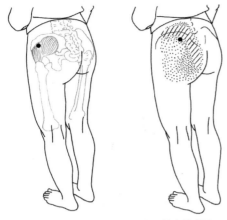

图 8.19　臀中肌 1 号触发点及其牵涉痛区

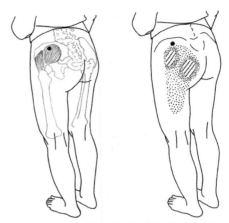

图 8.20　臀中肌 2 号触发点及其牵涉痛区

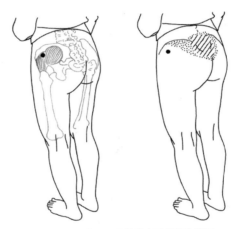

图 8.21　臀中肌 3 号触发点及其牵涉痛区

背部疼痛的症状。有些病人做了手术后，椎间盘突出等问题似乎解决了，可疼痛并没有消除，这让医生和病人都很困惑。其实，首先需要处理的可能是肌筋膜触发点 [1]。有些病人确实需要进行手术，但在采用这种创伤性治疗方法之前，不妨试试非创伤性的触发点按摩疗法。

臀中肌触发点的成因

　　虽然臀中肌只有臀大肌一半大，但它是一块很厚实的肌肉，主要功能是使人直立行走。走路抬腿时，臀部另一侧的臀中肌就会收缩，使骨盆保持平衡。行走时，两侧的臀中肌交替支撑上半身的重量。因为髋部的杠杆作用，臀中肌需要交替产生的力量是承受体重所需力量的两倍甚至更多。

因此，任何额外的力量需求或者不平衡的身体状态都会让情况变复杂。例如，体重每增加 0.5 千克，就会给臀中肌增加 1 千克的负荷。你也许已经注意到了，超重的人走路的时候摇摇晃晃的，把重心从一边甩向另一边，这是身体在进行自我保护——将重量转移到腿上，而不是依靠臀中肌的收缩来平衡身体。走路摇摇晃晃的也许不好看，但是没办法，这是身体超重情况下身体的自然反应。怀孕期间下背部疼痛也可以追溯到臀中肌触发点，这个触发点产生的原因就是这种暂时的身体超重。

走路时拿太重的东西会过度使用臀中肌。静止站立时举起重物，只要重量均匀地分布在两条腿上，就不会导致臀中肌超负荷工作。

腰方肌触发点会诱发臀中肌触发点，反之亦然，因为这两块肌肉处于彼此的牵涉痛区内。如果下背部疼痛，这两块肌肉就都要检查。阔筋膜张肌和臀中肌一样，也经常会导致髋部疼痛和出现功能障碍。

导致这些肌肉负荷过重的其他隐性因素包括举重、跑步、摔跤、有氧练习、裤子后兜里放着钱包就坐下、习惯性让一侧身体负重（如总是用同一侧手臂抱孩子）。长时间坐着或者站着会使臀中肌僵硬，导致臀中肌受损。两条腿长度不一致会导致臀中肌产生触发点。还有一种常见的情况——莫顿脚，它会导致足底不稳，这会导致臀中肌产生触发点 [4]。本书第十章将对莫顿脚进行讨论。

为预防臀中肌出问题，穿裤子的时候不要单脚站立。当穿一条裤腿的时候，单腿站立很有可能让你突然失去平衡，此时为了维持身体平衡，你很容易拉伤肌肉。坐下来，两条腿同时穿进裤腿里，再站起来将裤子提上去。这看起来似乎小题大做了，但养成习惯会让你将来受益。

生病打针的时候，你可能宁愿在臀部进行肌肉注射，而不愿意在手臂或肩部注射。要知道，在任何部位注射都可能导致触发点产生并留下疼痛。如果发生这种情况，你能意识到这是肌筋膜问题并知道怎么处理就很好。

坐着的时候习惯性跷二郎腿，尤其是总把同一条腿放在上面，这对臀中肌非常不好。另外也要记住，长期中等强度的运动比偶然一次的高强度运动好。

臀中肌触发点的按摩技法

臀中肌位于臀大肌下方，附着在髂骨边缘，这是髋骨或骨盆的顶端。臀中肌另一端附着在大转子上，这是股骨顶端隆起的地方。很多肌肉附着在大转子上，因为它在大腿的活动中起杠杆作用。大转子位于髋部两侧，用手就能摸到，髂骨和大转子的连接关系如图 8.22 所示。站立，然后将一条腿向侧面迈出，你放在髋部的手指就能感到大转子的活动。

站立，将你的重心放在一条腿上，你能用手感觉到髂骨顶端下面的肌肉收缩，这样你就可以确定臀中肌的位置了（图 8.23）。髂骨顶端的位置可能比你自己之前认为的高一点儿，在腰际线以上 2~5 厘米。臀中肌收缩时，你可以在大转子上方一点儿、往身后一点儿的位置摸到它。两侧臀部所有肌肉都有触发点的情况并不罕见。

按摩臀中肌的工具和按摩臀大肌的工具一样，为网球、直径为 60 毫米的高弹力球或者长曲棍球（图 8.24）。首先，站直，身体与墙壁成夹角。在裤子前兜处你可以摸到鼓出的股骨，这个骨性标志称为髂前上棘。臀中肌 3 号触发点位于髂前上棘往后 5 厘米左右处，大致位于裤子的裤缝处。将球放在这里，可以让球前后滚动，也可以让球上下滚动。按摩的时候屈起被按摩一侧的膝部，使重心落在另外一条腿上。

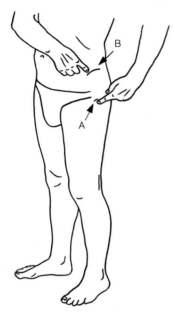

图 8.22　找到大转子（A）和髂骨顶端（B）

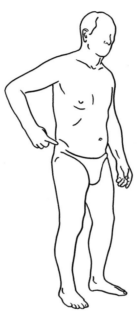

图 8.23　通过将身体重心转移到右脚来查找单一收缩的臀中肌

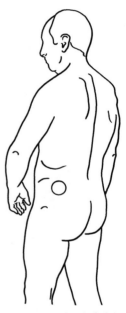

图 8.24　将球抵在墙壁上按摩臀中肌 2 号触发点

然后，将身体背面稍稍转向墙壁，使骨盆和墙壁形成 45° 夹角，2 号触发点既不在身体侧面，也不在身体背面，而在两者之间臀部隆起处。对这个触发点按摩几次后，按摩 1 号触发点，它邻近骶骨。将身体背面继续往墙壁方向转大约 10°，此时身体背面并不平行于墙壁。同一侧臀中肌中的三个触发点在臀部顶端呈一条直线。

触发点按摩杖和 S 形按摩钩也是按摩臀中肌的好工具。按摩时采取卧姿比较好，卧姿可以让肌肉处于放松状态。要深度按摩臀中肌，可以侧卧，请亲人或朋友用肘部帮你按摩，肘部不容易累且力度足。当然，请别人帮你按摩之前，你要确定他（她）已经了解了本书中的一些基本理念或者愿意学习本书的内容。

臀小肌

臀小肌连接髂骨侧翼或骨盆下半部分以及大转子顶端，其功能和臀中肌一样，是在行走时支撑骨盆，使腿部向身体两侧移动，以及使腿部内旋。臀小肌是臀肌中最小的，被臀大肌和臀中肌覆盖。臀大肌和臀中肌加起来是臀小肌的 6 倍大。不要以为臀小肌体积小就不重要，它制造的麻烦能影响很大的区域。

臀小肌触发点引起的症状

臀小肌触发点会使臀部、大腿后部和侧面、小腿甚至踝部（图 8.25，图 8.26）的深处产生酸痛。当疼痛出现时，找到问题的根源比较麻烦，因为这些部位的疼痛也和腰方肌、臀中肌、梨状肌、阔筋膜张肌、股外侧肌、腓骨长肌以及腘绳肌中的触发点相关。在臀小肌触发点的牵涉痛区内，任何部位都可能产生麻木感。除了腿部疼痛，臀部还常常出现弥散性触痛[1][5]。

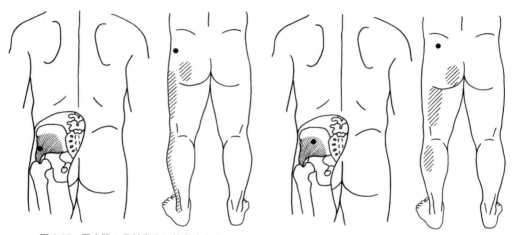

图 8.25　臀小肌 1 号触发点及其牵涉痛区　　　　图 8.26　臀小肌 2 号触发点及其牵涉痛区

臀小肌有触发点的话，你走路会痛，从椅子上起身会痛，还会瘸着走路或者无法跷二郎腿，翻身压到有问题的一侧会让你痛得彻夜难眠[1]。

所有臀部和腿后部的疼痛和其他症状，不管是什么原因引起的，统统被称为坐骨神经痛。但这只是对症状的描述，并不是一个准确的诊断。真正的坐骨神经痛是坐骨神经受到卡压或者位于脊柱的神经根受到卡压而导致的疼痛。臀小肌触发点产生的牵涉痛是一种深处的抽痛，和神经受到卡压产生的那种电击般的刺痛不一样。坐骨神经痛的症状也很容易被误认为椎间盘破裂、脊柱关节炎、臀部滑囊炎或骶髂关节功能障碍的症状。如果医生没有意识到臀小肌可能和疼痛有关系，那么治疗就很可能无效[1]。

臀小肌触发点的成因

习惯性把钱包放在裤子后兜里是臀小肌触发点产生的常见原因。西方有一个说法叫"裤后兜坐骨神经痛"，指的就是这种情况。坐在钱包上会阻碍血液循环，在血液循环受阻的地方，肌肉就可能产生触发点[1]。

摔跤、健身、久坐、长时间站立、跑步或步行过量都可能导致臀小肌产生触发点。肌肉突然过度收缩、摔跤时软组织挫伤、长时间负重过度或者肌肉注射也会导致这块肌肉产生触发点。脊柱的神经受到卡压可能会导致产生卫星触发点，必须在神经卡压问题解决后才能消除这些卫星触发点。神经卡压造成的疼痛非常剧烈，就像把腿伸到电灯插座上被电了一下；而触发点引起的疼痛通常在肌肉较深处，并且更痛一些。如果膝部有问题或者脚有问题，比如脚酸痛，人走路时就会不自觉地有点儿跛，这会给臀小肌造成压力。将身体重心放在一条腿上，如受伤后借助拐杖走路时，身体另一侧的臀小肌就要承受双倍的压力[1]。

慢性骶髂关节错位可能是由臀小肌、脊柱表层肌、腰方肌、臀中肌、臀大肌、梨状肌、大腿内收肌的问题造成的[1]。

臀小肌触发点的按摩技法

将身体重心交替放在两条腿上，你能感到臀小肌的收缩，它在大转子上方偏后一点儿（图 8.27）。如果你将一条腿向身体外侧伸出并收回，就能感到大转子的转动。按摩臀小肌的工具还是网球、直径 60 毫米的高弹力球或长曲棍球，要将球抵在墙壁上按摩（图 8.28）。首先站立，侧对着墙，将球置于大转子上方。将球抵在墙壁上使球上下或者左右滚动以查找触痛的触发点。将身体的重心放在外侧的腿上，内侧靠墙的腿的膝部稍稍屈曲，这样可以使这一侧的肌肉处于比较放松的状态，从而使按摩更深入。接下来将球沿髋部向身体背面滚动，一直滚到臀部，继续查找这个区域的其他触发点。若要让球向

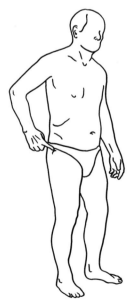

图 8.27　通过将身体重心转移到右腿来查找单一收缩的臀小肌

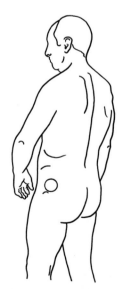

图 8.28　将球抵在墙壁上按摩臀小肌 1 号触发点

上移，可以用手帮忙，也可以稍稍屈曲膝部，这样球就滚上去了。以大转子为参照物的话，按摩的位置要高于大转子大约 2 厘米。臀小肌位于臀中肌后方，被臀中肌完全覆盖，且正好位于梨状肌上方。梨状肌在大转子后方，是一块与地面基本平行的肌肉。还可以采取侧卧的姿势，用触发点按摩杖或 S 形按摩钩按摩臀小肌。有些人喜欢侧卧在地板上或者床上，把球放在身体下方进行按摩。用这样的方法按摩力度很足，有时候力度还可能过大，但这种方法不容易控制球的位置。

> 如果突发急性疼痛，首先要平静下来，放松自己。情绪紧张会导致肌肉紧张，然后加剧疼痛。提醒自己：这种疼痛只是暂时的，一会儿就好了。

　　臀小肌、腰方肌、梨状肌、阔筋膜张肌、股外侧肌、腘绳肌和腓骨长肌都可能产生卫星触发点。要预防臀小肌问题，在快速将身体重心从一侧转移到另一侧或者将重心置于身体一侧的时候需要特别小心。如果臀小肌和臀中肌已经有触发点了，即使慢跑或者走路，对这两块肌肉也是有害的。

梨状肌

　　骶骨和大转子之间（臀中部）分布着六块髋部短外旋肌，梨状肌是其中最大的一块肌肉。梨状肌一端连接骶骨边缘，另一端连接股骨大转子上端。梨状肌的这种构造使之像一根杠杆，能够使腿外旋。打高尔夫球的时候，腿固定不动，梨状肌使身体转向另一侧。这种旋转身体的动作过量会导致梨状肌产生触发点。梨状肌触发点会诱发很多问题，比如神经或血管卡压和肌筋膜疼痛等。如果你发现这些问题是梨状肌引起的，祝贺你，你找到了问题的关键。下面故事里的史蒂夫也是这样幸运地解决了自己的问题。

　　　　史蒂夫，45 岁，一家医药公司的医药代表，需要经常去各家医院推广产品。多年来他右臀深处疼痛。虽然疼痛不是很剧烈，但连续的疼痛还是让人很压抑。有时候他的足部和腿后部会有疼痛感、麻木感和刺痛感。"很明显，问题的根源是我在车上待的时间太长了，可是我必须开车出去工作。我喜欢打手球，听说可以缓解疼痛，但我却痛得更厉害了。我去做过物理治疗，也做了很多拉伸运动，可是并没有好转。"

　　　　检查发现，是史蒂夫右侧梨状肌中的触发点造成了他臀部疼痛，问题可能源自某次打手球时过于突然的转身，其实长时间开车并不是问题的根源。当然，长时间不动也会促使肌肉变僵硬。之后，史蒂夫对梨状肌进行了自我按摩，消除了髋部的疼痛和腿部的偶发性疼痛。后来，他开车的时候经常改变腿的姿势，这有助于保持肌肉的弹性。在打手球的时候他也更注意遵循人体力学原理了。

梨状肌触发点引起的症状

　　臀部疼痛及其他症状常常是多种肌肉共同作用的结果，不过，多数情况下都有梨状肌的参与。梨状肌会引起各种麻烦，对女性而言尤其如此。梨状肌触发点在女性身上造成的问题是男性的 6 倍。幸运的是，一旦你了解了这些问题的起因和肌筋膜疼痛的影响，解决问题并不难 [1][6]。

梨状肌触发点产生的牵涉痛出现在骶骨（脊柱底部）、臀部和髋部（图 8.29，图 8.30）。任何一个梨状肌触发点都会将疼痛传递到整个臀部。有时候，疼痛还会扩散到腘绳肌上部（图中未显示）。梨状肌下方的其他髋部短外旋肌（图 8.31）中的触发点产生的牵涉痛区和梨状肌的牵涉痛区一致 [1][7]。

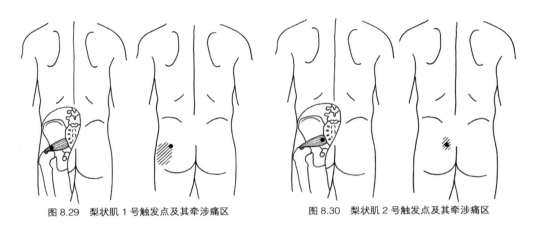

图 8.29　梨状肌 1 号触发点及其牵涉痛区　　　　图 8.30　梨状肌 2 号触发点及其牵涉痛区

梨状肌紧张会导致骶髂关节扭曲，并加重疼痛，还会导致骶骨倾斜，使人看起来一条腿长一条腿短。有触发点的梨状肌会变短，使得跷二郎腿或腿内旋变得困难，也会让你在伸展双腿时特别痛。因为痛，你就会瘸着走路。触发点严重的话，你都无法行走。你找不到一个舒服的姿势，怎么坐都会加重症状，躺下来也无济于事 [1]。

缩短的梨状肌会膨胀，横截面会增大，从而压迫坐骨神经，这又会引发一系列其他症状。压迫坐骨神经导致的疼痛位于腿后部、小腿肚和足跟，比触发点导致的疼痛难受得多。除此之外，这些部位偶然还会有一些其他症状，比如有麻木感、刺痛感、烧灼感或敏感症状。坐骨神经卡压可能会和触发点牵涉痛同时存在，这会产生多种症状。坐骨神经和梨状肌的位置关系如图 8.31 所示 [1][8]。

几十年来，医学界将一系列关于坐骨神经的症状命名为"梨状肌综合征"，但他们并不了解梨状肌膨胀的原因。医学界对这种症状的常用处理方法是通过手术松解梨状肌。即使现在，不了解肌筋膜触发点原理的外科医生仍然在采用这种方法 [1][9]。

因触发点而缩短的梨状肌还会卡压许多从骨盆延伸出来的其他神经和血管，从而引发各种问题。其中一个症状是臀部、腿部、小腿肚和足部有肿胀感。收紧的梨状肌甚至还可能会卡压会阴神经，导致阳痿以及腹股沟、生殖器或肛门疼痛。此外，梨状肌压迫臀部神经和血管会导致臀肌萎缩，进而导致一侧或者两侧臀部变小 [1][10]。

梨状肌触发点导致的疼痛或其他症状常常被误认为坐骨神经炎、椎间盘突出、关节

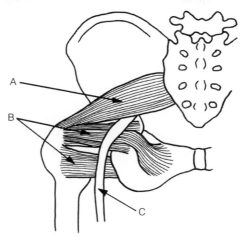

图 8.31 A.梨状肌；B.其他髋部短外旋肌；C.坐骨神经（后视图）

骨刺或脊神经根受压的症状。如果能更好地认识肌筋膜在梨状肌综合征中所起的作用，很多不必要的脊柱手术是可以避免的[1]。

梨状肌触发点的成因

打网球、打手球、踢足球、打棒球以及打排球等运动要求快速变换方向，这对许多肌肉来说都比较危险。在不熟练的情况下，一些较易受伤的肌肉，如梨状肌，则首当其冲。举起重物同时转身的动作也会在无意中损伤梨状肌。

但是不活动，特别是久坐不动，也会导致梨状肌产生触发点。对年轻人来说，过度运动会给梨状肌带来问题，而对老年人来说，梨状肌的问题则是运动太少引起的。骶髂关节功能障碍也会给梨状肌造成问题。

梨状肌触发点的按摩技法

要确定梨状肌的位置，首先找到股骨大转子。如果你不知道大转子的位置，请参考图 8.22。梨状肌从股骨大转子上方开始，斜着向上连接骶骨的边缘。如图 8.32 所示，侧卧，将一条腿向外旋转，在这种情况下，臀大肌处于放松的状态，而梨状肌处于收

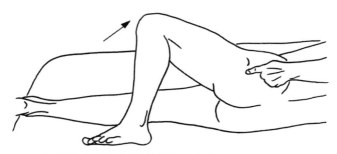

图 8.32 通过用力向外转动膝部来查找单一收缩的梨状肌

缩的状态，此时你可以用手感觉到梨状肌的收缩。如果梨状肌有触发点，那么触发点导致的触痛感可以帮助你进一步确定梨状肌的位置。

梨状肌下方可能还有其他髋部短外旋肌触发点，你还需要在大转子和坐骨之间查找触发点。坐骨的位置很好确定，将手放在椅子上，然后坐在手上，你的手能感觉到坐骨。

如图 8.31 所示，坐骨神经从骨盆中出来后，通过梨状肌下方后一路向下，到达腿部后面。长时间或过度按压坐骨神经会对它造成损伤。但在自我治疗中不大可能出现这种情况，因为一旦按摩过量，你的身体立即就会有反应。按摩梨状肌下方可能会不小心按到坐骨神经，一旦按到，你的腿立即就有电击般的感觉，很不舒服。如果出现了这种情况，你只须稍稍向旁边移一点儿。通常你感觉不到坐骨神经的存在，只有它被捏住或被卡压时，你才有感觉。

可以将网球、直径为 60 毫米的高弹力球或长曲棍球置于地板上或者抵在墙上对梨状肌触发点进行按摩（图 8.33）。因为梨状肌触发点都隐藏在厚实的臀大肌后方，也有人喜欢躺在床上用触发点按摩杖或 S 形按摩钩按摩。请家人或朋友用肘部帮你按摩也是不错的。

因为一部分梨状肌位于骨盆里面，其中的触发点不容易消除。这种情况下，你需要轻轻拉长肌肉（图 8.34）。注意，一条腿屈膝，另一侧的手将屈起的膝部往另一条腿的外侧拉。做这一步之前，请处理其他触发点的问题直至其没有触痛感。请谨慎进行拉伸，操之过急会激活那些已经失活的触发点。

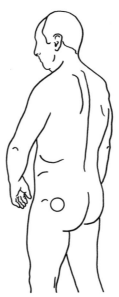

图 8.33 将球抵在墙壁上按摩梨状肌

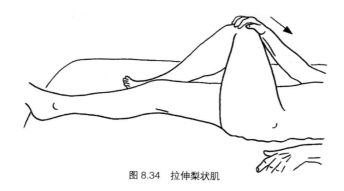

图 8.34 拉伸梨状肌

如果拉伸的方法没有效果，可以采用按摩骨盆内部的方法。请记住，这个方法最后才能用。按摩时戴上医用手套，将手指伸入直肠或阴道内去按摩位于骨盆内部的梨状肌触发点。请阅读第七章关于骨盆内肌肉的内容。你也可以请有经验的医生或物理治疗师帮你按摩骨盆内部 [1][11]。

骶髂关节异位可能会使梨状肌触发点卷土重来，如果是这样，你需要请脊柱指压治疗师或者正骨医生帮你使骶髂关节复位，这样才能永久解决问题。不过，通常情况下，当影响骶髂关节的肌肉（本章和下一章讨论的大部分肌肉）中的触发点都成功消除后，骶髂关节就会逐渐自行回到正常位置 [1][12]。

如果梨状肌触发点不是特别严重，还没有影响到活动度，进行适量的运动是有好处的。要记住，触发点会收紧肌肉，使之无力，在这样的情况下，过度拉伸或过度使用肌肉会使问题迅速恶化。在认真做任何一项运动之前，你一定要消除触发点。

最后，不要以为休息一下就能解决肌肉问题。不活动本身就是触发点产生的一个重要因素。

有时候，按摩之后并不会马上就有效果，身体需要时间来改变触发点的化学结构。如果你确定采用的方法和按摩的肌肉都是对的，那就先上床睡一觉，第二天早晨起来，疼痛可能就会减轻很多。

第九章

髋部、大腿和膝部疼痛

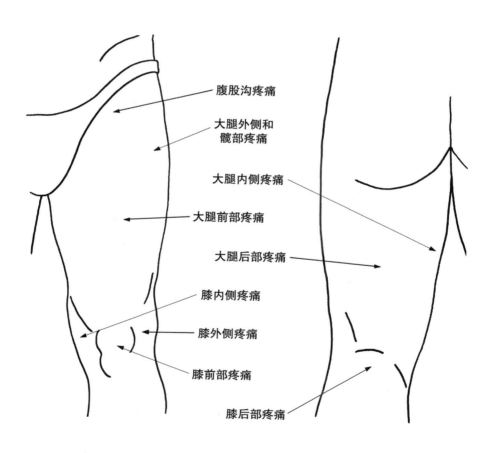

腹股沟疼痛

大腿外侧和
髋部疼痛

大腿内侧疼痛

大腿前部疼痛

大腿后部疼痛

膝内侧疼痛

膝外侧疼痛

膝前部疼痛

膝后部疼痛

引起疼痛的触发点所在肌肉索引

下方用加粗字体显示的是疼痛发生的主要区域，用非加粗字体显示的是疼痛发生的次要区域或者牵涉痛区。以下肌肉是按照其引发问题的可能性大小排列的。读者还可以参考"引起其他症状的触发点所在肌肉索引"。这些索引可以登录"新先驱"网站下载。

膝后部疼痛

腓肠肌（第 293 页）
股二头肌（第 263 页）
腘肌（第 267 页）
半腱肌（第 265 页）
半膜肌（第 265 页）
比目鱼肌（第 297 页）
跖肌（第 269 页）

大腿后部疼痛

臀小肌（第 224 页）
半腱肌（第 265 页）
半膜肌（第 265 页）
股二头肌（第 263 页）
梨状肌（第 227 页）
盆底肌（闭孔内肌，第 197 页）

膝前部疼痛

股直肌（第 245 页）
股内侧肌（第 248 页）
长收肌和短收肌（第 256 页）

大腿前部疼痛

长收肌和短收肌（第 256 页）
腰大肌 / 髂肌（第 193 页）
大收肌（第 259 页）
股中间肌（第 247 页）
耻骨肌（第 254 页）
缝匠肌（第 242 页）
腰方肌（第 214 页）
股直肌（第 245 页）

腹股沟疼痛（另见生殖器疼痛）

耻骨肌（第 254 页）

长收肌和短收肌（第 256 页）
腹斜肌（第 188 页）
腰大肌 / 髂肌（第 193 页）
股直肌（第 245 页）
阔筋膜张肌（第 239 页）

膝内侧疼痛

股内侧肌（第 248 页）
股薄肌（第 261 页）
股直肌（第 245 页）
缝匠肌（第 242 页）
长收肌和短收肌（第 256 页）

大腿内侧疼痛

耻骨肌（第 254 页）
股内侧肌（第 248 页）
股薄肌（第 261 页）
大收肌（第 259 页）
缝匠肌（第 242 页）

膝外侧疼痛

股外侧肌（第 250 页）

大腿外侧和髋部疼痛

臀小肌（第 224 页）
股外侧肌（第 250 页）
梨状肌（第 227 页）
腰方肌（第 214 页）
阔筋膜张肌（第 239 页）
长收肌和短收肌（第 256 页）
股中间肌（第 247 页）
臀大肌（第 218 页）
股直肌（第 245 页）

引起其他症状的触发点所在肌肉索引

贝克囊肿（假性）

股二头肌（第 263 页）
腘肌（第 267 页）
跖肌（第 269 页）

麻木或刺痛

大腿

梨状肌（第 227 页）
缝匠肌（第 242 页）

活动时疼痛或活动困难

膝部屈曲时无力

股内侧肌（第 248 页）
股中间肌和腓肠肌（第 293 页）

髋部屈曲时疼痛或髋部屈曲困难

股直肌（第 245 页）
股中间肌（第 247 页）

蜷缩身体时疼痛或蜷缩身体困难

腘肌（第 267 页）

下台阶或下山时疼痛或下台阶或下山困难

股内侧肌（第 248 页）
股直肌（第 245 页）
腘肌（第 267 页）

上台阶或上山时疼痛或上台阶或上山困难

股内侧肌（第 248 页）
股外侧肌（第 250 页）

膝部无法伸直

股外侧肌（第 250 页）
腘肌（第 267 页）
股中间肌（第 247 页）

向另一侧踢腿（髋关节屈曲和内收）时疼痛或向另一侧踢腿困难

耻骨肌（第 254 页）

跛脚

臀小肌（第 224 页）
股外侧肌（第 250 页）
股中间肌（第 247 页）
半膜肌（第 265 页）
半腱肌（第 265 页）
股二头肌（第 263 页）

膝关节闭锁

股外侧肌（第 250 页）

侧卧时髋骨顶端疼痛

阔筋膜张肌（第 239 页）

侧卧时疼痛或侧卧困难

臀小肌（第 224 页）
阔筋膜张肌（第 239 页）
股外侧肌（第 250 页）
大收肌（第 259 页）

从坐姿起身时疼痛或从坐姿起身困难

耻骨肌（第 254 页）
腰大肌 // 髂肌（第 193 页）
臀小肌（第 224 页）
股外侧肌（第 250 页）
股中间肌（第 247 页）
半膜肌（第 265 页）
半腱肌（第 265 页）
股二头肌（第 263 页）

跑步时膝后部疼痛或跑步困难

腘肌（第 267 页）

大腿刺痛

缝匠肌（第 242 页）

睡觉时痛醒

股直肌（第 245 页）
股内侧肌（第 248 页）
股二头肌（第 263 页）
股外侧肌（第 250 页）

坐着时髋部疼痛或难以坐着

半膜肌（第 265 页）
半腱肌（第 265 页）
梨状肌（第 227 页）
阔筋膜张肌（第 239 页）
股二头肌（第 263 页）

盘腿时疼痛或盘腿困难

耻骨肌（第 254 页）

站立时疼痛或站立困难

缝匠肌（第 242 页）

站直时疼痛或站直困难

臀小肌（第 224 页）

大腿内侧刺痛

股薄肌（第 261 页）

扭转髋部时疼痛或扭转髋部困难

长收肌（第 256 页）

行走时髋部疼痛或行走困难

腰方肌（第 214 页）
阔筋膜张肌（第 239 页）
缝匠肌（第 242 页）
臀小肌（第 224 页）
梨状肌（第 227 页）
股外侧肌（第 250 页）

行走时髋部或腿部疼痛或行走困难

半膜肌（第 265 页）
半腱肌（第 265 页）

行走时膝后部疼痛或行走困难

股二头肌（第 263 页）

幻肢痛或假体痛

股直肌（第 245 页）
半膜肌（第 265 页）
半腱肌（第 265 页）
股二头肌（第 263 页）

耻骨炎

耻骨肌（第 254 页）

活动度受限

大腿外展受限

长收肌（第 256 页）
大收肌（第 259 页）
耻骨肌（第 254 页）

腿交叉受限

阔筋膜张肌（第 239 页）
梨状肌（第 227 页）

腿伸展（大步走）受限

阔筋膜张肌（第 239 页）
腰大肌 / 髂肌（第 193 页）
耻骨肌（第 254 页）

大腿外旋（足部和膝部向外转）受限

阔筋膜张肌（第 239 页）
臀小肌（第 224 页）
臀中肌（第 220 页）
长收肌（第 256 页）

弯腰后手碰不到脚趾

半膜肌（第 265 页）
半腱肌（第 265 页）
股二头肌（第 263 页）

膝部屈曲受限

股中间肌（第 247 页）

触痛

髋部

阔筋膜张肌（第 239 页）

大腿

阔筋膜张肌（第 239 页）
股中间肌（第 247 页）
股外侧肌（第 250 页）

转子滑囊炎（假性）

阔筋膜张肌（第 239 页）
臀小肌（第 224 页）
股外侧肌（第 250 页）

疼痛区图示索引

本索引可以登录"新先驱"网站下载。注意：按摩前请仔细阅读每一块肌肉的治疗方法。

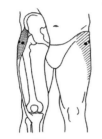

阔筋膜张肌触发点（前面和侧面）及其牵涉痛区（第240页）

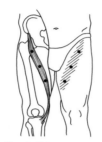

缝匠肌触发点及其牵涉痛区（第242页）

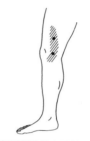

膝部附近的缝匠肌触发点及其牵涉痛区（第242页）

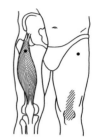

股直肌1号触发点及其牵涉痛区（第246页）

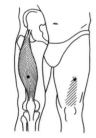

股直肌2号触发点及其牵涉痛区（第246页）

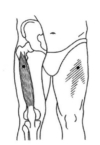

股中间肌触发点及其牵涉痛区（第248页）

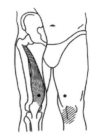

股内侧肌1号触发点及其牵涉痛区（第249页）

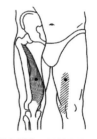

股内侧肌2号触发点及其牵涉痛区（第249页）

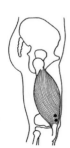

股外侧肌1号触发点及其牵涉痛区（第251页）

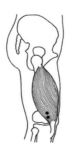

股外侧肌2号触发点及其牵涉痛区（第251页）

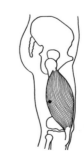

股外侧肌3号触发点及其牵涉痛区（第251页）

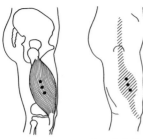
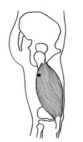

股外侧肌 4 号触发点及其牵涉
痛区（第 251 页）

股外侧肌 5 号触发点及其牵涉痛区
（第 252 页）

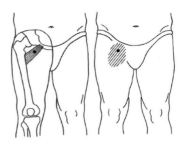

耻骨肌触发点及其牵涉痛区
（第 255 页）

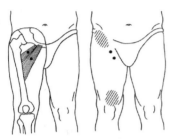

长收肌和短收肌触发点及其
牵涉痛区（第 257 页）

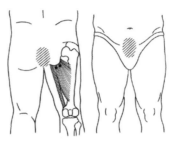

大收肌 1 号触发点及其牵涉痛区
（第 260 页）

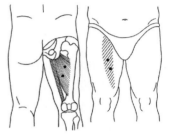

大收肌 2 号触发点及其牵涉痛区
（第 260 页）

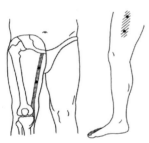

股薄肌触发点及其牵涉痛区
（第 262 页）

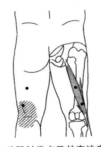

股二头肌触发点及其牵涉痛区
（第 264 页）

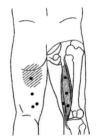

半肌触发点及其牵涉痛区
（第 266 页）

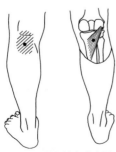

腘肌触发点及其牵涉痛区
（第 268 页）

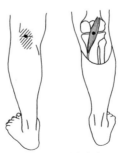

跖肌触发点及其牵涉痛区
（第 269 页）

髋部、大腿和膝部疼痛

髋部和膝部疼痛是行动不便的主要原因，会导致很多人的生活质量下降。如果膝部或者髋部疼痛，人们就不得不放弃体育锻炼，减少运动，一些家务活得请人做，在春风沉醉的傍晚也无法出去散步，最后可能只能依靠拐杖或轮椅出行了。

医学界对髋部和膝部疼痛通常的解释是由关节炎、韧带损伤或关节软骨退变造成的，X射线以及其他仪器的检查结果似乎也支持这样的诊断。但是，就算没有客观检查结果的佐证，关节痛通常也被认为关节出问题的结果，因为通常人们认为哪里痛就是哪里有问题。在这种情况下，髋关节置换手术和膝关节置换手术大行其道[1]。

其实，髋关节和膝关节疼痛有时候只不过是大腿肌肉中的触发点产生的牵涉痛。这种牵涉痛和关节损伤造成的疼痛一样，也是令人痛苦的剧痛。即使髋关节或膝关节确实受到损伤，很大一部分疼痛也源于相关的触发点。因此，对关节损伤的治疗应该包括对附近肌肉中的触发点的治疗。如果髋部和膝部出现疼痛，请先检查是否有触发点并对其进行处理，这是你自己很容易就能做到的。

本章开头的索引可以帮助我们找到导致疼痛的触发点所在肌肉。在索引中，先找到疼痛区（加粗字体），你会发现同一个疼痛区是由多个触发点（在不同肌肉中）导致的，然后一一检查下面列出的肌肉，看其中是否有触发点。排列更靠前的肌肉引发这个部位疼痛的可能性更大。有时候，一个部位的疼痛牵涉到多块肌肉。然后，阅读相关章节，了解这些肌肉在髋关节和膝关节活动中都起到了怎样的作用。你知道了疼痛或其他症状产生的原因，往往就能够找到导致这些问题的肌肉。按摩前，请翻到第三章表3.1 "自我按摩的原则"，回顾一下正确和安全的按摩技法。

阔筋膜张肌

阔筋膜张肌工作时收缩大腿外侧的大片组织（筋膜），外侧的筋膜、中间厚厚的肌腱以及髂胫束把阔筋膜张肌和臀大肌发出的力量传递到大腿和膝部。

阔筋膜张肌的功能是帮助膝部和髋部屈曲，还帮助大腿向前或向侧面抬起以及腿部内旋。走路或跑步的时候，阔筋膜张肌帮助稳定骨盆和膝部。下蹲起立的动作也需要阔筋膜张肌的参与。长跑运动员或者其他运动员的阔筋膜张肌通常非常发达。

阔筋膜张肌触发点引起的症状

阔筋膜张肌触发点会导致髋关节疼痛，疼痛部位就在大转子前面（图9.1）。少数情况下，疼痛可能会沿大腿外侧向下扩展，一直到膝部（图中未显示）。你的髋部深处、同侧坐骨和大转子之间（图中未显示）也会疼痛。触发点导致肌肉变短后，髋部就难以伸直；髋部受到限制的话，人们走路就会很慢，而且站着的时候髋部和膝部可能会微微屈曲。阔筋膜张肌触发点引发的问题严重的时候，身体无法向后倾[1]。

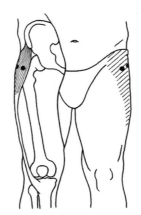

图 9.1　阔筋膜张肌触发点（前面和侧面）及其牵涉痛区

　　大腿外侧的髂胫束收紧必然会导致阔筋膜张肌和臀大肌收紧。髂胫束一端连接胫骨，髂胫束一旦收紧，其与胫骨顶端连接处就会经常产生自发性疼痛和触痛，而且在下台阶时疼痛会加剧，这种情况通常被误诊为髂胫束摩擦综合征。甚至连最好的治疗师也会做出这样的诊断。虽然按摩阔筋膜张肌和臀大肌中的触发点能使髂胫束放松，但显然，髂胫束或大腿一侧的触痛更有可能是由其下方的股外侧肌（股四头肌的一部分）触发点引起的 [2]。

　　阔筋膜张肌收紧后会向下牵拉髋骨前端，致使骨盆前倾，使下背部过度弯曲。如果只有一侧受到影响，那么你这一侧的腿可能比另一侧的腿长。触痛使你睡觉时不能压迫受影响那一侧的髋部。阔筋膜张肌触发点引起的疼痛可能会被误认为大转子滑囊炎的症状或者髋关节软骨组织变薄导致的疼痛 [1]。

　　　瑞安，30 岁，早上起床后髋部僵硬，无法站直，需要活动几分钟才能够恢复。在办公桌前工作一上午之后，同样的问题又会出现。工作一天后，他的髋部又会变僵硬。如果要晨跑，他必须先做一些拉伸动作，但拉伸过度或者跑太久，他的髋部和大腿又会有刺痛感。检查发现，瑞安这些症状都是髋前部和侧面的触发点造成的。在晨跑前后瑞安做了自我按摩后，肌肉的紧张就得到了缓解。他还发现，如果跑步前先按摩髋部肌肉，拉伸也更有效。

阔筋膜张肌触发点的成因

　　走路过度、跑步过度或攀爬过度都会使阔筋膜张肌超负荷工作，而一旦它超负荷工作，坐着就会使它缩短，从而促使触发点产生。睡觉时屈曲双腿也会导致同样的后果。在崎岖不平的路面走路或跑步更容易导致阔筋膜张肌疲劳，跖骨痛、崴脚等也会使阔筋膜张肌被迫增加工作负荷。

人只要处于站立状态阔筋膜张肌就会一直工作，行走时负重过大会给它增加不必要的负担，体重过大则会让它工作更吃力。如果髋部已经僵硬了，站立时就要避免屈膝，睡觉时要避免蜷缩。肌肉僵硬是存在潜在触发点的标志，一旦让这些肌肉过度工作，潜在触发点就会迅速被激活，疼痛就会出现。

阔筋膜张肌触发点的按摩技法

要确定阔筋膜张肌的位置，请先找到髂前上棘，它位于身体前侧、向外鼓出来，通常在前裤兜的开口位置。将手指放在髂前上棘下方，然后将身体重心从一条腿转移到另一条腿上，你就可以感觉到阔筋膜张肌随之鼓起然后变软。反复把膝部或者脚转向内侧以及将腿向侧面抬起，都会使这块肌肉收缩。阔筋膜张肌触发点会出现在两个地方：第一个在髋骨往下、往外各 2.5 厘米处，第二个在第一个触发点向外 1~2.5 厘米处。

按摩阔筋膜张肌时，触发点按摩杖还是很好用的（图 9.2），你也可以将网球、长曲棍球或大一点儿的高弹力球抵在墙壁上按摩（图 9.3）。这块肌肉比较厚，触发点的位置可能会比较深。将球置于阔筋膜张肌所在部位，抵住墙壁，同侧的腿稍稍屈曲，将重心放在另一条腿（远离墙壁的腿）上，让不承受重量的腿的肌肉比较放松。球可以顺着肌肉的走向滚动，也可以与肌肉的走向成夹角并滚动，力度以感觉舒适为宜。

如果阔筋膜张肌出问题，那么其他一些肌肉往往也会出问题。因此，如果髋部疼痛或僵硬，可以同时按摩"引起疼痛的触发点所在肌肉索引"中的"大腿外侧和髋部疼痛"下面列出的一些肌肉。

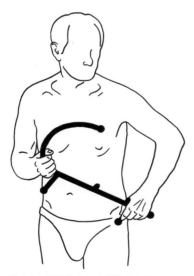

图 9.2　用触发点按摩杖按摩阔筋膜张肌

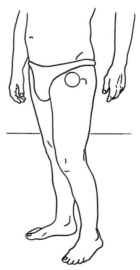

图 9.3　将球抵在墙壁上按摩阔筋膜张肌

缝匠肌

缝匠肌是人体中最长的肌肉。"缝匠肌"这个名称很有趣。据说很早以前，裁缝工作时需要以双腿交叉的姿势站着，这种姿势需要双腿的某两块肌肉进行强力收缩，于是双腿上的这两块肌肉就被称为缝匠肌。缝匠肌上端连接髋骨，然后一直往下，跨过大腿前部，下端连接膝内侧的胫骨（胫骨是小腿上两根骨头中较大的那一根）。缝匠肌参与将腿向前抬起和膝部内旋的动作。踢足球就需要缝匠肌用力收缩。

缝匠肌有几处被结缔组织分割成小段，每一小段都有肌腹，这就有了产生触发点的可能。也就是说，在长长的缝匠肌上，任何地方都可能产生触发点。

缝匠肌触发点引起的症状

缝匠肌触发点引起的疼痛仅仅出现在触发点所在部位（不会在其他部位产生牵涉痛）。从髋骨前部到膝内侧的整个区域内都可能出现触发点（图9.4，图9.5）。典型的肌筋膜疼痛通常为深层的疼痛，缝匠肌触发点引起的疼痛则不同，它是一种皮下的突然刺痛，或者一种烧灼感和麻木感。突然的动作或者过度伸展臀部（向后伸腿）会造成触发点附近产生刺痛，此时坐下来放松缝匠肌可以暂时缓解症状。保持站姿会使缝匠肌处于持续收缩的状态，从而使症状加重[1]。

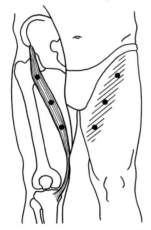

图9.4　缝匠肌触发点及其牵涉痛区

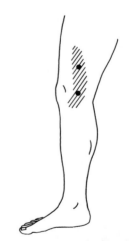

图9.5　膝部附近的缝匠肌触发点及其牵涉痛区

缝匠肌触发点在膝部引起的刺痛更强烈，会导致膝内侧对压力更为敏感，因此侧卧睡觉时，两腿膝内侧相碰会很不舒服。这种状态常常让人以为膝关节出了问题[1]。

缝匠肌收紧后如果压迫感觉神经，也会引起皮肤表层出现烧灼痛、麻木感和瘙痒，还会引起大腿前部和外侧皮肤刺痛。这些症状不是触发点引起的牵涉痛，而是神经受压的反应，通常称为异常性股痛，这种诊断不过是给你腿部的麻木或疼痛取个好听的名字罢了，不能说明任何问题。如果有这些症状，不妨检查一下缝匠肌是否有触发点[1]。

缝匠肌触发点的成因

足部保持不动而腰部突然剧烈扭转会导致缝匠肌产生触发点；摔倒时扭到腰，也可能导致触发点产生。做瑜伽时保持某些姿势、坐着或睡觉时保持腿部抬起的姿势等都会促使缝匠肌触发点产生。莫顿脚或大脚趾翘起（第十章）会导致足部过度内旋，这会导致膝部内旋并形成八字脚，缝匠肌就不得不长期处于过度拉伸的状态，这就很容易导致触发点产生。

要预防缝匠肌出问题，就要避免过度拉伸髋部，尤其是在肌肉处于比较紧的状态下或者体温比较低时。走路时跨步过大或异常的扭腰动作都会过度拉伸缝匠肌。运动时用力过度会过度收缩、过度拉伸或过度使用肌肉，其中也包括缝匠肌。超重的人如果想通过运动减重，一定要特别小心。拉伤或过度使用会导致髋部其他肌肉产生触发点，也会对缝匠肌造成间接影响。缝匠肌很少单独出问题，一旦缝匠肌有问题，其他肌肉，如股直肌、股内侧肌、髂腰肌、阔筋膜张肌、臀中肌、臀小肌、梨状肌和大腿内侧的内收肌等都会同时出问题。

缝匠肌触发点的按摩技法

髋关节屈曲并外旋，也就是向前抬腿并同时向外旋转膝部，两个动作结合起来就能感觉到缝匠肌收缩（图 9.6）。如果你同时将整条腿都向外侧移动，肌肉收缩就会更明显。

在整块肌肉（从髋部到膝内侧）中查找触发点。用"被支撑的手指"按摩（图 9.7），按摩手法为缓慢打圈，注意避开股动脉，它就位于这块肌肉内侧。用双手拇指按摩（图 9.14）也很有效。要注意，缝匠肌穿过股内侧肌，两块肌肉常常叠在一起，因此可以用同样的方法同时按摩这两块肌肉。

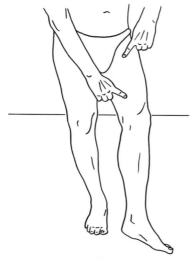

图 9.6 通过大腿外旋并向前抬腿来查找单一收缩的缝匠肌

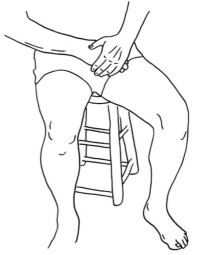

图 9.7 用"被支撑的手指"按摩缝匠肌（注意避开股动脉）

股四头肌

从解剖学的角度来看，股四头肌是一块肌肉，有四个头，不过从图 9.8 中我们只能看到三个头。股四头肌包裹着大腿的前部、外侧以及内侧的一部分，几乎覆盖了 3/4 的大腿。股四头肌的四个头都通过同一肌腱附着在髌骨上。髌骨，又称膝盖骨，完全被肌腱覆盖，并随肌腱活动。髌骨能自由活动，膝关节才能自由活动。股四头肌的任意一头存在触发点都会将髌骨向上或向两边牵拉，从而妨碍髌骨自由活动。股四头肌一旦因为触发点而缩短，首先，与其相连的肌腱就可能因拉力增强而损伤；其次，与之相对的另一侧的肌肉就会被过度拉伸，连锁反应之下，被过度拉伸的肌肉也可能产生触发点[2]。股四头肌下端的肌腱附着在胫骨顶端，这样股四头肌就可以实现使膝部伸直的功能。股四头肌中最靠前的是股直肌，股直肌还有一个额外功能，那就是使髋关节屈曲。

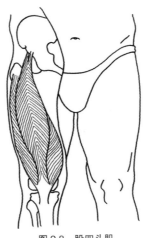

图 9.8　股四头肌

股四头肌是人体中最大、最重和最有力量的肌肉。股四头肌触发点是膝部疼痛的主要原因。跑步、跳高、跳远运动员的膝部疼痛往往就是股四头肌触发点引发的；孩子在发育期的腿部和膝部疼痛可能是股四头肌触发点引发的。膝部以下被截肢的患者有时候仍然感觉膝部疼痛（而实际上膝部已经被截肢了），医学上称之为幻肢痛，其根源可能是股四头肌触发点。不安腿综合征常使医生一筹莫展，其根源也可能是股四头肌触发点。股四头肌触发点可能导致膝关节闭锁、膝部发软、髋部不稳等[1]。

股四头肌触发点导致的疼痛或无力常常被误认为髌腱炎、滑囊炎、膝关节炎、韧带损伤或者半月板软骨损伤的症状。其实，真正的髌腱炎不太常见，它通常伴随发炎（如发红、发胀）等症状，髌腱疼痛叫作髌腱退化可能更合适。大腿前部的股四头肌和大腿后部的腘绳肌之间的肌张力不平衡会导致髌骨下面出现牵拉感和疼痛感，如果消除了触发点并且让肌肉得到放松，这种牵拉感和疼痛感就能减轻。对于膝部疼痛，如果仅仅针对膝部进行治疗，治疗效果就不会太好 [1][2]。

膝部痛起来可能会让人失去自由，可一旦找到问题的根源，治疗起来就很容易。

库尔特，46 岁，一次在家修剪草坪时，膝部剧烈疼痛让他难以继续，于是他停下来进屋坐着休息了一会儿。再次站起来的时候，疼痛让他几乎不能走到门口。其实，库尔特的膝部问题已经持续 12 年了。12 年前，在一次登山的过程中，他的膝部在下山时开始疼痛，他当时几乎无法行走，在朋友的帮助下才顺利返回。X 射线检查显示他的膝关节软骨变薄，医生建议他做双膝关节置换手术。

这次修剪草坪时，膝部疼痛剧烈，于是库尔特给一位对触发点有研究的朋友打电话。电话中，朋友指导他进行自我检查，他发现大腿肌肉中有一个结节，按压起来很痛。库尔特一边打电话，一边按压这个结节。等到电话打完，库尔特就能站起来走路了，疼痛也缓解了很多。接下来的几个星期，库尔特每天都按摩股四头肌，持续了 12 年的膝部疼痛就这样消失了。

通常，过度锻炼或在锻炼中用力过度、搬重物、穿高跟鞋走路、攀爬、蹦跳、跪、蹲等都会过度使用股四头肌。锻炼一上午可能会导致股四头肌出问题。那种需要不断起身、坐下（或蹲下）的工作也会使股四头肌很快疲劳。如果髋部和大腿的其他肌肉有触发点，这些肌肉就会有不适感，我们就会不自觉地避免使用它们，因而给股四头肌造成额外的压力。

为了找到特定的疼痛区所对应的特定触发点，下面我们会逐一对股四头肌中的四个头进行讲解。

股直肌

股直肌位于大腿前部，从髋骨一直延伸到膝部。

股直肌和其他股四头肌一样，通过同一肌腱连接膝部，参与膝部伸展（伸直）的动作。股直肌另一端连接骨盆，这使得股直肌成为髋部力量较大的屈肌，帮助人抬腿或从床上坐起。股直肌的双重功能很容易导致股直肌受伤，但对股四头肌中的其他肌肉没有影响。股直肌触发点引发的症状与触发点本身距离较远，让人很难将症状与根源联系起来，例如下面勒内的这种情况。

勒内，22 岁。她穿着一双厚底松糕鞋在工艺品集市逛了整个下午，之后膝部里面有牵扯痛。她以为只要针对膝部治疗一下就可以消除疼痛。其实在此之前，不知道为什么，她爬山或者上台阶的时候，膝部就有点儿问题。她运动并不多，记忆中也没有损伤过膝部。其实，勒内的膝部疼痛是大腿前部的股直肌触发点造成的，按摩这块肌肉不到一分钟后，疼痛就停止了。按摩治疗师告诉勒内，因为坐得过多、缺乏锻炼，她的腿部肌肉比较虚弱，穿着松糕鞋走路又给大腿肌增加了压力，这立即导致了肌肉疲劳，激活了触发点。

股直肌触发点引起的症状

股直肌中最常见的触发点（1号触发点）会将疼痛传递到膝部深处，这种疼痛感觉像髌骨里面的疼痛（图9.9）。这个触发点会让人在上台阶或爬山时感觉很痛，还会引起膝部里面噼啪作响或砰砰作响。它还会导致髋部无力，让人在走路时突然摔倒。有时候膝部上方还有一个触发点（2号触发点），这个触发点会引起膝部深处疼痛，疼痛区就在触发点所在位置（图9.10）。这两个触发点都会导致膝部僵硬和无力，它们导致的膝部或者腿部疼痛甚至会让你在晚上痛醒[1]。

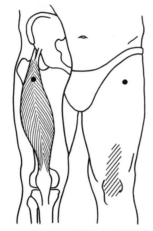

图9.9 股直肌1号触发点及其牵涉痛区

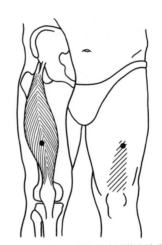

图9.10 股直肌2号触发点及其牵涉痛区

股直肌触发点的成因

久坐会造成股直肌缩短，从而产生触发点。剧烈、重复的屈髋动作会导致股直肌受损。因此，爬山、骑自行车、跑步、快走、仰卧起坐和抬腿等会对股直肌造成损伤。普拉提中的很多动作都会过度使用股直肌。踢足球时股直肌要用很大的力，甚至游泳时腿部的打水动作都可能让股直肌产生触发点，引起膝部疼痛。

穿高跟鞋或者松糕鞋往往是股直肌产生触发点的原因。如果你因为爱美而无法放弃高跟鞋和松糕鞋，那么至少晚上脱下鞋之后要好好按摩腿部。

如果你的膝部疼痛是体育锻炼造成的，你不用完全放弃锻炼，但要在锻炼前后对股四头肌做一些预防性的保护工作。如果要进行拉伸练习，一定要先消除触发点，否则肌肉会抵抗拉伸，不能得到放松。

股直肌触发点的按摩技法

将腿伸直，然后抬起，此时股直肌在收缩，你可以用手去感觉，从而确定股直肌的位置。找到髂前上棘，它位于前裤兜开口处。站立，将手掌放在髂前上棘下方，1号触发点就在髂前上棘往下一掌宽（从拇指到小指）的地方。将手掌放在髌骨上端，2号触发点就在髌骨往上一掌长（从中指尖到腕部）的地方。

按摩股直肌触发点的方法是，采取坐姿或站姿，用双手拇指按摩。用"被支撑的手指"按摩1号触发点比较困难，因为不能很好地利用杠杆原理，不过用"被支撑的手指"按摩2号触发点效果很不错。两个触发点都适合用触发点按摩杖按摩（图9.11）。将网球、大的高弹力球或长曲棍球抵在墙壁上按摩也很好，因为你可以利用身体的重量来按压（图9.12）。按摩的时候注意把身体的重心转移到没被按摩的腿上。

其他靠近髋部的肌肉，如阔筋膜张肌、缝匠肌、耻骨肌都可能存在触发点，这些肌肉中的触发点都可能导致髋部无力，髋部一旦承受重量，就可能导致人摔倒。可以通过单一肌肉收缩来逐一确定肌肉的位置，然后进行排查和治疗。

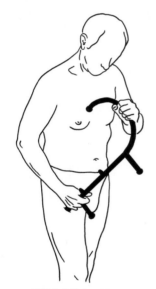

图 9.11　用触发点按摩杖按摩股直肌

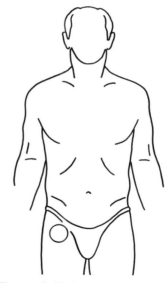

图 9.12　将球抵在墙壁上按摩股直肌

股中间肌

股中间肌位于股直肌后面，被股直肌覆盖，其大小和股直肌相当。膝部的过度使用是股中间肌触发点产生的主要原因。攀爬过度或者在健身房对股四头肌锻炼过度是股中间肌出问题的主要原因。

股中间肌触发点导致的疼痛最常出现在大腿中部，还会一直往下扩散，偶尔会扩散到膝部（图 9.13）。走路时疼痛会加剧，爬楼梯时更甚。股中间肌触发点会导致久坐之后起身时膝部无法伸直，还会导致膝部僵硬，进而导致走路一瘸一拐。

　　股中间肌被股直肌覆盖，所以前面那些通过单一肌肉收缩来查找肌肉的方法对查找股中间肌不适用。你可以先找到髂前上棘，在从髂前上棘往下一掌长（从中指尖到腕部）的地方就可以找到股中间肌触发点。有时候可以将股直肌往旁边推开，露出下面的股中间肌。可以用双手拇指按摩（图 9.14），也可以使用触发点按摩杖按摩。用网球、大的高弹力球或者长曲棍球抵着墙壁按摩也不错。

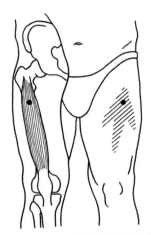

图 9.13　股中间肌触发点及其牵涉痛区

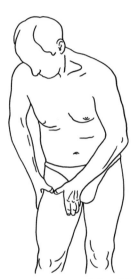

图 9.14　用双手拇指按摩股中间肌

股内侧肌

　　股内侧肌是大腿内侧、膝部上方鼓起的那块肌肉，通过股四头肌的肌腱连接股骨、髌骨和胫骨。股内侧肌的力量通常比股外侧肌小，股外侧肌可以把髌骨拉向外侧 [2]。股内侧肌触发点导致的问题常常出现在喜欢跑步的人身上。

　　琳达，53 岁，右腿曾经突然无缘无故没有力气，她走路或者跑步的时候偶尔会摔倒，还因此导致腕部骨折。膝部的疼痛和对摔倒的恐惧使得琳达放弃了跑步。

　　经检查，琳达双腿的股四头肌有触发点，触发点一按就痛，右腿（常常感到无力的那条腿）股内侧肌的问题尤其严重。经过定期按摩股四头肌，特别是右腿的股内侧肌，琳达膝无力的症状完全消失了，她又开始跑步了。

股内侧肌触发点引起的症状

股内侧肌触发点会将疼痛传递到大腿内侧和膝部（图 9.15，图 9.16），膝部疼痛通常集中在膝部的下半部分，稍稍偏内侧。疼痛会令人夜不能寐。膝无力是股内侧肌触发点的典型症状，而膝部不稳实际上是股内侧肌存在触发点的特征。老年人或超重的人因为膝无力而有摔倒的危险[1]。一次爬过多楼梯或者下楼梯太快对有这些触发点的人来说比较危险。这种疼痛或膝无力往往发生得很突然。

股内侧肌触发点导致的膝部疼痛和无力常被误认为关节炎、韧带损伤或肌腱炎的症状。对于膝部疼痛，人们通常会用冰敷、休息或者用药的方法来止痛，其实这些对触发点都没有直接作用。像锻炼、拉伸这样的方法，如果过度，还会让股内侧肌触发点的问题更严重，从而使症状加剧[1]。只有股四头肌中的所有触发点都失活且肌肉恢复到正常长度，拉伸股外侧肌和阔筋膜张肌以及强健股内侧肌才有效。髌腱炎和髌骨软骨软化往往是髌骨内部疼痛和发出异响的原因，其治疗关键在于使股内侧肌和股外侧肌达到平衡的状态，降低股直肌的紧张程度[2]。

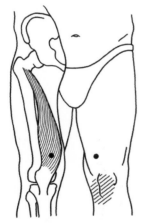

图 9.15　股内侧肌 1 号触发点及其牵涉痛区

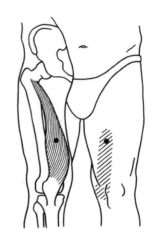

图 9.16　股内侧肌 2 号触发点及其牵涉痛区

股内侧肌触发点的成因

和其他股四头肌一样，负荷过重也会导致股内侧肌出问题。深蹲和跑步是常见的两种容易导致股内侧肌过度工作的运动。深蹲、下山和下楼梯的时候，股内侧肌需要同时收缩和拉长，这被称为离心收缩。在这种收缩状态下，肌肉会承受过大负荷，因而常常产生触发点。由莫顿脚（请参考第十章）导致的踝部不稳会对股内侧肌造成不好的影响，其标志性的姿势是走路时踝部内旋或足部外旋[1]。

> 要使肌肉恢复正常长度，在进行触发点按摩之后做三次锻炼肌肉的动作，比如充分屈曲和伸直膝部，可以锻炼大腿肌肉。

通过消除股内侧肌触发点来防止由膝无力导致的意外摔跤有很多好处。由触发点导致的肌肉低度紧张最终会损伤其与关节相连的部位，因此，消除股四头肌触发点有助于预防膝关节退化。

股内侧肌触发点的按摩技法

股内侧肌下端的触发点在髌骨往上一掌宽处，位于大腿内侧和前部的正中间。股内侧肌上端的触发点在髌骨往上一掌长处，位于大腿前部稍偏内侧的地方。用双手拇指按摩股内侧肌触发点（图9.17）的效果比较好。你也可以采取坐姿，用肘部对股内侧肌触发点进行按摩。对股内侧肌触发点按摩得当的话，疼痛会迅速消失。每天按摩数次，每次10~12下为宜。

紧急情况下，用力拧一下股内侧肌外层的皮肤能暂时抑制疼痛或膝部的无力感。弹力护膝利用的就是这个原理，通过挤压肌肉来暂时抑制疼痛，但是护膝没有治疗效果。如果你膝部发软无力，请检查是否有触发点。潜在触发点不会导致疼痛，但是会导致膝部发软无力。

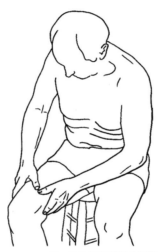

图9.17　用双手拇指按摩股内侧肌

股外侧肌

股外侧肌覆盖着整个大腿外侧（从髋部的股骨大转子到膝部），其下端通过股四头肌共同的肌腱连接髌骨和胫骨。它还通过环绕股骨包裹了部分大腿前部和后部。它是股四头肌中最大的肌肉，也是很多问题的根源，如下面查克的例子。

查克，31岁，从中学起就热爱运动，后来是疯狂的滑雪爱好者和攀岩爱好者。现在他双膝慢性疼痛，双腿膝关节都曾出现过闭锁的现象（膝部无法屈曲或者无法伸直），幸运的是双膝没有同时闭锁。膝部的问题使得他和朋友打半场篮球的愿望都无法实现，他不得不从体育运动的参与者变成旁观者。

幸运的是，他一位朋友的女朋友碰巧了解一些触发点方面的知识，她教查克自己查找腿部肌肉的结节，几分钟之内查克就在大腿外侧发现了几个触痛点。自我按摩居然立即减轻了查克的疼痛，这让他非常惊讶；持续自我按摩了几周之后，疼痛就消失了，查克终于又回到了球场。

> 如果疼痛涉及多块肌肉，并且触发点一触即痛，那么治疗中要改善触发点所在部位的循环，这样一触即痛的情况会逐渐改善。虽然需要一定的时间才会体现出效果，但不会太长。

股外侧肌触发点引起的症状

股外侧肌触发点最常见的症状为膝部疼痛以及髋部和大腿外侧疼痛（图 9.18，图 9.19，图 9.20，图 9.21，图 9.22）。位于肌肉后缘的触发点会导致膝后部和髋后部疼痛[1]。

股外侧肌触发点在孩子身上比较常见，可能是大腿和髋部很多不明原因的疼痛的根源。医学上所说的生长痛可能就是肌筋膜疼痛，其治疗方法其实很简单[1]。

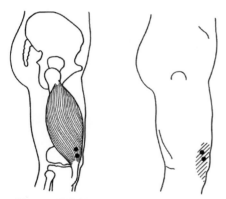

图 9.18 股外侧肌 1 号触发点及其牵涉痛区

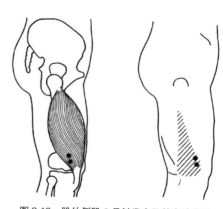

图 9.19 股外侧肌 2 号触发点及其牵涉痛区

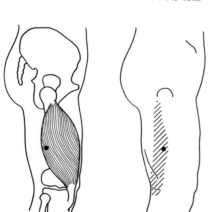

图 9.20 股外侧肌 3 号触发点及其牵涉痛区

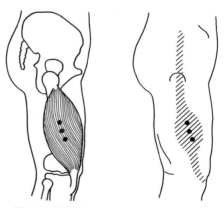

图 9.21 股外侧肌 4 号触发点及其牵涉痛区

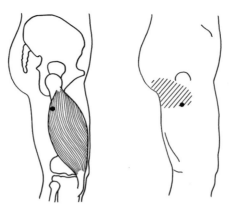

图 9.22　股外侧肌 5 号触发点及其牵涉痛区

股外侧肌如果有触发点，那么人们走路会感到疼痛，侧卧会很不舒服，睡觉时需要经常翻身以改变姿势。肌肉收紧会将髌骨拉向外侧，将其锁住，从而妨碍膝部的活动。膝关节闭锁通常就是髌骨上端和外侧的触发点导致的。髌骨的正常位置由股内侧肌和股外侧肌之间的平衡来保持，如果股内侧肌产生了触发点，其力量就会减弱，平衡就会被打破。因此，治疗膝关节闭锁的关键是保持股内侧肌和股外侧肌的平衡[1]。

用按摩棒按摩大腿两侧或把大腿放在泡沫轴上滚动时，如果感到疼痛，其根源主要是股外侧肌触发点。很多运动员甚至物理治疗师都错误地把这些敏感症状归结为髂胫束出了问题。如果是髂胫束的问题，按摩的重点部位应是阔筋膜张肌和臀大肌。股外侧肌的疼痛有可能是阔筋膜张肌和臀大肌中的卫星触发点导致的，也可能是因为压迫到了坐骨神经。

股外侧肌触发点的成因

如果做过多腿部运动（如跑步、骑自行车、滑旱冰或滑雪等），会导致股外侧肌产生触发点，其症状却常常出现在膝部。很多活动都会造成股四头肌承受过大的负荷，因此很多人的股外侧肌有潜在触发点，只是自己不知道。如果股外侧肌直接受到损害，触发点立刻就会在股外侧肌中产生。长时间保持腿部僵直不动也会导致触发点产生。虽然在治疗中使用护膝或者夹板可以防止膝部屈曲，但这会导致股外侧肌产生触发点。因此，腿部或膝部伤愈后，我们需要排查和按摩股四头肌触发点。

股外侧肌触发点的按摩技法

从图 9.18~图 9.22 可知，股外侧肌触发点的牵涉痛区比较广。要找到膝部的触发点，首先要找到髂胫束，髂胫束位于膝部上方、大腿外侧。图 9.18 中的触发点就位于髂胫束前面、膝关节上面。图 9.19 中的触发点位于髂胫束后面、不到腘绳肌肌腱的位置。这两个触发点会将疼痛传递到膝部侧面和后面。在股外侧肌的五组触发点中，有四组位置靠下，这些触发点都可以用"被支撑的手指"或像尖头按摩器这样的便携工具进行按摩。

最上端的一个触发点位置较高，用手按摩的话不好用力，可以采取侧卧的姿势，将网球放在大腿下方（图 9.23），利用身体的重量进行按压。大腿前后移动就可以控制按摩的方向。晚上睡觉时用这个方法按摩特别方便。触发点按摩杖、S 形按摩钩、尖头按摩器、泡沫轴或抵着墙壁的球（图 9.24，图 9.25）等都是按摩股外侧肌的好工具。还可以用手指指节按摩，同时用另一只手帮助用力按压。注意不要忽略肌肉后缘（位于大腿后部）的触发点。有些股外侧肌触发点位置比较深。

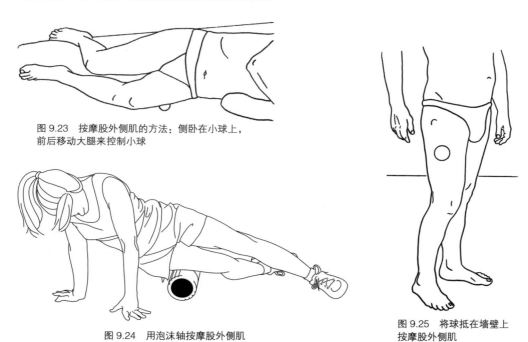

图 9.23　按摩股外侧肌的方法：侧卧在小球上，前后移动大腿来控制小球

图 9.24　用泡沫轴按摩股外侧肌

图 9.25　将球抵在墙壁上按摩股外侧肌

　　无论是职业运动员还是业余运动员，他们都应该掌握排查和按摩腿部肌肉中的触发点的基本技能。运动前后，自我按摩也可以作为拉伸肌肉、放松肌肉和预热肌肉的一种有用的补充。自我按摩可以预防运动伤害，因为它直接针对的是会导致肌肉缩短和肌肉损伤的触发点。

大腿内侧肌肉

　　大腿内侧有丰富的肌肉组织，因此也容易出现肌肉拉伤的情况，从而导致肌筋膜触发点产生（图 9.26）。可是，大腿内侧受到的关注较少，许多触发点都没有得到重视和处理。许多专业触发点按摩治疗师也常常忽略这个部位，因为这个部位接近隐私部位，按摩不太方便。实际上，这个部位的触发点比较常见，也容易误诊。女性在性生活中既会过度拉伸又会过度收缩这个部位的肌肉 [1]。

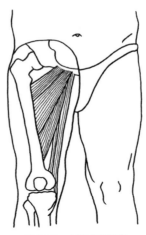

图 9.26　大腿内侧肌肉

大腿内侧位置较高的触发点会导致髋关节和骨盆内部疼痛。对女性来说，如果此部位有触发点，可能会导致性交疼痛，这容易被误认为有直肠、膀胱或妇科方面的问题；对男性来说，这些触发点导致的问题容易被误认为有直肠、膀胱、前列腺等方面的问题或者被误认为腹股沟疝气的症状。大腿内侧肌肉中的触发点导致的疼痛常常被误认为髋关节炎或膝关节炎的症状[1]。

> 如果你很担心自己的这些症状，不知道该怎么办，可以先和医生预约，然后开始对触发点进行按摩。等到预约的时间临近时也许你的问题已经解决了，此时你就可以取消和医生的预约了。

很多运动员和舞蹈家经历过的腹股沟拉伤实际上就是由大腿内侧肌肉触发点导致的。如果因突然滑倒而两腿被拉得过开，大腿内侧肌肉就会被拉伤。大腿内侧肌肉触发点引起的疼痛通常就出现在大腿内侧，少数情况下可能会扩散到膝部和胫部[1]。

大腿内侧肌肉的主要功能是使腿向内侧移动或者使两腿交叉，这种动作通常被称为内收。大腿内侧肌肉在行走和跑步的时候对稳定髋部也起重要作用。除此之外，在滑冰、滑雪和骑马等活动中这些肌肉也会非常用力[1]。

一些看起来很正常的和无害的行为（如从汽车里面出来或者坐进汽车里面、大步行走等），也可能会引发大腿内侧肌肉产生触发点。汽车的座位很矮或者坐着的时候跷二郎腿都会促使大腿内侧肌肉缩短，导致触发点产生。髋关节炎会促使大腿内侧肌肉产生触发点。髋部手术后的持续疼痛可能是大腿附近肌肉中的触发点导致的[1]。

大腿内侧肌肉中的触发点不难发现，这个区域有了触发点，触痛就会比较明显。下面让我们逐一了解大腿内侧的五块肌肉：耻骨肌、长收肌、短收肌、大收肌和股薄肌。

耻骨肌

耻骨肌是大腿内侧肌肉中位置最高的肌肉，位于腹股沟的褶皱深处。耻骨肌的形状及大小和欧洲古代女子头上戴的长齿梳子很相近，耻骨肌的纹理和梳子的齿很像。

耻骨肌连接耻骨外侧的骨盆和股骨背面，靠近股骨顶部，其功能是使大腿屈曲、内收和外旋，也正是通过这些动作，我们才可以让双腿交叉。

耻骨肌触发点引起的症状

戴伦，36 岁，是一名按摩治疗师。他右侧腹股沟有刺痛（这是耻骨肌出问题的典型症状），行走时疼痛加剧，尤其是大步行走的时候。他自己对肌肉很了解，因此他知道这是右侧耻骨肌的问题。前一天他玩飞盘的时候，在奔跑的过程中拉伤了右侧耻骨肌。他自己进行了深度按摩，一天后问题就解决了。

耻骨肌触发点导致的疼痛出现在腹股沟深处，即大腿和身体连接处（图 9.27），疼痛的感觉是刺痛或者剧痛，感觉来自髋部，这会让你从椅子上起身的时候需要一点儿时间来伸直身体和行走。这个触发点导致的疼痛常被误认为关节退行性病变或闭孔神经卡压的症状。需要注意的是，其他一些肌肉（如腰大肌、髂肌、腰方肌、股薄肌以及三块内收肌）的触发点可能会将疼痛传递到腹股沟[1][3]。

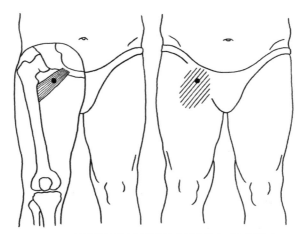

图 9.27 耻骨肌触发点及其牵涉痛区（按摩时注意避开这个部位的血管、神经和淋巴结）

耻骨肌触发点的成因

不小心滑倒或者摔倒会使耻骨肌过度收缩或者过度拉伸；跑步或体操运动中的强制收缩和拉伸会导致触发点产生；身体不适时强行劈叉尤其不明智；踢足球时用足背交叉运球会使耻骨肌过度工作；骑马时需要用腿夹住马身，这很容易使耻骨肌疲劳。

性生活可能会导致女性的耻骨肌以及其他大腿内侧肌肉产生触发点。久坐对耻骨肌很不好，尤其是坐着的时候跷二郎腿或者两腿用力并在一起。提重物时两腿张得特别开可能会拉伤耻骨肌。髋关节置换术可能会导致耻骨肌产生触发点，让患者无缘无故地疼痛[1]。

请阅读第三章内容，学习按摩的技法和拉伸的技巧，了解在治疗没有效果的情况下该怎么办。

耻骨肌触发点的按摩技法

耻骨肌位于腹股沟褶皱深处，即大腿和身体的连接处。在股三角底部、缝匠肌内侧可以触摸到耻骨肌（图 9.28）。股三角由腹股沟韧带（位于腹股沟褶皱处）、缝匠肌和长收肌围成（图 9.6 和图 9.31 可以帮助确定缝匠肌和长收肌的位置）。缝匠肌和长收肌收紧时就在大腿上部稍靠内的地方形成一个 V 字形。耻骨肌触发点就在腹股沟褶皱下方的大腿肌肌腹中。这个触发点在股动脉内侧，按压时感觉很像在按压有瘀青的部位。

耻骨肌可以用"被支撑的手指"按摩（图 9.29），将肌肉和触发点向大腿方向按压。坐着的时候也可以用对侧手的拇指触摸到它。穿过腹股沟的股神经、股动脉和血管都在这个区域，因此按摩时不要使用硬的按摩工具。小心一点儿的话，用拇指或者其他手指按摩是没有问题的。如果按摩时感觉到动脉在搏动，就把手指向旁边移一点儿。这个部位的按压很容易导致瘀青，按摩时要小心，既不要用力过度，也不要太频繁，要多按摩几天。还有一种方法可以按摩这块肌肉：躺下，一条腿屈起，把脚放在另一侧膝部旁；屈起的腿向外倒，与床形成约 45° 的夹角。这个姿势可以打开股三角，让你触碰到耻骨肌。

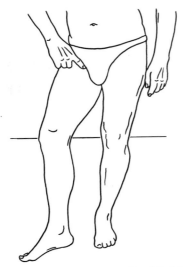 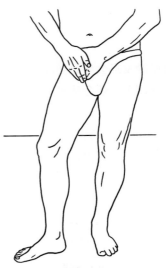

图 9.28 大腿内侧向前抬起可以单一收缩耻骨肌，使耻骨肌鼓起，帮助我们查找耻骨肌

图 9.29 用"被支撑的手指"按摩耻骨肌

长收肌和短收肌

长收肌和短收肌都连接股骨上部背面和耻骨。长收肌和耻骨肌完全覆盖住短收肌。长收肌相对来说较长，向下延伸到大腿内侧中部，其下端被股内侧肌覆盖。长收肌是大腿内侧肌肉中最明显和最容易辨认的。虽然长收肌和短收肌是不同的肌肉，但本质上它们的功能是一样的。为了方便，我们把这两块肌肉统称为"长收肌"。

长收肌触发点引起的症状

　　贝弗利，52 岁，由于右侧髋部深处剧烈疼痛，她不得不停止散步。医院的 X 射线检查提示她的髋关节软骨变薄，医生告诉她要通过髋关节手术来治疗，否则情况会继续恶化，将来她也许需要坐轮椅。贝弗利知道现在髋关节置换术比较普遍，她有医保，手术费用可以报销。

　　手术之前，在朋友的强烈建议下，贝弗利去见了一位按摩治疗师。一开始贝弗利持怀疑态度，她不相信自己的问题仅仅通过按摩就可以解决。不过她朋友让她去试试，反正没什么损失。按摩治疗师在贝弗利大腿内侧发现了触痛点，按压右侧大腿的触发点会引起右侧髋部疼痛，这和走路时髋部的疼痛是一样的。按摩治疗师教她自己按摩大腿，并为她安排了两个后续疗程。三个星期后，贝弗利髋部深处的疼痛消失了，她又可以每天早晨散步了。

长收肌触发点是导致腹股沟疼痛的最常见原因，其典型症状是髋部深处疼痛（图 9.30）。少数情况下，疼痛还会沿大腿内侧向下扩散到膝内侧，甚至胫部（图中未显示）。疼痛通常也会在激烈运动时出现，并在提拿重物时加剧。此外，大腿内侧肌肉收缩时疼痛也可能出现，比如髋部突然转动时就需要大腿内侧肌肉收缩。休息时肌肉疼痛可能会完全消失 [1]。

长收肌触发点会导致髋部僵硬，影响大腿朝各个方向活动，比如限制大腿外旋（将膝部转向外侧），还会让患者感觉大腿内侧被提拉收紧。肌肉收紧和疼痛会导致患者无法运动 [1]。

儿童腹股沟和大腿内侧疼痛往往是由长收肌触发点导致的。儿童如果运动过量，他们的长收肌最容易被损伤。这一类型的成长痛常常让医生束手无策，任其发展。其实，

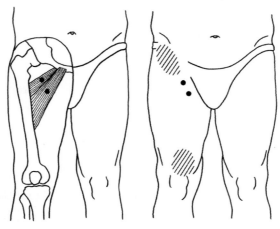

图 9.30　长收肌和短收肌触发点及其牵涉痛区

儿童身上的这些触发点和成人的一样，很容易通过自我按摩消除[1]。

关节炎对老人来说是一种常见病，其症状和触发点引起的症状很相似。不同之处在于，关节炎引起的疼痛在髋部表面，不在大腿内侧。然而，长收肌触发点引起的疼痛常常被误认为关节炎的症状。只须对长收肌进行按摩即可区分这两类问题：如果按摩后疼痛消失，那么疼痛就不是关节炎导致的。即使患者确实患有关节炎，若患者身上同时有触发点，疼痛也会加剧[1]。

长收肌触发点的成因

跨步太大或两腿分太开会过度拉伸并损伤长收肌。典型的情况是在冰上滑倒，这最容易拉伤腹股沟部位的肌肉。身体状态不好时进行运动会损伤肌肉，从而导致触发点产生。骑马时需要用双腿和膝部用力夹住马的身体，这会使长收肌过度工作。

身体比较冷和僵硬时运动很快就会导致肌肉产生触发点。即使你进行了热身并且身体状态不错，在开始做快速和剧烈的动作之前，还是要做一些简单的热身动作。

长收肌触发点的按摩技法

侧卧，下面的大腿屈曲，此时长收肌会收缩并鼓起来，这样可以轻松找到长收肌（图9.31）。图中箭头 A 指向的是长收肌，B 指向的是大收肌。大收肌我们将在下一节讲述。

将膝部在床上稍稍抬高，长收肌就会收缩，越靠近腹股沟长收肌就鼓得越明显，我们能用拇指和其他手指捏住（图9.32）。大收肌位于长收肌后方，也可以用拇指和其他手指捏住（图9.33）。这种单一肌肉收缩的方法也可以坐在椅子上使用。

> 某些饮食习惯可能会导致触发点难以消除。请阅读第二章"导致触发点产生的帮凶"这一部分内容，了解更多阻碍消除触发点的因素。

按摩长收肌时，可以坐在床沿，将腿抬起放在床沿上（这种姿势可以让肌肉处于放松状态），用"被支撑的手指"按摩（图9.34）。你也可以坐在椅子上用触发点按摩杖或者任何棍状工具来按摩长收肌或其他大腿内侧肌肉。

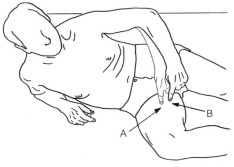

图 9.31　通过从床上抬起右腿来单一收缩长收肌（A）和大收肌（B），这样可以找到这两块肌肉

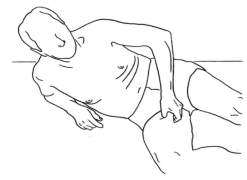

图 9.32　用拇指和其他手指捏住长收肌

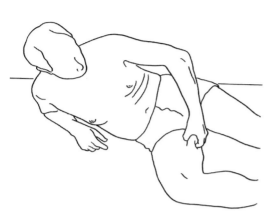

图 9.33 用拇指和其他手指捏住大收肌

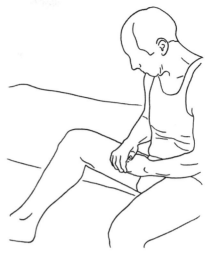

图 9.34 用"被支撑的手指"或"被支撑的指节"按摩长收肌

大收肌

大收肌是人体中的第三大肌肉，它起于耻骨和坐骨之间的胯裆，之后分为三条沿着股骨背面一直向下，最长的一条止于膝部上端。大收肌不同部位的肌纤维走向不同，因此它具有多种功能。大收肌最主要的功能是使大腿内收，也就是使双腿并拢。另外，在走路和跑步时，大收肌帮助稳定骨盆和伸展大腿。

虽然大收肌的结构比较复杂，但还是值得研究和学习，因为大收肌触发点会导致卡萝尔遇到的类似问题。

卡萝尔，23 岁，钢琴专业的研究生，因为手部疼痛接受过按摩治疗。在按摩进行到第三个疗程时，她问按摩治疗师能否治疗性交疼痛。在按摩治疗师的鼓励下，卡萝尔说出了她的隐情。她已经有 5 年的性生活史，一直以来性交时都伴有强烈的阴道疼痛，两腿张开时疼痛加剧。在进一步的询问中治疗师得知，她小时候就感觉大腿内侧比较紧，即使锻炼也不能很好地拉伸这个部位。她说平常走路或跑步时如果迈的步子比较大，就会有类似疼痛的感觉。

上大学后卡萝尔也去校医院看过，医生说她很正常，建议她去进行心理咨询，或者在性交前喝一杯红酒。但这两种方法都不见效。

在按摩过程中，按摩治疗师发现卡萝尔大腿内侧上方有触痛点，就位于臀沟前面。让按摩治疗师按摩这个部位，卡萝尔觉得有些尴尬，于是她学会了自我按摩。经过几次练习，她学会坐在木制椅子上用网球按摩触痛点。回访中卡萝尔表示效果不错。

大收肌触发点引起的症状

大收肌上部的触发点会引起骨盆内疼痛（图 9.35）。这种疼痛出现的位置较深，可能是发散的，也可能是集中的、突发的刺痛，出现在耻骨、阴道、直肠、前列腺或膀胱。大收肌中部的触发点会导致大腿内侧从腹股沟一直到膝部疼痛和僵硬（图 9.36）[1]。

当大收肌用力收缩（如向侧面伸腿或屈曲髋部）时，源自触发点的疼痛就会加剧。由此就可能出现女性性交时骨盆内部疼痛的情况，让人误以为疼痛是由内脏问题或者妇科疾病引起的。此外，这个部位过度拉伸也会激活闭孔内肌（见第 197 页"盆底肌"）中的触发点。如果不了解肌筋膜在骨盆内部疼痛中的作用，很多症状就会被误诊和误治，甚至还会导致患者进行不必要的手术。在进行骨盆内部疼痛诊疗之前，很有必要检查是否有肌筋膜触发点，有时候简单的按摩就能消除疼痛[1]。

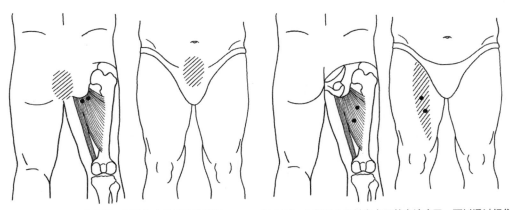

图 9.35　大收肌 1 号触发点及其牵涉痛区　　图 9.36　大收肌 2 号触发点及其牵涉痛区。可以通过捏住大腿内侧或者将肌肉抵在骨头上等方法按摩这些触发点

大收肌触发点的成因

爬楼梯、骑马时夹紧马身、滑雪时快速转弯等动作大收肌都会参与，这些动作做得过多就会导致触发点产生。进行体育锻炼时要注意，如果肌肉中已经存在触发点，那就要避免过度拉伸这些肌肉。

下楼时摔倒、在冰上行走也是大收肌出问题的常见原因，甚至连从汽车里出来或者坐进汽车里这样的动作也有可能导致大收肌出问题。两腿张开时突然承重以及两腿突然张开这样的动作也可能拉伤大收肌。

大收肌触发点的按摩技法

大收肌位于长收肌和短收肌后方（图 9.31，图 9.32，图 9.33）。你可以尝试用手指去区分这几块肌肉。

按摩工具可以是网球、长曲棍球或者直径为 45 毫米的高弹力球等。按摩大收肌上部的触发点时可以采取坐姿，坐在硬椅子或者凳子上。这个姿势不太好用图表示清楚球的位置，图 9.37 通过站姿来显示球的大致位置。也可以采取卧姿，屈曲膝部和髋部，用手指按摩这个部位。按摩时，疼痛可能会特别剧烈，不要急。这个触发点很关键，消除它可以解决很多问题。

　　大收肌 2 号触发点可以用"被支撑的手指"进行按摩，按摩姿势和图 9.34 所示的长收肌的按摩姿势相似，也要求将腿放在床沿上。也可以采取坐姿，用拇指和其他手指按摩这块肌肉，触发点就在你捏起的这一撮肉中间。除了用手指按摩，你也可以用触发点按摩杖或其他棍状工具按摩。

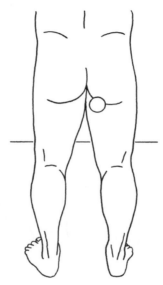

图 9.37　按摩大收肌 1 号触发点时可以坐在硬的椅子上，将球放在如图所示的位置

股薄肌

　　又薄又扁的股薄肌是人体中第二长的肌肉，其长度仅次于缝匠肌。股薄肌起于耻骨，沿大腿内侧往下，止于膝部下方的胫骨粗隆内侧，具有使髋关节和膝关节屈曲的功能。这块肌肉通常处于比较放松的状态，不大容易承受太大的负荷。股薄肌触发点通常是由其他大腿内侧肌肉触发点的牵涉痛引起的。

　　股薄肌触发点引起的疼痛通常位于触发点所在位置，不会被传递到身体其他部位（图9.38）。股薄肌触发点可能会出现在这块肌肉中的任何部位，图 9.38 只显示了两个。触发点导致的疼痛位于大腿内侧皮肤下面，是一种发热的刺痛，也可能是一种弥散性疼痛。疼痛不会因姿势改变而消失，休息时也会存在，但有时候走路会使疼痛减轻 [1]。

　　股薄肌触发点在大腿内侧的疼痛区和缝匠肌触发点的相同。拉伸对这两块肌肉所引发的问题没有什么效果。

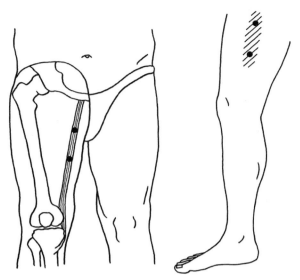

图 9.38　股薄肌触发点及其牵涉痛区

股薄肌是大腿内侧肌肉中最浅的肌肉，位于皮下，但要将股薄肌和其他内收肌区分开还是不大容易，除非你比较瘦。然而，股薄肌触发点还是可以找到的，沿大腿内侧按压并查找位置比较浅的触痛点即可。按摩技法是，用"被支撑的手指"按摩或者用手指捏浅表组织。

腘绳肌

你可能不清楚什么是腘绳肌，也不知道它们在什么位置。腘绳肌包括三块特别强健却纤细的肌肉，覆盖着大腿后部（图 9.39）。潜在触发点导致的腘绳肌收紧的情况十分常见。腘绳肌触发点导致的疼痛和僵硬症状在儿童和成人身上都比较常见[1]。

腘绳肌拉伤甚至撕裂经常发生在运动员身上，这样的损伤是由令肌肉无法正常拉长的腘绳肌触发点导致的。肌肉一旦有了触发点，即使运动员进行了常规的热身运动也无济于事，还是容易导致拉伤或出现其他物理性损伤。如果对触发点有一定的了解，懂得如何使触发点失活，运动员就能大幅度减少对腘绳肌的损伤。在下面这个病例中，由于治疗的时候没有考虑到触发点的因素，腘绳肌损伤对内森造成了长远的影响[1]。

内森，21 岁，任职于一家快递公司，工作时下背部肌肉严重拉伤。他去了急诊，医生给他开了些止痛药和骨骼肌松弛药。但服药后没有效果，他无法继续工作了。

做了几个疗程的背部和臀部肌肉按摩后，内森的背部疼痛消除了，但他腿后部仍然僵硬，无法弯腰捡东西。内森回忆起来，中学时，他在一次跨栏中拉伤了大腿后部肌肉，从那时候开始他的大腿就出现了这种僵硬的症状，从此他不得不停止体育运动。近五年来，受伤的那条腿后部时常疼痛，他无法弯腰碰到脚趾。僵硬的大腿后部肌肉不仅使他无法弯腰，也不可避免地导致了背部拉伤。

内森开始进行自我按摩。他将网球套在长筒袜中，坐在硬的木椅子上面，让肌肉慢慢地拉长。终于，他恢复了信心，回到了自己的工作岗位。虽然肌肉中还有旧伤，但他终于可以弯下腰碰到自己的脚趾了。

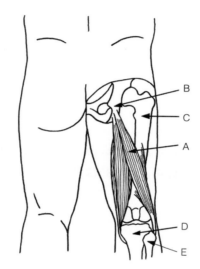

图 9.39 A. 腘绳肌；B. 坐骨；C. 股骨；D. 胫骨；E. 腓骨

股二头肌

股二头肌靠近大腿的外侧。它和上臂的肱二头肌一样，分为两头。

股二头肌的长头起于坐骨，短头起于股骨背面，往下延伸，止于腓骨（小腿外侧较细的骨头）顶端，其功能是伸髋屈膝，走路、跑步、跳跃等都涉及伸髋屈膝的动作。腘绳肌在走路和静止站立时能起到防止身体向前倾的作用。髋部向前屈曲时，腘绳肌起到控制屈曲幅度的作用。

股二头肌触发点引起的症状

源自股二头肌触发点的疼痛是一种钝痛，位于膝后部（图 9.40）。疼痛通常倾向于向大腿外侧传递，有时候集中于腓骨顶端。股二头肌触发点导致的不适有时候向上可达大腿后部，向下可达小腿上部（图中未显示）[1]。

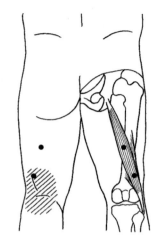

图 9.40　股二头肌触发点及其牵涉痛区

股二头肌触发点的成因

髋部或者膝部长时间屈曲会导致腘绳肌出问题。久坐不动的生活方式对腘绳肌不利，会使其收缩变硬。椅子如果对大腿后部造成很大的压力，也会促使腘绳肌触发点产生。踢足球、打排球、打篮球等运动常常会对腘绳肌造成损伤，尤其是在状态不佳的时候腘绳肌更容易受伤。如果腘绳肌存在潜在触发点，肌肉会缩短且变得无力，再进行游泳、骑自行车等运动就会损伤[1]。

大腿和髋部肌肉的活动是相互关联的，一块肌肉受损，其他肌肉也会出问题。例如，股四头肌收紧，腘绳肌就会被过度拉伸，需要特别用力才能行使其职能，这就会导致触发点产生。腘绳肌中的触发点会引起骨盆后倾（或者前倾，比如尾骨向下卷），导致臀部肌肉承受额外的压力，因为髋部屈曲时腘绳肌和臀部肌肉都要拉长。由腘绳肌触发点导致的肌肉无力会导致膝部屈曲时缝匠肌、股薄肌、腓肠肌、跖肌等承受额外的压力。因此，髋部和大腿常常有多个触发点。

股二头肌触发点的按摩技法

可以通过触摸股二头肌和其他腘绳肌之间的沟来找到股二头肌，这条沟正好在大腿后部的中间。方法是，采取坐姿，脚置于地板上，收缩大腿后部的肌肉（做类似于把腿向后拉的动作），这个动作会使股二头肌鼓起，此时也可以在腘窝外侧触摸股二头肌长头的肌腱。这条肌腱止于腓骨顶端。请看图 9.40，这块肌肉从上往下（从坐骨到腓骨顶端）斜穿过大腿后部。股二头肌短头位于长头下方，被长头遮盖，图 9.40 中两条大腿下端的两个黑点代表的是股二头肌短头中可能存在的触发点。

如果用手按摩腘绳肌触发点，手掌和手指很快就会疲劳。无论采取坐姿还是站姿，使用触发点按摩杖或其他棍状工具（图 9.41）都很方便。使用触发点按摩杖时注意利用杠杆原理来省力。使用网球、高弹力球、长曲棍球等时需要坐在较硬的平面上，如木椅子或者木凳子上（图 9.42）。要避开淋巴结、血管和神经，不要将球放在膝后部滚动。按摩膝后部需要小心，请参考本章后面"膝后部肌肉"的内容。

　　要预防腘绳肌出问题，就要尽量减少椅子、沙发和汽车座椅对大腿后部造成的压力。如果坐着的时候脚不能着地，可以用东西把脚垫起来，避免把腿部全部的力量都压在椅子上。腿短的人不管坐在哪里都可能导致腘绳肌出问题，腿长的人坐在汽车座椅或者很深的沙发椅上，其腘绳肌也可能会出问题。

　　腘绳肌中的潜在触发点不易察觉，即使它们已经造成了问题，你也不容易将这些问题和它们联系起来。因此，我们需要常常自我检查腘绳肌，一旦有触发点就要进行按摩治疗，这样才能防止这些肌肉进一步损伤，也能防止这些肌肉中的触发点产生连锁反应，影响别的肌肉。

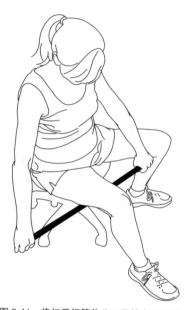

图 9.41　将扫帚把等作为工具按摩腘绳肌

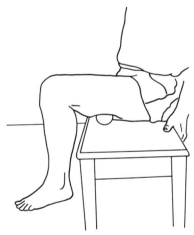

图 9.42　坐在木椅子或木凳子上，用球按摩腘绳肌。避免在膝后部柔软多肉的部位用球滚压

半腱肌和半膜肌

　　半腱肌和半膜肌构成了腘绳肌的另一半，与股二头肌在力量上形成互补和对抗。从它们的名称就可以看出，这两块肌肉一半是由强健的肌腱样组织构成的。这两块肌肉一起工作，因此我们讨论时也将它们看成一个整体，合称为"半肌"。

半肌触发点引起的症状

　　源自半肌触发点的疼痛主要出现在大腿后部靠近臀沟的较高部位（图 9.43），有时候可能会沿大腿内侧下行至小腿（图中未显示）。在这种情况下，整个大腿后部（从臀沟至小腿上部）都会有触痛感。如果半肌触发点引发的疼痛出现在膝部，这种疼痛比源自股二头肌触发点的刺痛更严重，也比源自股二头肌的疼痛更靠近膝部内侧[1]。

半肌触发点导致的疼痛和僵硬常常被误认为腘绳肌肌腱炎的症状。腘绳肌触发点导致的疼痛分布范围较广，也可能被误诊为坐骨神经痛。在没有确诊前，应该排查是否有触发点，再考虑做一些创伤性检查和治疗[1]。

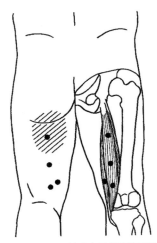

图 9.43　半肌触发点及其牵涉痛区

半肌触发点的成因

半肌起于坐骨，止于胫骨顶端内侧，主要功能是伸髋屈膝。最大限度地屈曲髋关节和伸展膝关节时，半肌被拉伸到最长，此时半肌很容易受伤。踢足球时将球踢出去之后的一瞬间，身体就处于这种状态。跨栏或体操运动中的劈腿动作也会让腘绳肌有受伤的风险。

过度拉伸会导致半肌产生触发点，但活动太少导致拉伸太少，比如在家里、工作或开车时，整天或者整晚地坐着，也会导致半肌缩短[1]。

腘绳肌收紧往往是下背部长期疼痛的根源。腘绳肌收紧会引起骨盆后倾（尾骨向下卷），使下背部的曲线变平，并扭曲背部和臀部的结构，其结果是形成驼背的姿势，以及颈部和肩背部肌肉疲劳。腘绳肌收紧产生的连锁反应会间接导致身体其他部位疼痛，如下颌、脸部和头部疼痛，这些部位离腘绳肌非常远。有时候慢性头痛的根源也在腘绳肌[1]。

半肌触发点的按摩技法

按摩前先在大腿后部靠内处找到半肌。采取坐姿，和图9.42中按摩股二头肌一样，坐在木椅上，将网球、直径为60毫米的高弹力球或长曲棍球置于大腿下面，对整个大腿后部进行排查。可将大腿后部放在球上，让球左右滚动，一定要把大腿后部所有地方检查一遍。不要把球放在膝后部滚动，这样可以避开淋巴结、血管和神经。按摩膝后部要小心，请参考下面关于"膝后部肌肉"的相关内容。检查时可适当向内转动大腿，确保内侧肌肉也被检查到。大部分半肌触发点位于大腿的中、下部，不过有时候也会出现在坐骨下面。图9.43中两条大腿下半部分中的黑点代表半膜肌中可能存在的触发点，半膜肌被半腱肌覆盖。腘绳肌中的触发点不易察觉，需要专门进行排查。

腘绳肌中的几块肌肉有一个共同的特点：一旦有了触发点就无法被完全拉伸，触发点会抑制肌纤维拉长，只有在触发点失活后肌肉才能被完全拉伸。运动前的拉伸可能会让你误以为腘绳肌已经得到恰当的处理了，实际上没有。未经处理的触发点会让你在运动中有受伤的风险。

膝后部肌肉

通常来说，腘窝是个比较危险的部位，因为这里分布着许多神经、血管和淋巴结，这些神经、血管和淋巴结上面没有别的组织覆盖和保护。纵然如此，只要采用下面介绍的方法，你就可以对这个部位的肌肉进行按摩。膝后部有两块重要的肌肉：腘肌和跖肌。

腘肌

腘肌是位于腘窝底部的一小块肌肉，位置比较隐蔽，因此在我们排查触发点的时候常常容易被忽略。

腘肌起于股骨外侧下端，止于胫骨后部顶端，其功能是使膝关节屈曲。它与后交叉韧带一起防止股骨向前移位。如果韧带受损，腘肌的负担则会加重，从而产生触发点。即使做了韧带修复手术，因为有触发点，由触发点导致的疼痛可能仍会持续存在。

腘肌触发点引起的症状

腘肌触发点会导致腿伸直时膝后部疼痛（图9.44）。收紧的腘肌会阻碍膝关节正常锁定。出现这种情况的话，通常人们首先想到的是股二头肌触发点的问题，若股二头肌触发点失活后问题仍然存在，人们才考虑是不是腘肌出了问题。

如果腘肌有触发点，人们走路、跑步和下蹲都会疼痛，下坡或者下楼梯时疼痛会加剧。很多登山者常常在下山时膝后部刺痛，其根源往往就是腘肌触发点。

由腘肌触发点导致的膝部疼痛常常被误认为贝克囊肿、肌腱炎、韧带撕裂和半月板或其他膝关节组织损伤的症状。尽管意外和激烈的对抗性运动确实会给膝部带来物理性损伤，但膝部疼痛并不意味着就需要进行手术。如果膝部出现了疼痛或其他问题，我们首先要做的是在控制膝部的肌肉中排查触发点[1]。

腘肌触发点的成因

造成腘肌过度使用的情况有跑步、扭腰、滑行、奔跑（如在足球、垒球运动中快速

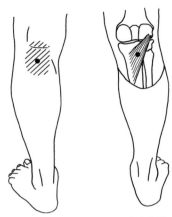

图 9.44　腘肌触发点及其牵涉痛区

改变方向）等。腘肌在打网球、打排球以及田径比赛中也常常被拉伤。滑雪下山和徒步下山等对腘肌的损伤也比较大。有人为了减轻疼痛而戴着护膝，实际上这反而会给腘肌带来麻烦，因为护膝会限制肌肉的正常活动，阻碍肌肉正常行使其职能[1]。

腘肌触发点的按摩技法

在腘肌触发点的治疗中，首先需要注意的是避开腘窝周围的神经、血管和淋巴结，请阅读第三章"按摩禁忌"的内容。其次是通过单一肌肉收缩来查找腘肌。采取坐姿，两脚不断内旋（两脚脚趾相碰），同时将手指放在小腿内侧、膝部往下 5 厘米左右的位置，在脚内旋时你的手指就能感到腘肌在收紧。腘肌在腓肠肌的后方。你可以直接按摩腘肌，也可以通过按摩腓肠肌来按摩腘肌，按摩手法如图 9.45 和图 9.46 所示。这个

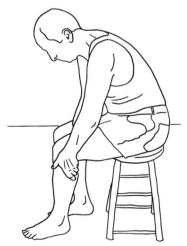

图 9.45　用双手手指按摩腘肌（请仔细阅读文中内容，找到腘肌，并且避开血管和神经）

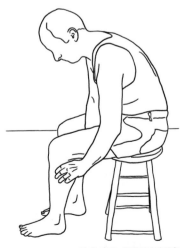

图 9.46　用双手拇指按摩腘肌（请仔细阅读文中内容，找到腘肌，并且避开血管和神经）

部位的按摩只能用手，请不要使用任何硬质工具。

如果腘肌以及其他大腿后部肌肉产生了触发点，请先处理触发点，然后进行肌肉拉伸。这些肌肉中的触发点会抑制肌肉的拉伸，触发点失活前的拉伸都是没有效果的。尽量避免穿高跟鞋，穿高跟鞋会导致膝部屈曲，进而使腘肌收缩变短。久坐不动的生活方式也是肌筋膜的天敌。不要为了保持体形而突然进行粗暴而疯狂的锻炼，锻炼需要在专业指导下循序渐进地进行。

> 久坐不动的生活方式也是肌筋膜的天敌。

跖肌

跖肌也是膝后部的一小块肌肉。"跖"是脚掌的意思。跖肌肌腹短小、肌腱细长，其功能是和小腿肌肉一起使踝部屈曲，并在脚尖点地时使脚掌屈曲。

跖肌起于股骨下端（和腘肌的起始位置相近），然后往下，其细长的肌腱止于跟骨和跟腱连接处。跖肌很小，如果膝部和踝部同时过度拉伸，跖肌很容易被拉伤。膝部和踝部同时过度拉伸的情况是膝部伸直、踝部屈曲使脚尖尽力向上。例如，有时候小孩子为了好玩，脚掌不落地，用两脚的足跟走路，这种情况下跖肌就会被拉伸。上台阶时失足下滑也是损伤跖肌的一个例子。

跖肌触发点引发的疼痛通常集中在膝后部，也可能扩散到小腿上部（图9.47）。按摩跖肌首先要注意避开腘窝周围的神经、血管和淋巴结，请阅读第三章"按摩禁忌"中的内容。按摩时采取坐姿，膝部屈曲成90°。跖肌触发点位于膝后部靠外侧。按摩时请用指尖轻柔按摩腘窝褶皱下方。按摩手法和腘肌的按摩手法相似（图9.45，图9.46）。

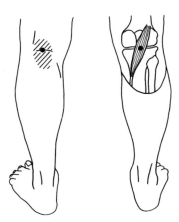

图9.47 跖肌触发点及其牵涉痛区

第十章

小腿、踝部和足部疼痛

小腿和踝部疼痛

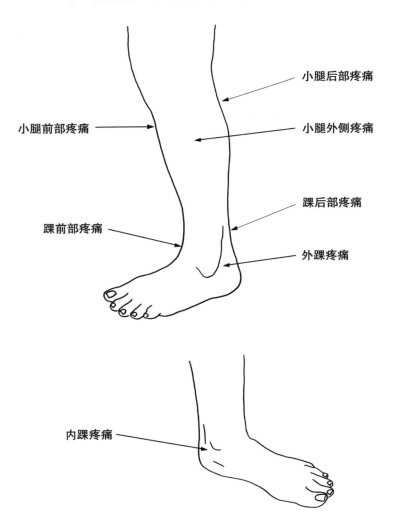

小腿后部疼痛

小腿前部疼痛

小腿外侧疼痛

踝后部疼痛

踝前部疼痛

外踝疼痛

内踝疼痛

引起疼痛的触发点所在肌肉索引

小腿和踝部

　　下方用加粗字体显示的是疼痛发生的主要区域，用非加粗字体显示的是疼痛发生的次要区域或者牵涉痛区。以下肌肉是按照其引发问题的可能性大小排列的。读者还可以参考"引起其他症状的触发点所在肌肉索引"。这些索引可以登录"新先驱"网站下载。

踝后部疼痛
比目鱼肌（第 297 页）
胫骨后肌（第 300 页）
趾长屈肌（第 301 页）

小腿后部疼痛
比目鱼肌（第 297 页）
臀小肌（第 224 页）
腓肠肌（第 293 页）
半腱肌（第 265 页）
半膜肌（第 265 页）
趾长屈肌（第 301 页）
胫骨后肌（第 300 页）
跖肌（第 269 页）

踝前部疼痛
胫骨前肌（第 281 页）
第三腓骨肌（第 292 页）
趾长伸肌（第 285 页）
拇长伸肌（第 285 页）

小腿前部疼痛
胫骨前肌（第 281 页）
长收肌（第 256 页）

内踝疼痛
拇展肌（第 310 页）
趾长屈肌（第 301 页）
比目鱼肌（第 297 页）

外踝疼痛
腓骨长肌（第 289 页）
腓骨短肌（第 291 页）
小趾展肌（第 311 页）
第三腓骨肌（第 292 页）

小腿外侧疼痛
腓肠肌（第 293 页）
臀小肌（第 224 页）
腓骨长肌（第 289 页）
腓骨短肌（第 291 页）
股外侧肌（第 250 页）

足部疼痛

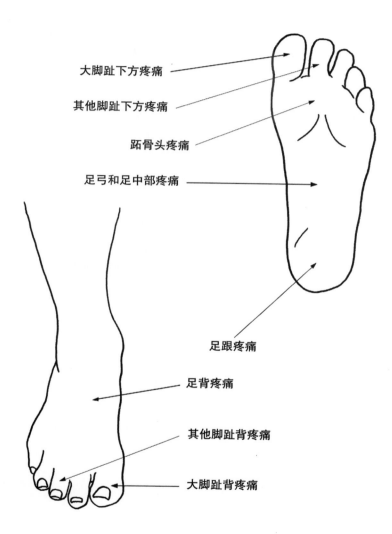

大脚趾下方疼痛

其他脚趾下方疼痛

跖骨头疼痛

足弓和足中部疼痛

足跟疼痛

足背疼痛

其他脚趾背疼痛

大脚趾背疼痛

引起疼痛的触发点所在肌肉索引

足部

下方用加粗字体显示的是疼痛发生的主要区域，用非加粗字体显示的是疼痛发生的次要区域或者牵涉痛区。以下肌肉是按照其引发问题的可能性大小排列的。读者还可以参考"引起其他症状的触发点所在肌肉索引"。这些索引可以登录"新先驱"网站下载。

足弓和足中部疼痛

腓肠肌（第 293 页）
趾长屈肌（第 301 页）
踇收肌（第 314 页）
比目鱼肌（第 297 页）
踇展肌（第 310 页）
胫骨后肌（第 300 页）

跖骨头疼痛

踇短屈肌（第 314 页）
趾短屈肌（第 312 页）
踇收肌（第 314 页）
踇长屈肌（第 301 页）
骨间肌（第 307 页）
小趾展肌（第 311 页）
趾长屈肌（第 301 页）
胫骨后肌（第 300 页）
小趾短屈肌（第 314 页）

足跟疼痛

比目鱼肌（第 297 页）
足底方肌（第 313 页）
踇展肌（第 310 页）
胫骨后肌（第 300 页）
小趾展肌（第 311 页）
腓肠肌（第 293 页）

大脚趾背疼痛

胫骨前肌（第 281 页）
踇长伸肌（第 285 页）
踇短屈肌（第 314 页）

足背疼痛

趾短伸肌（第 307 页）
踇短伸肌（第 307 页）
趾长伸肌（第 285 页）
踇长伸肌（第 285 页）
踇短屈肌（第 314 页）
骨间肌（第 307 页）
胫骨前肌（第 281 页）

其他脚趾背疼痛

骨间肌（第 307 页）
趾长伸肌（第 285 页）

大脚趾下方疼痛

踇长屈肌（第 301 页）
踇短屈肌（第 314 页）
胫骨后肌（第 300 页）

其他脚趾下方疼痛

趾长屈肌（第 301 页）
胫骨后肌（第 300 页）

引起其他症状的触发点所在肌肉索引

跟腱炎

胫骨后肌（第 300 页）
比目鱼肌（第 297 页）
腓肠肌（第 293 页）

踝关节扭伤

腓骨长肌（第 289 页）
腓骨短肌（第 291 页）
第三腓骨肌（第 292 页）

爪形趾

趾长屈肌（第 301 页）

小腿抽筋

腓肠肌（第 293 页）
趾长伸肌（第 285 页）

锤状趾

趾长屈肌（第 301 页）
趾长伸肌（第 285 页）

莫顿脚

腓骨长肌（第 289 页）
腓骨短肌（第 291 页）
第三腓骨肌（第 292 页）
胫骨后肌（第 300 页）
趾长屈肌（第 301 页）
蹈长屈肌（第 301 页）

麻木和刺痛

小腿及足部麻木和刺痛

梨状肌（第 227 页）

大脚趾麻木和刺痛

第一骨间肌（第 307 页）

其他脚趾麻木和刺痛

小趾短屈肌（第 314 页）
蹈短屈肌（第 314 页）
蹈收肌（第 314 页）
骨间肌（第 307 页）

足背麻木和刺痛

腓骨长肌（第 289 页）

足底筋膜炎

比目鱼肌（第 297 页）
腓肠肌（第 293 页）
足底方肌（第 313 页）
趾短屈肌（第 312 页）
蹈展肌（第 310 页）
小趾展肌（第 311 页）

活动时疼痛或活动困难

休息时疼痛

蹈展肌（第 310 页）
小趾展肌（第 311 页）
趾短屈肌（第 312 页）

踝部活动时疼痛或活动困难

胫骨前肌（第 281 页）

上楼或登山时膝后部疼痛或者上楼或登山困难

腓肠肌（第 293 页）
比目鱼肌（第 297 页）

从地上拾物时疼痛或拾物困难

比目鱼肌（第 297 页）

背屈（足背向上屈曲）时疼痛或背屈困难

比目鱼肌（第 297 页）
胫骨前肌（第 281 页）

足下垂

胫骨前肌（第 281 页）
腓骨长肌（第 289 页）
趾长伸肌（第 285 页）

脚掌拍地时疼痛或脚掌拍地困难

胫骨前肌（第 281 页）
趾长伸肌（第 285 页）

足部和踝部疼痛或肿胀

比目鱼肌（第 297 页）

跑步时疼痛或无法跑步

比目鱼肌（第 297 页）
胫骨后肌（第 300 页）

站立时疼痛或无法站立

趾长屈肌（第 301 页）
趾短屈肌（第 312 页）
蹈长屈肌（第 301 页）

站立时无法前倾

腓肠肌（第 293 页）

屈曲足部伸直膝部时疼痛或无法通过屈曲足部来

伸直膝部

腓肠肌（第 293 页）

踝部不稳（又见莫顿脚）

腓骨长肌（第 289 页）
腓骨短肌（第 291 页）
第三腓骨肌（第 292 页）

行走时疼痛或无法行走

胫骨前肌（第 281 页）
胫骨后肌（第 300 页）
腓肠肌（第 293 页）
比目鱼肌（第 297 页）
趾长屈肌（第 301 页）
蹈长屈肌（第 301 页）
趾短屈肌（第 312 页）
蹈短屈肌（第 314 页）

下楼或下山时疼痛或者无法下楼或下山

比目鱼肌（第 297 页）

快步行走时疼痛或无法快步行走

比目鱼肌（第 297 页）
腓肠肌（第 293 页）

在斜坡上行走时疼痛或无法在斜坡上行走

腓肠肌（第 293 页）

胫骨骨膜炎

胫骨前肌（第 281 页）

触痛

跟腱触痛

比目鱼肌（第 297 页）

踝部触痛

胫骨前肌（第 281 页）
第三腓骨肌（第 292 页）

大脚趾触痛

胫骨前肌（第 281 页）

脚掌前部触痛

蹈收肌（第 314 页）
趾长屈肌（第 301 页）
趾短屈肌（第 312 页）

足跟触痛

比目鱼肌（第 297 页）
足底方肌（第 313 页）

脚趾两侧触痛

骨间肌（第 307 页）

足背触痛

趾长伸肌（第 285 页）
蹈长伸肌（第 285 页）

踝部无力

胫骨前肌（第 281 页）
趾长伸肌（第 285 页）
腓骨长肌（第 289 页）
腓骨短肌（第 291 页）
第三腓骨肌（第 292 页）

疼痛区图示索引

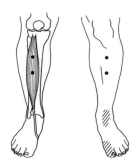

胫骨前肌触发点及其牵涉痛区
（第 283 页）

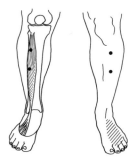

趾长伸肌触发点及其牵涉痛区
（第 286 页）

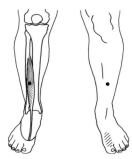

姆长伸肌触发点及其牵涉痛区
（第 286 页）

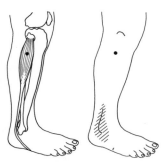

腓骨长肌触发点及其牵涉痛区
（第 290 页）

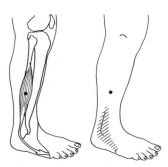

腓骨短肌触发点及其牵涉痛区
（第 292 页）

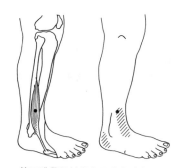

第三腓骨肌触发点及其牵涉痛区
（第 293 页）

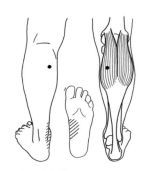

腓肠肌 1 号触发点及其牵涉痛区
（第 295 页）

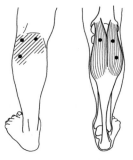

腓肠肌其他触发点及其疼痛区
（第 295 页）

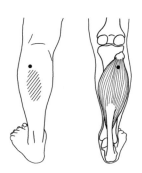

比目鱼肌 1 号触发点及其牵涉
痛区（第 298 页）

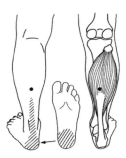

比目鱼肌 2 号触发点及其牵涉痛区（第 298 页）

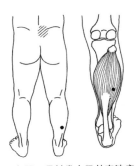

比目鱼肌 3 号触发点及其牵涉痛区（第 298 页）

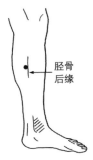

比目鱼肌 4 号触发点及其牵涉痛区（第 298 页）

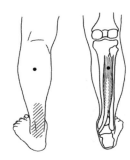

胫骨后肌触发点及其牵涉痛区（第 300 页）

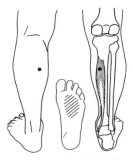

趾长屈肌触发点及其牵涉痛区（第 302 页）

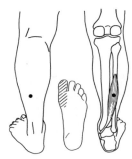

踇长屈肌触发点及其牵涉痛区（第 302 页）

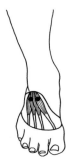
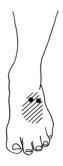

趾短伸肌和踇短伸肌触发点及其牵涉痛区（第 308 页）

骨间肌触发点及其牵涉痛区。骨间肌位于跖骨间（第 308 页）

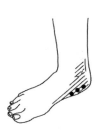

踇展肌触发点及其牵涉痛区（第 310 页）

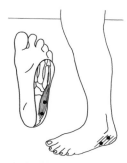

小趾展肌触发点及其牵涉痛区
（第 312 页）

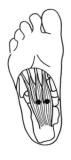

趾短屈肌触发点及其牵涉痛区
（第 312 页）

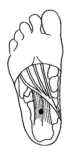

足底方肌触发点及其牵涉痛区
（第 313 页）

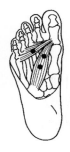

𧿹收肌触发点及其牵涉痛区
（第 314 页）

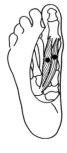

𧿹短屈肌触发点及其牵涉痛区
（第 314 页）

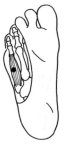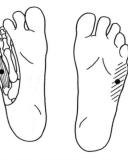

小趾短屈肌触发点及其牵涉
痛区（第 315 页）

小腿、踝部和足部疼痛

劳拉，25 岁，在纽约度假期间，整天逛街游览，在水泥路面上行走时间过长，结果导致足部剧烈疼痛，不得不叫出租车去急诊中心看医生。在急诊中心，医生建议她多休息并且不要走路，给她开了止痛药萘普生。劳拉吃了药，也休息了，可是足部疼痛并没有消失。她每天待在酒店里眼睁睁地看着宝贵的假期一天天过去。

碰巧劳拉住的酒店有一位按摩治疗师，他教劳拉按摩小腿来解决她足部疼痛的问题。其实在此之前劳拉自己也时不时地按摩足部，不过没什么效果。这一次按摩治疗师教她按摩小腿后部肌肉和胫部肌肉，很快劳拉走路就不痛了。经过一晚上的休息和早晚的按摩，第二天早上劳拉又可以出门游玩了，不过由于浪费了一些时间，有一些行程不得不放弃了。为了减少走路，她还坐了几次出租车。她知道，长时间行走会造成肌肉紧张，导致疼痛再次出现。不过，她现在已经有消除疼痛的法宝了。

> 你可能不知道，小腿上其实有 11 块肌肉是控制足部的……如果足部出了问题，其根源可能不仅仅在足部，有时候在小腿后部或者胫部，此时你对足部的按摩全都是徒劳的。

你可能不知道，小腿上其实有 11 块肌肉是控制足部的，解剖学家将这些肌肉称为外足肌，意思是它们在足部以外行使其控制足部的职能；而足部的肌肉称为内足肌，意思是它们在足部内部行使其职能。因此，我们不难推断，如果足部出了问题，其根源可能不仅仅在足部，有时候在小腿后部或者胫部，此时你对足部的按摩全都是徒劳的。

另外，大部分踝部疼痛也都源自小腿肌肉中的触发点。踝前部的疼痛几乎都源自胫部肌肉，跟腱周围的疼痛通常源自小腿后部肌肉。有些情况下，踝部扭伤只是小腿外侧腓骨肌触发点的牵涉痛。很多踝部和足部的问题被误认为肌腱炎、足跟骨刺、韧带扭伤等，实际上对小腿肌肉进行简单的按摩就可以解决[1]。

当然，不少人踝部和足部出问题的原因是物理性损伤和先天畸形，但肌筋膜触发点往往也是原因之一。了解了触发点的知识，你完全能够消除小腿、踝部和足部的大部分疼痛。

胫部肌肉

小腿前部有三块重要的肌肉（图 10.1），其功能是使足部和脚趾抬起。这个功能很重要，想象一下，如果脚趾抬不起来，那人怎么走路呢？胫部肌肉还帮助足部适应凹凸不平的路面，帮助人体在站立时保持平衡。胫部肌肉因触发点而无力是跌倒的主要原因，跌倒容易导致物理性损伤，这对老人来说是非常危险的，容易导致骨折[1]。

胫部三块肌肉中的触发点会将疼痛传递到踝前部、足背和脚趾背，其中传递到大脚趾上的肌筋膜疼痛常被误认为痛风的症状。这三块肌肉中的触发点导致的其他问题还包括踝部无力、夜间抽筋、锤状趾、爪形趾、足背麻木和小腿前部麻木等[1]。

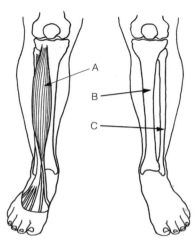

图 10.1 A.胫部肌肉；B.胫骨；C.腓骨

由胫部肌肉触发点导致的肌肉慢性紧张，可能会导致胫骨骨膜炎，这是一种由肌肉附着部位的紧张状态导致的剧烈疼痛。这种疼痛和触发点牵涉痛不同，但按摩却对它适用，因为通过按摩使触发点失活后，肌肉的慢性紧张就能消除，最终疼痛消失[1]。

胫部肌肉触发点如果引起肌肉慢性肿胀，则可能导致胫前骨筋膜室综合征，其后果是循环被阻、肌肉组织坏死。小腿有四个骨筋膜室，每个骨筋膜室内有数块肌肉，骨筋膜室之间由一片片厚厚的结缔组织隔开，因此每个骨筋膜室内的空间是有限的。骨筋膜室综合征的典型症状为整个骨筋膜室收紧并伴随触痛；室内压力升高，甚至导致筋膜破裂，这种情况就非常危险，必须通过手术才能减轻压力。如果触发点能得到及时处理，骨筋膜室综合征就不大可能出现[1]。

胫骨前肌

古罗马时代的人们用动物的胫骨做笛子，于是这种乐器自然就被称为胫笛。很多人对把管风琴上的哨管叫作胫笛不解，其实这就是其中的原委。

胫骨前肌位于胫骨外侧，起于胫骨顶端和胫骨前部上半部分，其长长的肌腱与胫骨前嵴平行，并下行穿过足背至足部内侧缘，止于足底。你如果抬起脚掌，就能看到踝前部凸起的肌腱。

胫骨前肌的这种结构使其能够帮助足部背屈和内翻（足底向内翻，踝部向外翻）。

走路时迈出一步后，足部背屈并从地面抬起，才能向前迈出下一步。足部背屈和内翻的动作对保持身体平衡和适应地面状况很重要。胫骨前肌触发点会引起无力、僵硬、麻木以及疼痛等症状，了解这些触发点就有可能解决这些问题。导致孩子踝部和足部生长痛最主要的一个因素就是胫骨前肌触发点。胫骨前肌触发点导致的疼痛在成人身上也很常见。以下就是两个典型的源于胫骨前肌触发点的病例[1]。

黛安娜，59岁，她的右踝前部和足背剧烈疼痛时她正在学习计算机，疼痛使得她一晚上几乎没睡，而且走路也很困难，第二天到了教室里她仍疼得龇牙咧嘴。恰好班上的同学中有一位按摩治疗师，她教黛安娜自己对胫骨旁边的痛点进行按摩。几分钟后，她的足部和踝部的疼痛就大大缓解了。她还教了黛安娜一个省力的方法：用另一只脚的足跟来按摩痛点。

黛安娜的问题源于她的坐姿。坐在电脑前的时候，黛安娜习惯把脚往后放在椅子下面，这样脚趾着地，踝部总是处于屈曲状态，致使胫骨前部肌肉长时间处于挛缩状态。

安迪，80岁，大脚趾慢性疼痛。走路时他的大脚趾经常挂住台阶或地毯的边缘，导致他摔倒，最严重的一次摔跤导致他髋骨骨折。为了安全，他不得不用上了拐杖。对于他这种情况，医生开了一些治疗中风的药，但实际上，他并没有中风的典型症状。医生开的药也不见效，大脚趾的疼痛仍然存在。

后来发现，安迪的小腿前部肌肉有一个触发点，一按，大脚趾就出现一模一样的疼痛。经过按摩，疼痛明显减轻。安迪还想到了一个省力的方法，那就是用拐杖下端的橡胶头来按摩。经过坚持不懈的按摩，安迪的"中风"消失了，他再也没有摔跤了。

胫骨前肌触发点引起的症状

胫骨前肌触发点会将疼痛传递到大脚趾背、大脚趾内侧和踝前部（图10.2），行走时疼痛会加剧。有时候疼痛会沿胫骨向上扩散（图中未显示）[1]。

大脚趾的疼痛常常被认为痛风和"草皮趾"的症状。其实脚趾疼痛并不表示患上了痛风，胫骨前肌和姆长伸肌如果有触发点，就会将疼痛传递到大脚趾和第一跖骨顶端，这种感觉很像关节疼痛。如果不了解这些，医生往往就会开出治疗痛风的处方，即使有时候医学检查结果并没有确定有痛风的症状。

真正的痛风（尿酸盐结晶沉积在关节中）是由血液中尿酸偏高引起的，而后者是由饮食中肉类比例大而水的比例小导致的。痛风患者身上常常有触发点，它们引起的症状类似于痛风的症状，痛风会导致触发点难以消除。此外，缺乏维生素C会阻碍治愈痛风和消除触发点。

　　胫骨前肌触发点会导致摔跤或者疑似与身体平衡相关的问题。胫骨前肌有了触发点后会变得无力，在人需要抬脚的时候无法使脚抬起，导致人在平地上行走时脚尖拖在地上，上楼或上台阶时容易跌倒。对老年人来说，摔跤是非常危险的，很容易导致骨折甚至更严重的伤害。不论年长还是年幼，只要你容易无缘无故地跌倒，就应该检查胫骨前肌是否有触发点。足下垂也可能是脊柱中的神经根被卡压导致的，如果足下垂比较严重，那么脊柱出问题的可能性就比较大。神经根卡压的问题得到解决之后，胫骨前肌和腓骨长肌中的触发点可能仍然存在，此时按摩这些肌肉中的触发点对消除它们有帮助[1]。

　　还有其他一些肌肉中的触发点的牵涉痛区和胫骨前肌触发点的相近，都在脚趾和踝前部。因此，如果这些部位疼痛，你就要检查小腿前部和足背的六块肌肉是否有触发点，这六块肌肉包括胫骨前肌、第三腓骨肌、趾长伸肌、踇长伸肌、趾短伸肌和踇短伸肌[1]。

　　胫前骨筋膜室综合征不是由触发点引起的，但其症状却和触发点的很相似，表现为整个胫骨前肌有弥漫性触痛和紧绷，而且疼痛感、麻木感和烧灼感可能会向下扩散到足部和小腿外侧。胫前骨筋膜室综合征无法通过按摩来治疗，按摩也无法减轻其症状，如果出现这样的情况，请立即去看医生。

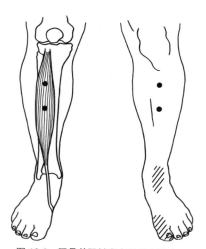

图 10.2　胫骨前肌触发点及其牵涉痛区

胫骨前肌触发点的成因

　　跑步过度、走路过度、登山过度都会使胫骨前肌承担过大的负荷。突然改变平常的跑步和走路习惯也会增高胫骨前肌的紧张程度。在崎岖不平的路面行走会损伤包括胫骨前肌在内的所有小腿肌肉。开长途车时脚长时间放在油门踏板上，这也容易导致胫骨前肌产生触发点[1]。

　　小腿后部肌肉如果产生了触发点，小腿前部肌肉就需要更加用力工作，这样，小腿前部肌肉很快就会疲劳。反过来，小腿前部肌肉出现触发点也会影响小腿后部肌肉。肌肉长时间处于疲劳状态容易诱发骨筋膜室综合征，这会对肌肉造成永久性损伤。胫骨前肌长期存在触发点也是外胫炎和胫骨应力性骨折的根本原因[1]。

胫骨前肌触发点的按摩技法

胫骨前肌位于胫骨外侧，你抬起脚掌时胫骨前肌就会收缩，你用手去摸的话就能感觉到它在收紧（图 10.3）。胫骨前肌触发点一个大致位于膝部下方一掌宽处，另一个大致位于小腿中部。这两个触发点的位置很深，按摩的难点在于施加的压力不够就按摩不到。可以用"被支撑的手指"进行按摩（图 10.4）。如果把指甲剪短，你还可以用指尖按摩。你也可以使用尖头按摩器或任何一种手持式工具，并且两手要同时用力。使用触发点按摩杖时（图 10.5）不要用圆头按压，而应该用杖身，因为用圆头按压的话力量太大，而这个部位比较敏感，可能无法承受。任何棍状工具，比如按摩棒或扫帚把，都可以用来按摩。

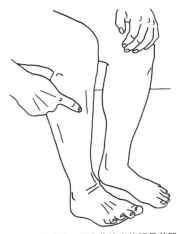

图 10.3　通过单一肌肉收缩查找胫骨前肌

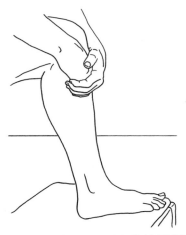

图 10.4　用"被支撑的手指"按摩胫骨前肌

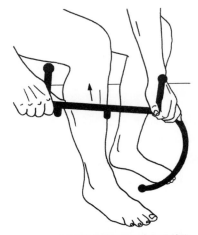

图 10.5　用触发点按摩杖按摩胫骨前肌

如果你柔韧性比较好，更好的方法是用另外一只脚的足跟进行按摩。具体方法如下：坐在地上或者床上，两手将一只脚搬到另一条腿的胫骨前肌上，用足跟自上往下按摩（图10.6）；也可以坐在椅子或床沿上按摩（图10.7）。注意把脚往远离自己身体的方向推。

如果胫骨前肌出了问题，那么你不妨检查一下小腿上的其他肌肉有没有触发点。其他肌肉如果有问题，就会使人体失去平衡，从而给胫骨前肌造成额外的压力，导致胫骨前肌产生触发点。不要忽视每一次不经意的跌倒，也许就是潜在触发点在限制胫部肌肉活动。

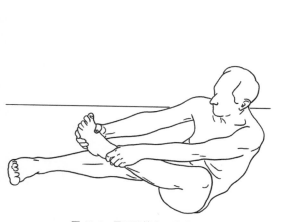

图 10.6 用足跟按摩胫骨前肌

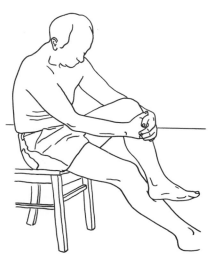

图 10.7 用足跟按摩胫骨前肌

趾长伸肌和蹈长伸肌

趾长伸肌和蹈长伸肌位于胫骨前肌和腓骨长肌之间。趾长伸肌起于胫骨顶端，往下与腓骨相连，其下端分别通过四条肌腱与大脚趾骨以外的其他四根脚趾骨相连。蹈长伸肌起于腓骨中段，其下端连接大脚趾骨。

这两块伸肌都有帮助足部背屈的功能，蹈长伸肌还帮助足部内翻，趾长伸肌则为足部外翻（足底向外翻，踝部向内翻）提供一些力量。这三个功能——使足部背屈、内翻和外翻——都有助于足部在站立时自行调整姿势以适应凹凸不平的地面，从而帮助身体保持平衡。

这些长伸肌产生触发点在儿童和成人身上都很常见，它们引起的踝部和足部疼痛通常被人们误认为肌腱炎的症状。对于这些触发点，锻炼、拉伸和休息都不起作用。下面病例中本和芭芭拉的问题就是典型的脚趾伸肌的问题[1]。

本，46岁，左足背和胫部下部时常疼痛，踝部无力，抬脚有困难，用力抬脚则疼痛加剧。就在最近，他盼望已久的摩托车骑行俱乐部组织了一次骑行活动，可是足部痛导致他在骑摩托车时无法抬起足部来换挡，他只好提前退出了活动。

经检查，本的左侧小腿肌肉，也就是骑摩托车换挡时需要用到的那块肌肉有触发点。肌肉紧张给神经造成了压力，神经无法正常为肌肉提供刺激，肌肉就无法进行强烈的自主收缩。本进行了自我按摩后，足背上的疼痛立即就停止了。按摩几周后，肌肉的力量就恢复正常了。

芭芭拉，70 岁，经常在睡梦中因为小腿前部肌肉抽筋而痛醒。足背也总是痛，脚趾无法伸直，像鸟爪子一样蜷缩着。另外，她的足底也经常痛。

检查发现，芭芭拉小腿前部肌肉有触发点，按压时疼痛剧烈。经过专业指导，芭芭拉学会了自我按摩小腿前部肌肉。经过按摩，她小腿前部夜间抽筋的现象再也没有出现过。接下来的三个星期，芭芭拉每天早上和晚上都按摩，足背的疼痛也消失了。随后，她感到脚趾很放松。之后，她对小腿后部肌肉和足跟也进行了深度按摩，这让她感觉特别舒服和放松。

趾长伸肌和踇长伸肌触发点引起的症状

趾长伸肌触发点引发的疼痛主要位于足背，有时候也可能会往下扩散到除大脚趾之外的其他四根脚趾，也可能往上扩散到踝前部（图 10.8）。趾长伸肌触发点的牵涉痛区和胫骨前肌、第三腓骨肌、趾短伸肌以及骨间肌等的相重叠，因此我们在按摩前要找准疼痛出现的位置 [1]。

趾长伸肌紧张的话，有时候会对腓深神经造成压力，这根神经给小腿前部所有肌肉提供刺激信号，它若被卡压，就会导致这些肌肉无力，从而无法抬脚。腓深神经受到卡压会造成足背、第一脚趾和第二脚趾底部某个部位麻木 [1]。

踇长伸肌触发点引发的疼痛位于大脚趾，集中在第一跖骨头区域（图 10.9）。少数情况下，疼痛可能会扩散到踝前部，感觉像骨头里面的痛（图中未显示）[1]。

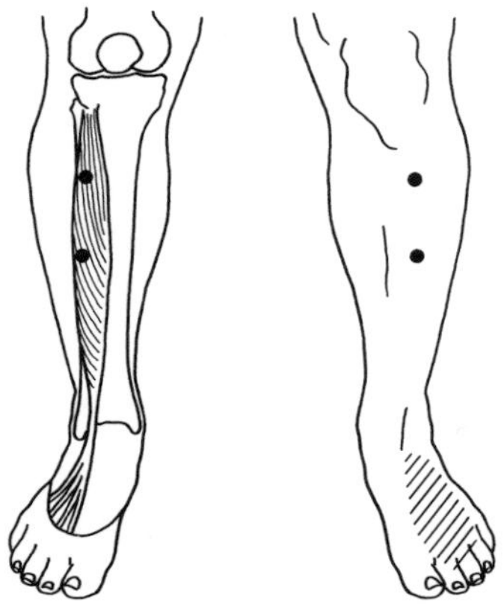

图 10.8　趾长伸肌触发点及其牵涉痛区

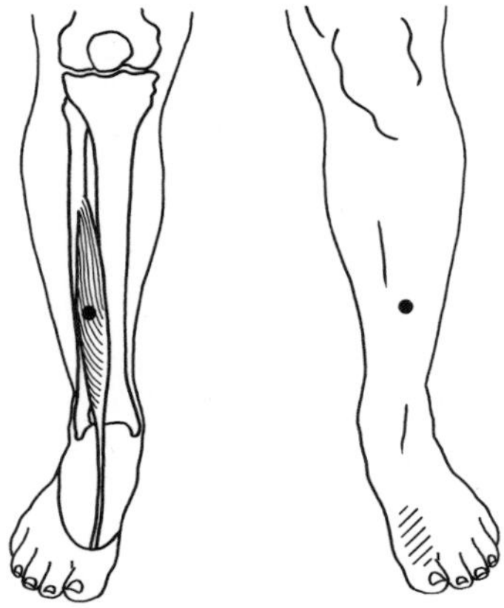

图 10.9　踇长伸肌触发点及其牵涉痛区

脚趾的伸肌和屈肌长期紧张会导致锤状趾和爪形趾进一步恶化，在这样的情况下，脚趾挛缩下垂、无法伸直（无论主动还是被动）。如果不缓解脚趾伸肌的紧张，就会导致夜间抽筋反复发作[1]。

趾长伸肌和蹬长伸肌触发点的成因

踢到脚趾或踢球时突然用力过度会损伤脚趾的伸肌。骑自行车的时候踩踏板、在市区开车时频繁踩油门和刹车，也会使脚趾伸肌过度疲劳。上很多级台阶时，脚趾的伸肌需要反复收缩，这也容易导致这些肌肉疲劳。骨折打了石膏后，脚不能活动，这也会导致触发点产生[1]。

趾长伸肌和蹬长伸肌触发点的按摩技法

趾长伸肌的肌腹在髌骨下缘往下一掌宽的位置，其触发点比胫骨前肌触发点稍高，在其外侧 2~3 厘米处。如图 10.10 所示，抬高足尖，此时你能用手摸到趾长伸肌在收缩。

蹬长伸肌触发点位于膝部和踝部正中间，距离胫骨外缘 2~3 厘米。如图 10.11 所示，抬起大脚趾，你能用手摸到蹬长伸肌在收缩，其肌腱也在踝前部鼓起。蹬长伸肌的肌腱位于胫骨前肌肌腱和趾长伸肌肌腱之间。

> 要想保护你的小腿，就不要穿高跟鞋。

脚趾伸肌的位置比较深，用另一只脚的足跟作为工具来按摩达不到治疗效果，用尖头按摩器、触发点按摩杖或"被支撑的手指"按摩比较合适。按摩时采取站姿，一只脚站在地上，被按摩的脚放在椅子上，这样比较好用力。

要想保护你的小腿，就不要穿高跟鞋。穿高跟鞋时小腿的好几块肌肉都处于收缩状态，一旦你失去平衡，就有过度拉伸或者过度收缩这些肌肉的风险。现在的鞋鞋跟越来越高，甚至连男鞋也有比较高的跟，这对于我们的足部、腿部和下背部都是有害的。此外，你还要注意保暖，因为肌肉在低温的时候会处于紧张状态，这会导致触发点产生。如果你的胫部肌肉反复出问题，那么你需要注意，不要进行太多需要跑步和走路的运动，尤其不要登山。如果肌肉已经出了问题，你在上下楼时尽量坐电梯，避免爬楼梯。

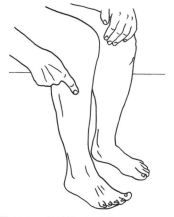

图 10.10　通过单一肌肉收缩查找趾长伸肌

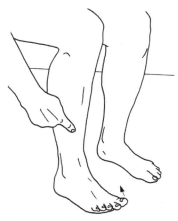

图 10.11　通过单一肌肉收缩查找蹬长伸肌

在按摩触发点时，如果将疼痛的程度分为 10 级（1 级一点儿都不痛，10 级能痛得让你叫起来，无法忍受），那么按摩时的疼痛应控制在 5 级。这会让你感到有一点儿痛，但比较舒服，并且你能够正常呼吸。

腓骨肌

腓骨肌分为三部分，它们都位于小腿外侧（图 10.12），附着于腓骨上。腓骨位于小腿外侧，相对于胫骨来说，腓骨更细。

外踝的疼痛大部分都源自腓骨肌触发点。很多时候，踝部扭伤，尤其是几乎没有红肿的踝骨扭伤，其实只是腓骨肌触发点引发的牵涉痛。如果通过按摩就能消除疼痛，那么韧带很有可能并没有受伤[1]。

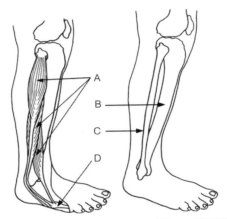

图 10.12 A. 腓骨肌；B. 胫骨；C. 腓骨；D. 第五跖骨

三块腓骨肌的功能是帮助足部外翻，其相反的动作——足部内翻——如果过度，就极有可能导致外踝扭伤。如果外踝扭伤了，腓骨肌就会被过度拉伸，其典型反应就是为自我防御而收紧，从而产生触发点。过度拉伸到一定程度，韧带和肌腱都可能被撕裂。一旦出现这种情况，再加上腓骨肌触发点导致的疼痛和僵硬，踝部就会无法活动。当然，踝部无法活动其实是人体的一种自我保护机制[1]。如果韧带和肌腱损伤了，在它们恢复的过程中请重点按摩腓骨肌。

矛盾的是，如果踝部因受伤而无法活动，就会导致腓骨肌触发点难以消除，甚至在踝部的伤痛消除之后，触发点引发的疼痛仍然存在。腓骨肌触发点不消除的话，腓骨肌便无法正常拉伸，新的伤害几乎无法避免。踝部会因此变得无力和不稳，这就更容易扭伤或骨折了。对运动员来说，如果腓骨肌产生了触发点，它们更容易受伤[1]。

在某些极端的情况下，腓骨肌特别肿胀和紧张的话，会导致包裹腓骨肌的筋膜急剧增大，进而导致外侧骨筋膜室综合征。如果不及时进行手术，外侧骨筋膜室综合征可能会对腓神经造成永久性损伤。

腓骨长肌

腓骨肌中最长和最大的是腓骨长肌，它也最容易受触发点影响。如果踝部疼痛，我们首先应该考虑是不是腓骨长肌出问题了。

腓骨长肌起于腓骨顶端和腓骨体上方 2/3 处，经外踝后方（跟骨外侧），斜穿过足部内侧缘，止于第一跖骨底和其中一根跗骨底（跖骨是足部前半部分的骨头，不包括脚趾的骨头；跗骨是踝部的骨头）。其功能是使足部向下活动并使足底朝外（外翻）。外翻对行走、跑步和登山至关重要。当你往前走的时候，你可以感到大脚趾球下面的腓骨长肌的力量。

对包括腓骨肌在内的许多肌肉来说，当它们的拮抗肌（往相反方向活动的肌肉）用力时，它们都会被拉长。为了保持平衡和对抗拮抗肌的力量，这些肌肉会很自然地收缩。也就是说，腓骨肌具有双重功能：变短时要收缩，拉长时也要收缩，这导致腓骨肌很容易疲劳。腓骨肌对足部的所有活动都非常重要，因此腓骨肌很容易承担过大负荷、劳累和被过度使用。

> 如果踝部疼痛，我们首先应该考虑是不是腓骨长肌出问题了。

腓骨长肌触发点引起的症状

蕾切尔，27 岁，在陪孩子们跳舞时摔了一跤，扭伤了踝部，疼得特别厉害，她不得不去看急诊。X 射线检查显示她踝骨骨折了，能明显看到骨头是被拉紧的韧带撕裂的。打了石膏并修养三周后，受伤的骨头痊愈了，可是疼痛和僵硬几个月之后都没有消失，她仍然不能长时间站立，一走路外踝就痛。

检查发现，蕾切尔小腿上所有的肌肉都有触发点，按压腓骨长肌中的触发点，疼痛恰好出现在踝部。蕾切尔学会了自我按摩，一痛她就马上按摩小腿外侧，几乎立即就能止痛。不到一个月，疼痛就消失了。

腓骨长肌触发点会将疼痛传递到外踝（图 10.13），疼痛集中在踝骨外侧（腓骨下端的凸起，即外踝在踝部鼓出来）及其下部。偶然情况下疼痛出现在小腿外侧 2/3 处（从上往下）以及足部外侧（图中未显示）。踝部通常有弥散性触痛，这种疼痛和韧带拉伤以及应力性骨折引起的局部剧烈触痛不同。这种踝部的自发性疼痛和触痛很容易被误认为关节炎的征兆，也常常被误认为肌腱炎的症状[1]。

踝部无力是腓骨肌触发点引起的主要症状，此外，收紧的腓骨长肌引起的神经卡压可能会导致小腿、踝部和足背麻木，还会导致肌肉无力，进而导致抬脚困难。牵涉到神经时，无力感可能会伴随疼痛，也可能不会。这些症状和椎间盘突出导致的脊柱神经根卡压症状很相似。如果是椎间盘突出，那么即使消除了触发点，这些症状也不会消失；如果是收紧的腓骨长肌引起的神经卡压，那么只要解决了神经卡压的问题，腓骨长肌触发点就能消除。胫骨前肌触发点也会导致相似的症状[1][2]。

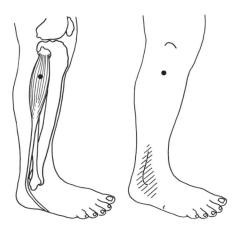

图 10.13　腓骨长肌触发点及其牵涉痛区

腓骨长肌触发点的成因

在行走、跑步和登山的过程中，如果运动量过大，可能会导致腓骨长肌产生触发点。如果两条腿长度不一、脚型为扁平足或者莫顿脚，走路对这些肌肉的伤害更大（请参考本章后面"莫顿脚和第一跖骨偏高"的内容）。睡觉时（无论是俯卧还是仰卧），足尖绷直会使腓骨长肌处于缩短的状态，这对腓骨长肌不好。睡觉时脚那头的被子不要卷得太紧，要让脚趾处于比较自由的状态。穿高跟鞋会迫使胫部肌肉收紧、缩短并且特别紧张，因为这样会导致身体的重量向前压在脚趾上，腓骨长肌就必须一直收缩以保持身体平衡[1]。

有时候为了治疗或者美腿，有人会穿那种很紧的长筒袜或者及踝短袜，这会对腓骨长肌形成压力，激发触发点产生。坐着的时候跷二郎腿会对腓神经造成压力，导致肌肉麻木和无力。蹲着则会卡压神经和血管，还会对包括腓骨肌在内的不少肌肉造成异常大的压力。长时间保持同一个姿势也可能导致触发点产生[1]。

腓骨长肌触发点的按摩技法

腓骨长肌触发点位于膝部往下一掌宽的位置，与胫骨前肌触发点大致在一条直线上。将足底转向外侧时腓骨长肌会收缩，如果同时将足尖绷直，腓骨长肌就会收缩得更厉害，此时你可以用手指触摸以确定腓骨长肌的位置（图 10.14）。

为方便按摩，你可以将被按摩的那只脚放在凳子上；也可以坐在床沿，将被按摩的脚放在床上。双手拇指一起按摩，手法为慢速、短促的推压（图 10.15）。如果用"被支撑的手指"进行按摩，你会发现按压时肌肉会滚向一边，用两只手的拇指按摩则有利于固定肌肉。用触发点按摩杖按摩也可以，不过和按摩胫骨前肌一样，只能用杖身按摩，不能用它的圆头按摩（图 10.5）。侧卧，将球置于小腿下方进行按摩也不错（图

10.16）。你能够很容易地在腓骨上找到一个触发点。注意，腓骨长肌包裹着腓骨，这个触发点通常在位于腓骨后缘的腓骨长肌后缘。

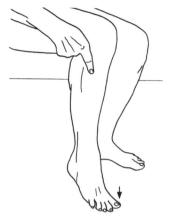

图 10.14　通过单一肌肉收缩查找腓骨长肌

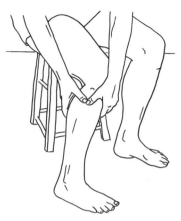

图 10.15　用双手拇指按摩腓骨长肌

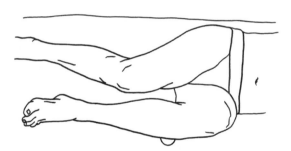

图 10.16　侧卧，将球置于小腿下方按摩腓骨长肌，让球上下滚动

　　如果你喜欢运动，可能比较难以避免触发点的产生，但要知道，如果对这些重要肌肉中的触发点置之不理，可能会有很严重的后果。腓骨长肌触发点导致的无力和不灵活会让踝部受到严重的损伤，如肌腱断裂、骨折或者韧带撕裂等。外踝一出现触发点的症状就立即按摩，可以避免这些严重的后果。如果踝部感觉无力，并时常有一些轻微的扭伤，就表示腓骨长肌存在潜在触发点，需要按摩。

腓骨短肌

　　与腓骨长肌相比，腓骨短肌产生触发点的可能性小一些，不过这并不意味着我们可以掉以轻心。腓骨短肌触发点的牵涉痛区和腓骨长肌触发点的比较相近，但更靠外侧一些，因为腓骨短肌就是起于那个部位，然后向下止于第五跖骨底（图 10.17）。（足部外侧那个鼓起的小骨结就是第五跖骨的末端。）

抬起足部的外侧缘（外翻）并同时绷直脚，你可以在腓骨长肌肌腱前方触摸到收缩的腓骨短肌（图 10.18）。其触发点大致位于从踝部往上的小腿 1/3 处。按摩腓骨短肌触发点的方法和工具与按摩腓骨长肌的一样。

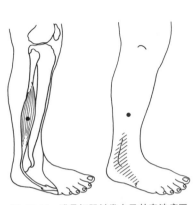

图 10.17　腓骨短肌触发点及其牵涉痛区

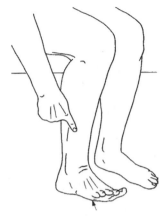

图 10.18　通过单一肌肉收缩查找腓骨短肌

第三腓骨肌

第三腓骨肌非常特殊，因为它隐藏得很好。如果其他肌肉中的触发点都已经消除了，但是踝部疼痛仍然存在，那么就要考虑是不是第三腓骨肌的问题了。

第三腓骨肌起于腓骨下半段的前部，其肌腱从外踝前面绕过，止于第四、第五跖骨底的顶端。这块肌肉的功能是使足底外翻以及抬起足前部。第三腓骨肌可以是一块很大的肌肉，有时候和趾长伸肌一般大小，但是，大约 8% 的人没有这块肌肉。七个人中有一个人还有第四腓骨肌，它位于腓骨下端的后部，其触发点位于腓骨和跟腱之间，其牵涉痛区和腓骨长肌的相近。

第三腓骨肌触发点导致的疼痛位于外踝前部和足跟外侧（图 10.19）。其典型症状是患者每走一步都会感到一阵疼痛，同时伴随踝部无力。这些症状经常被误认为韧带损伤、肌腱炎或骨关节炎的症状 [1][3]。

第三腓骨肌位于外踝上方和前部，从踝部往上 7~10 厘米处。外翻足底同时抬起足前部，你能用手触摸到收紧的肌肉（图 10.20），这是第三腓骨肌的肌腹，你感觉到剧烈触痛的地方就是触发点所在的地方。

> 触发点疗法最难的部分就是自己给自己按摩。每次完成按摩后，拍拍自己的肩膀，夸夸自己："不错，坚持下去！"不要因畏惧而生厌。

可以用"被支撑的手指"按摩第三腓骨肌或用双手拇指一起按摩（图 10.21）。有一个很好的方法可以同时按摩第三腓骨肌和腓骨短肌：将一个网球或高弹力球置于床沿，上下滚动以对小腿外侧进行按摩（图 10.22）。这个方法的好处是可以利用腿部的重量按摩，而无须完全依靠手指的力量。

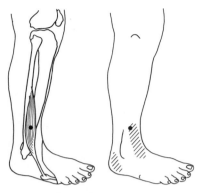

图 10.19　第三腓骨肌触发点及其牵涉痛区

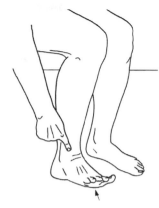

图 10.20　通过单一肌肉收缩查找第三腓骨肌

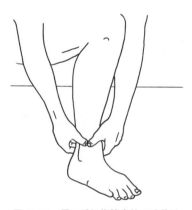

图 10.21　用双手拇指按摩第三腓骨肌

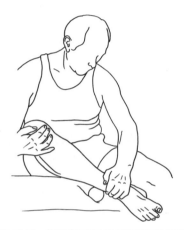

图 10.22　将网球置于床沿按摩第三腓骨肌

小腿后部肌肉

小腿后部的五块肌肉被结缔组织包裹成一个整体，形成小腿后侧骨筋膜室的一部分。小腿后侧骨筋膜室的肌肉都很粗壮（即使比较苗条的人也是如此），为支撑身体重量和向前走路、跑步提供主要的力量，也参与保持身体平衡。

小腿后部肌肉如果有触发点，会引起小腿抽筋以及小腿和踝部的疼痛。一半以上的足底疼痛和所有的踝后部跟腱周围的疼痛几乎都是由小腿后部肌肉触发点引起的。人们通常误以为这些部位疼痛是因为肌腱出了问题[1]。

腓肠肌

腓肠肌的"腓"的意思是"腿肚子"，腓肠肌让小腿后部像肚子一样鼓起。腓肠肌与膝后部上方的股骨下端相连。腓肠肌在小腿后部 1/2 处形成跟腱，然后跟腱下行并附着在跟骨上。由于腓肠肌两个头的肌纤维走向的原因，腓肠肌能够提起整个身体。腓肠肌的这一能力在跳跃、攀爬、下楼和下山等方面都很重要。腓肠肌还可以做更精细的动作，比如稳定踝部和膝关节，操纵足部以保持身体平衡，等等。有趣的是，腓肠肌在人体做向前的动作时提供的帮助较少，它主要帮助人体完成向上的动作。

有意思的是，腓肠肌触发点引起的症状一般只出现在足部。虽然其牵涉痛只出现在有限的部位，但无论如何，牵涉痛会让你感到疼痛或者不舒服，这会引起你的关注，你会因此停止任何要用到肌肉的活动。比如下面病例中的阿普丽尔。

阿普丽尔，22岁，毕业后她去美丽的欧洲游玩了五周。在旅行开始的前几天，她穿着5厘米高的松糕鞋，每天走很多路。后来不幸的事情发生了：她足弓开始疼痛，走路都很艰难。在酒店里，她每天晚上都用热水泡脚并按摩。但是第二天只要走一点儿路，疼痛又会出现。她知道是穿松糕鞋的问题，于是换上了平底鞋，可是疼痛已经出现了，穿平底鞋也无济于事。本该留下美好回忆的毕业旅行似乎就要被足部疼痛给毁掉了。

阿普丽尔在一本游客指南上看到，按摩小腿后部肌肉能够消除足部疼痛。她觉得这是无稽之谈，小腿和足部疼痛似乎没什么关系。不过，她觉得暂时没有别的办法，可以试一下，没想到这个办法真的有效。后来，每天晚上和早上阿普丽尔都会挤出时间来按摩小腿后部肌肉，并小心地拉伸肌肉。很快她的腿部、足部和踝部都变得强健，几天之后，疼痛烟消云散了。

腓肠肌触发点引起的症状

足弓疼痛是腓肠肌触发点的主要症状（图10.23）。腓肠肌1号触发点引起的疼痛可能还会被传递到大腿或膝后部，以及往下被传递到内踝（图中未显示）。腓肠肌其他部位的触发点引起的疼痛主要在腓肠肌上（图10.24）。上端靠外侧的触发点有时候会将疼痛传递到足跟外侧（图中未显示）。如果触发点导致肌肉缩短，那么足跟着地站立的时候，膝部就无法伸直。肌筋膜触发点引起的这些症状也可能出现在儿童身上[1]。

靠近腓肠肌中部的触发点更可能引起小腿后部肌肉夜间抽筋。引起小腿后部肌肉夜间抽筋的因素有很多，除了触发点还包括维生素缺乏、药物的副作用或者血液循环不畅等。不仅在夜间，在行走或奔跑时肌肉收紧导致的血液循环不畅也会引起抽筋。抽筋发生时可以通过伸直膝部并慢慢主动屈曲足部来缓解症状，采取卧姿时效果最好[1]。

一些严重的疾病，如椎间盘突出、肌腱断裂、小腿后侧骨筋膜室综合征（会切断血液循环）、静脉炎以及腘窝囊肿等，它们的症状与腓肠肌触发点引起的症状相似。如果

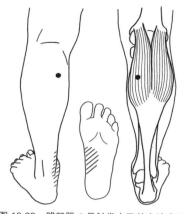

图 10.23　腓肠肌 1 号触发点及其牵涉痛区

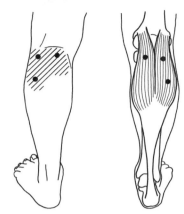

图 10.24　腓肠肌其他触发点及其疼痛区

医生不是很了解肌筋膜原理，就常常会误诊 [1]。

腓肠肌触发点的成因

攀缘、上山、骑自行车等活动会过度使用腓肠肌。工作时长时间站立并且身体前倾会使腓肠肌疲劳，促使触发点产生。其他情况，如游泳时足尖绷直打水、开长途车时不使用定速巡航系统、坐的椅子压迫大腿后部从而阻碍血液循环等，也会导致触发点产生。坐着的时候把小腿放在脚凳上或者躺在躺椅上，会对小腿后部肌肉造成压力，导致小腿后部肌肉出问题。因为打石膏而不能运动或因为缺乏运动而肌肉状态不好也会导致触发点产生。病毒性疾病会使小腿后部肌肉紧张、容易疲劳，寒冷也会使肌肉紧张。睡觉时足尖绷直会使腓肠肌处于缩短状态，容易引起抽筋。睡觉时脚那头的被子不要卷得太紧，要让双脚放松。此外，穿高跟鞋（或者厚底松糕鞋）也会让包括腓肠肌在内的所有小腿后部肌肉处于缩短状态 [1]。

腓肠肌触发点的按摩技法

腓肠肌位于小腿的上半部分，其实就是小腿肚。将足尖绷直后，你能感觉到腓肠肌的肌腹鼓起。

如果只想针对腓肠肌触发点进行按摩，可以使用"被支撑的手指"、尖头按摩器、触发点按摩杖；如果对腓肠肌所在区域进行按摩，可以用棍状工具。按摩时将脚放在床沿或者椅子上（图 10.25），这样可以减小背部的压力。

可以用一条腿的膝部对另一条腿的小腿后部肌肉进行深度推压按摩。按摩时可以躺下或者坐着（图 10.26，图 10.27）。如果采取坐姿，用双手扶住膝部以支撑腿部和下背部。将小腿放在膝部上，从踝后部到膝后部沿着 3~4 条纵向平行线按摩。如果在按摩的过程中发现了触发点，就针对那个部分进行短促的反复推压。除了可以顺着肌肉走向纵向按摩，也可以横向按摩。按摩时要注意，是按摩肌肉，而不是在皮肤表面滑动。

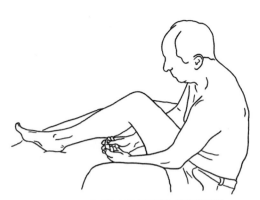

图 10.25 用"被支撑的手指"按摩腓肠肌

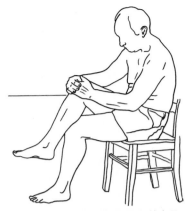

图 10.26 采取坐姿，用一条腿的膝部按摩另一条腿的小腿后部肌肉。请用两手扶住膝部以支撑上半身

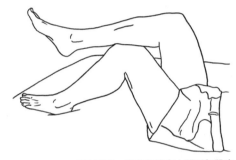

图 10.27 采取卧姿，用膝部按摩小腿后部肌肉

　　如果你觉得用膝部按摩不舒服，也可以采取坐姿，坐在地板、床或者长沙发椅上，将网球、直径为60毫米的高弹力球或长曲棍球置于小腿下面，并在球下面垫一摞厚书（图10.28）。垫上书以后腿就抬高了，这样可以在按摩时利用杠杆原理获得额外的力量，从而增大按摩的力度。双手撑在身体两侧，将骨盆稍稍抬起，移动整条腿以使球滚动，这样球能深入按摩腓肠肌。如果你不能通过移动身体来移动腿，那就将球放在小腿下面，利用小腿的重量来按摩。也有人喜欢将球抵在墙壁上对腓肠肌进行按摩。无论用哪种方

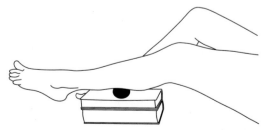

图 10.28 把球放在一摞厚书上面对小腿后部肌肉进行按摩。注意，除了手，不要用任何工具按摩膝后部

法都要注意，腓肠肌深处有一些重要的神经和血管，按摩时要小心。如果血液循环系统或神经系统本身存在问题，那就不要对腓肠肌进行深度按压。

　　身体状态不好是小腿后部肌肉出问题的主要原因。肌肉无力且缺乏弹性的话就很容易被过度拉伸。要记住，若触发点导致肌肉缩短，那么即使在专业人士指导下拉伸，对肌肉也是不利的。

按摩小贴士

　　按摩小腿后部肌肉可以以对侧腿的膝部作为工具，这种方法简单易行，任何时候都可以实行。按摩时注意用双手扶住上面那条腿的膝部以支撑腿部和下背部。也可以将球置于一摞书上来按摩小腿后部肌肉，直径为60毫米的高弹力球是比较合适的工具，因为这种球不容易滑动。还可以站着，将脚放在椅子上，用棍状工具按摩。

比目鱼肌

　　比目鱼肌是一块宽大的肌肉，形状像比目鱼。比目鱼肌覆盖了整个小腿后部，上半部分被腓肠肌覆盖，下半部分位于皮下。

　　比目鱼肌上端连接胫骨和腓骨上端，也连接强健的骨间膜，下端通过跟腱止于跟骨。比目鱼肌与腓肠肌和跖肌在跟腱汇合。少数人的比目鱼肌还有一个头，这个头位于跟腱后部，通常较大，常常被误认为肿块[1]。

　　比目鱼肌与跟骨连接，这让比目鱼肌成为踝部最主要的跖屈肌，这也意味着足前部可以使劲往下压。比目鱼肌在步行、跑步、跳跃、骑行、登山等活动中非常活跃，也就是说这些活动会导致比目鱼肌产生触发点。有些人平时不运动，到了周末就去健身房疯狂运动，因此比目鱼肌中的肌筋膜触发点是这些人足跟疼痛的主要原因。而不锻炼的人也有这方面的问题，比如下面病例中的主人公杰弗里。

　　　杰弗里，50岁，他的家离工作地点不远，他很喜欢走路上下班，但他的足跟前部出现了刺痛。于是，他不得不放弃步行，开始开车上班。足跟疼痛导致他的足跟非常敏感，几乎不能碰，睡觉与床摩擦都很难受，他必须把脚伸到床沿外。医生说是足跟长了骨刺，手术是唯一的解决办法。后来通过按摩比目鱼肌，杰弗里的足跟疼痛消失了。之后，只要感觉疼痛要卷土重来，杰弗里就自己按摩一下，几分钟就能解决问题。

　　下面这个病例说的是另一种足跟疼痛。

　　　朱厄妮塔，43岁，是当地一家有名的烘焙店的收银员。在当地的运动会期间，她所在的烘焙店制作的一种派特别畅销，于是她不得不加班加点工作。慢慢地，她的足跟出现了剧烈疼痛，那种疼痛像撞到一块大石头的感觉，在早上或者长时间静止不动之后还会加剧。按摩治疗师在她小腿后部所有的肌肉中都发现了触发点，特别是比目鱼肌。按摩后，疼痛立即得到了缓解。之后，朱厄妮塔继续自我按摩。她一般在上班前后对小腿后部肌肉进行按摩，也会在上班期间利用休息时间按摩，这样她成功度过了烘焙店的忙碌期，疼痛最终彻底消除了。

比目鱼肌触发点引起的症状

比目鱼肌触发点引起的疼痛主要被传递到足跟、小腿后部和踝后部（图 10.29，图 10.30）。让人意外的是，比目鱼肌触发点还会导致骶髂关节深处疼痛以及下背部肌肉痉挛（图 10.31）。有时候下背部特别敏感，几乎无法碰触，其原因也可以追溯到比目鱼肌。比目鱼肌触发点甚至会将疼痛传递到下颌（图中未显示）。这种情况下，下颌肌肉会出现卫星触发点，导致疼痛反复发作。位于胫骨后部、比目鱼肌内缘的一个触发点偶尔还会将疼痛传递到内踝（图 10.32）[1]。

有些严重疾病的症状和比目鱼肌触发点引起的症状很相似，因此，医生很容易误诊。

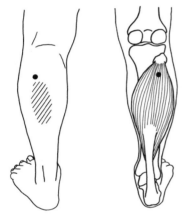

图 10.29　比目鱼肌 1 号触发点及其牵涉痛区

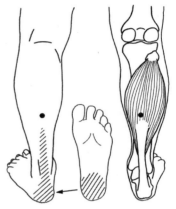

图 10.30　比目鱼肌 2 号触发点及其牵涉痛区。这个触发点位于小腿中线偏内侧（大脚趾一侧）、腓肠肌下方

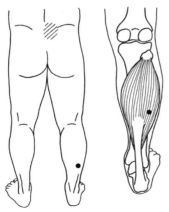

图 10.31　比目鱼肌 3 号触发点及其牵涉痛区。这个触发点位于小腿中线偏外侧（小趾一侧）、腓肠肌下方，可能会将疼痛传递到下颌

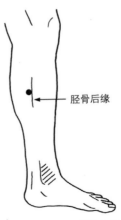

图 10.32　比目鱼肌 4 号触发点及其牵涉痛区

胫骨后缘

比目鱼肌触发点即使有时候没有引起红肿和发炎，也会被误诊为血栓、静脉炎、应力性骨折、肌腱炎或韧带撕裂（参考第 294 页框中的内容）等。这种肌筋膜疼痛还可能被误认为外胫炎或足跟骨刺的症状。有些患者确实有骨刺，但其疼痛并非源自骨刺[1]。

踝后部疼痛通常被误认为跟腱炎的症状；剧烈的足部疼痛常常被误认为足底筋膜炎的症状，其治疗方法是口服止痛药、注射类固醇类药物、矫正、进行物理治疗和静养，但效果通常很不理想，因为这些治疗方法都不是针对触发点的，当然没有效果。实际上，大部分足跟疼痛和跟腱周围的疼痛都源于比目鱼肌、胫骨后肌和足底方肌的触发点和肌肉紧张[1]。

比目鱼肌有时候被称为人体中的"第二颗心脏"，它的功能是帮助将血液从足部和腿部泵回心脏。正常状态下，只要比目鱼肌是活跃的、健康的、有弹性的，无论缩短还是伸长，它都会收缩，这能有效泵血。但一旦肌肉中出现了触发点，其泵血的效率就会降低，而比目鱼肌的功能减弱，可能就会导致让人意想不到的低血压和昏厥[1]。

比目鱼肌触发点可能会导致小腿后侧骨筋膜室综合征，骨筋膜室综合征会导致肌肉内部压力增加，从而阻碍小腿的血液循环。比目鱼肌触发点还可能导致小腿出现静脉曲张、静脉炎以及其他循环方面的问题[1]。

比目鱼肌触发点的成因

在沙地或者石子地面上行走或奔跑时，滑倒会增大比目鱼肌的负荷；穿硬底的鞋子、斜躺在长沙发或者贵妃椅上时椅面对小腿后部肌肉形成压力、滑雪或滑冰时踝部支撑力不足等都可能会导致比目鱼肌出问题；做有氧操容易导致比目鱼肌疲劳。现在无论男女老少，他们穿的鞋子的跟都相对比较高，这会使小腿后部肌肉缩短，很容易导致触发点产生。建议穿减震性能较好的鞋子，不要穿高跟鞋。穿高跟鞋走路时踝部不稳，每走一步都会使比目鱼肌非常紧张[1]。

比目鱼肌触发点的按摩技法

排查比目鱼肌触发点时可以以腓肠肌为参照，因为腓肠肌比较大，容易辨认。脚趾绷直时，你能感到腓肠肌下缘的比目鱼肌收缩。比目鱼肌上端的触发点位于腓肠肌外侧两个触发点之间，比较容易找到。比目鱼肌下端的几个触发点则不那么容易找到。绷直足尖，你能发现小腿肚上腓肠肌鼓起，其下端有明显的边缘，比目鱼肌下端的触发点就在这个边缘下方。现在我们想象在小腿后部画一条中线，导致足跟疼痛的触发点（图10.30）距中线内侧 2~3 厘米。如果此处没有触发点，可以继续往下 2~5 厘米查找。注意，导致足跟疼痛的触发点位于大脚趾一侧。腓肠肌下缘的另一个触发点（图 10.31）位于中线外侧，距离中线 2~3 厘米，这个触发点还可能导致下颌疼痛。如果下颌持续疼痛，可以按摩这个触发点所在部位，按摩范围为一个网球那么大。比目鱼肌触发点的按摩技法和腓肠肌的相似（图 10.25，图 10.26，图 10.27，图 10.28），参照上文操作即可。

从座位上突然站起来时，人有时候会感到晕眩，此时可以尝试将身体重心交替放在两条腿上，每边几秒钟，这种方法可以帮助比目鱼肌更快地泵出血液，从而以更快的速度将氧气送到大脑。在机体组织有需要的时候，这种交替收缩小腿后部肌肉的方法有助于加快血液循环。进行体育锻炼后可以用这个方法来平稳呼吸、恢复体力。战士长时间站立会发生昏厥的情况，其原因就是立正时比目鱼肌处于不活跃的状态，影响了血液循环。经过训练，他们就知道如何有规律地交替收缩和放松小腿肌肉来防止昏厥了。

比目鱼肌需要经常锻炼，这样才能有足够的力量带动身体向前运动以及泵出血液，但也要避免不必要的或者过度的收缩。突然进行新的运动项目或者平时不运动而周末剧烈运动等会突然增大运动量，这会给比目鱼肌以及其他小腿后部肌肉造成灾难性损伤。

对小腿后部肌肉来说，预防性保护尤其重要。一个很好的习惯是，早上起床后坐在床沿，用膝部交替按摩另一条腿的小腿后部。

胫骨后肌

胫骨后肌位于胫骨和腓骨之间，附着在胫骨、腓骨和小腿骨间膜上，被比目鱼肌和腓肠肌覆盖。胫骨后肌的长肌腱缠绕着足跟内侧，然后向前连接足弓中部的几块骨头。胫骨后肌的功能是使足部内翻和向下屈。胫骨后肌活动时可以帮助保持足弓拱起，把重量合理分布在足部外侧。莫顿脚或胫骨后肌无力会让踝部向内屈曲（旋前），使足弓变扁平，其表现即为扁平足。

胫骨后肌触发点引起的症状

胫骨后肌触发点引起的疼痛主要集中于跟腱（图 10.33），尤其是在走路或跑步的时候。有时候疼痛会扩散到小腿后部、足跟和整个足底（图中未显示）。胫骨后肌触发点导致的肌筋膜疼痛常被误认为胫骨骨膜炎、小腿后侧骨筋膜室综合征或肌腱炎的症状。其实，人们通常所认为的跟腱炎导致的疼痛不过是胫骨后肌触发点导致的牵涉痛[1]。即使跟腱确实存在问题，通过按摩腓肠肌、比目鱼肌和跖肌这三块肌肉，疼痛也会有所缓解。

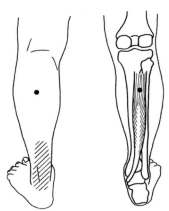

图 10.33　胫骨后肌触发点及其牵涉痛区

胫骨后肌触发点的成因

在凹凸不平的路面行走或跑步会对胫骨后肌造成很大压力，鞋跟磨损或者任何其他造成足底不平的情况也会对胫骨后肌造成压力。如果你的脚型属于莫顿脚，走路时压力会落在足内侧，这会使胫骨后肌过度工作，进而造成踝后部疼痛[1]。跑步时胫骨后肌会被过度使用，建议在跑步前适度拉伸这块肌肉，更有效的处理方法则是按摩这块肌肉。

胫骨后肌触发点的按摩技法

胫骨后肌不像其他肌肉那样能通过单一肌肉收缩来确定位置，因为脚的任何动作都会让所有的小腿后部肌肉同时收缩。要找到胫骨后肌触发点，可以在腓肠肌的两个头之间搜寻。先找到鼓起的小腿后部肌肉的正中，往上、往外各 2~3 厘米处就是胫骨后肌触发点所在位置，对这个位置进行按压（图 10.34）。按摩时最好使用那些可以按得深一些的工具，比如触发点按摩杖、尖头按摩器、放在书上面的球、"被支撑的手指"和双手拇指等。还可以用另一条腿的膝部进行按摩，虽然膝部比较宽，但你利用腿部的重量也可以按摩得很深入。使被按摩的腿与另一条腿的膝部稍微交叉，这样胫骨后肌可以被抵在腓骨后部反复挤压。注意，腓骨是小腿外侧的骨头。请参考第 297 页的"按摩小贴士"了解更多信息。按摩时要注意小腿后部肌肉深处主要的神经和血管。如果你的血液循环系统或神经系统有问题，最好避免对小腿后部肌肉进行深度按压。

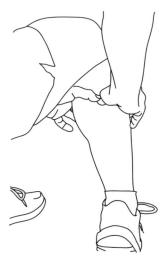

图 10.34 用手指查找和按摩胫骨后肌

趾长屈肌和蹞长屈肌

趾长屈肌和蹞长屈肌是脚趾的长肌肉，与胫骨后肌并行于小腿后部主要肌肉（比目鱼肌和腓肠肌）之下。这两块长屈肌与脚上的短屈肌一起活动，对保持身体平衡起非常重要的作用。

趾长屈肌位于胫骨后部，蹬长屈肌位于腓骨后部，比趾长屈肌稍低。如果你了解这两块肌肉的肌腱的附着点，就会发现这两块肌肉的位置与你想象的相反。这两块肌肉的肌腱都从足跟内侧绕过，然后交叉，之后趾长屈肌肌腱连接四根脚趾，蹬长屈肌肌腱连接大脚趾。这两根肌腱交叉从力学上来讲更为科学，使大脚趾在抵住地面推动身体的时候更有力量。这两块长屈肌与足底的短屈肌在保持平衡方面起重要作用。它们也有助于推动身体前行。

趾长屈肌和蹬长屈肌触发点引起的症状

这两块长屈肌中的触发点会导致患者在行走时足跟疼痛。趾长屈肌触发点会造成足底跖骨弓和脚趾下方疼痛（图 10.35）。跖骨弓由足前部的跖骨（足前部的五根长骨）头构成。蹬长屈肌触发点造成的疼痛位于大脚趾下面以及第一跖骨头下面（图 10.36），其典型症状为大脚趾下面麻木和刺痛。开车可能会导致右脚出现这些症状。

人们通常会将足底前部的疼痛归咎于鞋子不好、扁平足或者痛风，很少有人意识到真正的原因是小腿后部肌肉中的触发点。蹬长屈肌还可能导致足底一些小肌肉痉挛并导致出现锤状趾和爪形趾[1]。

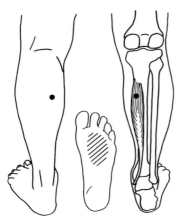

图 10.35　趾长屈肌触发点及其牵涉痛区

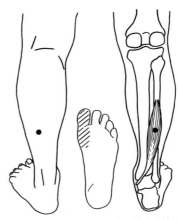

图 10.36　蹬长屈肌触发点及其牵涉痛区

趾长屈肌和蹬长屈肌触发点的成因

趾长屈肌和蹬长屈肌触发点的产生是由足部和小腿活动造成的脚趾疲劳导致的。例如，光脚在松软的沙滩或者崎岖的山坡上行走或奔跑会导致脚趾疲劳。在堆着刚剪下来的草的地面行走时，由于地面高低不平，长屈肌也很容易疲劳。如果比目鱼肌或腓肠肌中有触发点，这些肌肉就会变得无力，此时趾长屈肌和蹬长屈肌的负担就会增大。此外，行走或奔跑过度可能会使小腿后部的五块肌肉都产生触发点[1]。

趾长屈肌和蹬长屈肌触发点的按摩技法

趾长屈肌触发点位于比目鱼肌和腓肠肌下方较深处、胫骨后肌旁边，也可以用膝部按摩。按摩时，膝部往外侧倾斜一点儿，将被按摩的那条腿的趾长屈肌抵在胫骨上反复按压。查找触发点时，用手指按压以帮助确定，像按摩胫骨后肌一样，先找到鼓起的小腿后部肌肉的正中，往上、往内各 2~3 厘米处就是趾长屈肌触发点所在位置，对这个位置进行按压（图 10.37）。按摩时请注意，小腿后部肌肉有一些主要的神经和血管。如果血液循环系统或者神经系统有问题，最好避免深度按压小腿后部肌肉。

　　蹬长屈肌触发点位于小腿 1/3 处（从踝部往上）、腓肠肌下缘。向前绷直大脚趾，找到鼓起的腓肠肌的下缘。现在我们想象在小腿后部画一条中线，按压腓肠肌下方的中线处，接着往小腿外侧推。向下勾大脚趾时，蹬长屈肌会收缩（图 10.38），此时可以找到蹬长屈肌。为了防止比目鱼肌同时收缩，不要向前伸脚。按摩蹬长屈肌的方法是用对侧的膝部将其抵在腓骨上按摩，如图 10.26 和图 10.27 所示。

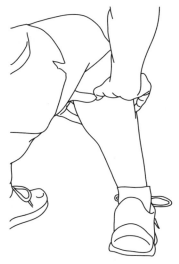

图 10.37　用手指查找和按摩趾长屈肌

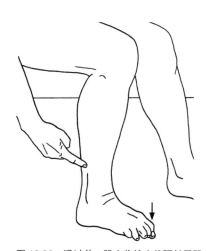

图 10.38　通过单一肌肉收缩查找蹬长屈肌

足部

　　足部没有问题的话，我们常常会忘记它。其实，足部肌肉参与了身体在垂直面的每一个动作，非常重要。

　　足部是很复杂的，每一只脚包括九块有名称的肌肉，以及七块骨间肌（位于足前部跖骨之间的小肌肉），还包括四块更小的蚓状肌。因此，每只脚有 20 块肌肉。这听起来很多，我们在按摩的时候不要求非常熟悉每一块肌肉。不过，我们还是需要了解九块主要的肌肉，弄清楚这些肌肉中的触发点的牵涉痛区。骨间肌和蚓状肌触发点导致的疼痛都位于肌肉所在部位，不太复杂，我们将它们看成一类来对待即可。足背上只有两块肌肉，其他七块都位于足底。足底又称为跖面。

> 足部肌肉参与了身体在垂直面的每一个动作，非常重要。

除了肌筋膜触发点之外，还有很多其他伤病会引起足部疼痛，这些伤病包括踇囊炎、滑囊炎、关节炎、足底疣、胼胝、甲沟炎、痛风、撕裂性骨折、应力性骨折、韧带撕裂。还有一些结构异常，如莫顿脚，也会引起足部疼痛。对于有些问题引起的足部疼痛，你需要去医院治疗，但对于莫顿脚引起的疼痛，你不用去医院，自己就能消除。

莫顿脚和第一跖骨偏高

这一部分是与"莫顿脚"网站（www.mortonsfoot.com）的创建者比约恩·斯维伊合写的。

每只脚的底部有五根跖骨，它们连接足弓与脚趾关节。理想状态下，第一跖骨和第二跖骨的关节应该是齐平的，这样就能在行走时分担身体的重量。如果脚型是莫顿脚，则第二跖骨比第一跖骨长（图 10.39）。（但这并不一定意味着第二脚趾长于大脚趾。）第二跖骨过长会造成足部和踝部不稳，也会影响它们行使职能，从而导致触发点和慢性疼痛产生。莫顿脚的影响常常表现为上背部、颈部和头部慢性肌肉紧张和疼痛。有趣的是，莫顿脚并不会造成足部本身疼痛[1]。

四个人中有一个人的脚型为莫顿脚。第二跖骨过长会导致身体重量在足底分布不均衡。要获得平衡和稳定，足底与地面的接触应该像三脚架一样，身体的重量均衡地分布在第一跖骨头、第五跖骨头以及足跟这三个点上。第二跖骨过长的话，第二跖骨头会先接触地面，本应由第一跖骨和第五跖骨承担的重量就全落到了第二跖骨上。于是，承受身体重量的受力点从三个变成两个，这就好像人站在滑雪板上时，踝部不稳，很容易向内和向外屈曲。为了弥补受力的缺陷，很多脚型为莫顿脚的人行走时让足部外展，这样可以使一部分身体重量落在第一跖骨上，让踝部稳一些，但这会造成踝部向内屈曲，从而使足部、小腿、大腿、臀部和背部的很多肌肉都处于紧张状态。

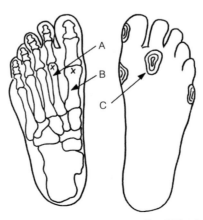

图 10.39 莫顿脚：A. 第二跖骨；B. 第一跖骨；C. 胼胝

图 10.39 显示的是莫顿脚的骨骼结构，足底的胼胝是莫顿脚的一个外部信号。图中的"×"标明的是第一跖骨头和第二跖骨头的位置。第二脚趾的长度也许和第二跖骨的长度不直接相关，有的人第二脚趾长但第二跖骨是正常的，也有的人第二跖骨长，第二脚趾也长。你可以把脚趾往下掰，这样可以看到第一和第二跖骨头，然后大致比较两根跖骨的相对长度（图 10.40）。向下掰脚趾，同时把前三个跖骨头往上顶起，沿着第一和第三跖骨头画一条直线；如果脚型是莫顿脚，那么第二跖骨就长于这两根跖骨，第二跖骨头也就在这条直线之上。

图 10.39 的右图中的环形代表的就是莫顿脚造成的胼胝。最严重的一个就在第二跖骨头下面，其他三个分别位于大脚趾外侧、第一跖骨头外侧和第五跖骨头外侧。有时候，第三跖骨和第二跖骨一样长，第三跖骨头下面也会长胼胝。有人经常进行足部护理，胼胝就不大明显，因此不能作为判断脚型是不是莫顿脚的依据。莫顿脚的另一个特点是第一、第二脚趾间的蹼状区域比第二、第三脚趾间的深。当然，直接测量跖骨的长度还是判断脚型是不是莫顿脚的最准确的方法。

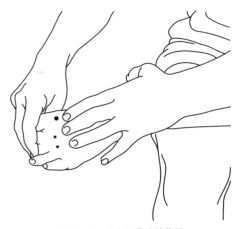

图 10.40　确定跖骨头的位置

第一跖骨偏高

莫顿脚最早由达德利·莫顿博士发现和研究，因此这种脚型被称为莫顿脚。莫顿博士还注意到，那些第二跖骨长于第一跖骨的人的第一跖骨也变形了。他观察到，在这种情况下，第一跖骨不仅不会承受身体的重量，还会把位置让出来，让重量转移到第二跖骨上。为了避免不平衡，踝部和足部就会过度旋前或降低足弓，使得位置偏高的第一跖骨能接触到地面，实现三点触地[5]。"莫顿脚"网站介绍了第一跖骨偏高的后果。

人在放松状态下站立或行走时不需要特别用力，因此不会引起疼痛，而身体一旦处于不平衡的状态，肌肉就会紧张。足部过度旋前会导致身体不稳定和失去平衡，因此从足部到颈部的与保持姿势相关的肌肉就一直处于紧张状态，得不到休息。足部过度旋前还会使足弓塌陷，踝部内屈。此外，足部过度旋前会引起两个明显的变化：一是姿势的改变——腿部内旋，髋部旋前（一侧比另一侧靠前），整个身体上半部分和头部旋前并前倾；二是驼背的姿势造成肌肉紧张和痉挛，身体下意识地进行补偿性调整，时间一长，就形成不良姿势，让肌肉更加紧张和疼痛。（以上内容来自"莫顿脚"网站。）

　　除了要检查自己的脚是否是莫顿脚以外，检查是否有第一跖骨偏高的情况对你也是大有好处的（请参考本页下方框中的检测方法）。

　　如果第一跖骨偏高，很多人就会不自觉地外展足部并使踝部前倾，从而达到让第一跖骨触地进而承受重量的目的。还有人会采用另一种补偿的方法，即下意识地将重量放在足部外侧，这有助于减轻膝部和背部的疼痛，但会增大小腿后部肌肉的负担，导致小腿后部肌肉酸胀和抽筋以及外胫炎。这些人的足部在承重时，足弓会变高，踝部会旋后（把足底向内转）。

　　国外有一家公司针对莫顿脚生产了一种比较便宜的鞋垫和脚趾垫，这些产品可以在"莫顿脚"网站上买到。这个公司承诺不满意退款，也有经验丰富的客服人员帮你确定你需要矫正的幅度。

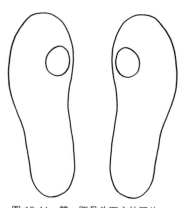

　　如果你不想花钱买新鞋垫，可以自己制作一张薄垫子垫在大脚趾球下方，这样可以垫高第一跖骨。方法如下：用加厚型绒布鞋垫剪出一片 25 美分到 50 美分大小的圆片（根据你自己的脚的大小来剪），两只脚各剪一片，将这两片圆片固定在普通鞋垫上（图10.41）。注意，圆片不要垫到第二跖骨下。你可能需要垫两层圆片，但圆片厚度最好不要超过 6 毫米。解决莫顿脚和第一跖骨偏高的问题的方法通常一样，都是垫高第一跖骨，只是圆片的厚度不一样；第一跖骨下方的圆片的厚度与第一跖骨偏高的程度相关。

图 10.41　第一跖骨头下方的圆片

自我检测第一跖骨是否偏高

请根据下列步骤来检测你的第一跖骨是否存在偏高的情况。

"莫顿脚"网站有这种自我检测方法的视频和图片。

1. 站在硬地面上，双脚自然分开，脚趾向前，双脚平行。

2. 身体微微前倾，膝部屈曲，髋部往下坐 20~25 厘米。保持背部竖直，足跟不要离地。

3. 膝部屈曲时保持髋部朝前，膝部中线与第三脚趾对齐。

4. 膝部稍稍相互靠近，直到感觉身体重量有一部分落在第一跖骨（大脚趾后方的小圆球）上。身体重量应该均衡地分布于足底。

5. 如果此时你需要将膝部向内倾才能使足部内侧受力，那么你的第一跖骨就偏高。

前面提到的网站还推荐了一种确定圆片厚度的方法。重复上页方框中自我检测的步骤，如果为了让身体重量均衡分布在足底，膝部要向内倾斜，那就是第一跖骨偏高。观察膝部向内倾斜的程度。如果膝部中线到了大脚趾上方但没有超过大脚趾，那么圆片用 3.5 毫米厚的就差不多了；如果中线超过了大脚趾，推荐用 6 毫米厚的。圆片应做成外侧厚内侧薄的楔形，这样第一跖骨就能接触地面并承受身体的重量，进而防止足部变形，也能预防八字脚。

> 对莫顿脚以及第一跖骨偏高这些问题，不能掉以轻心。处理好这些问题后，足部能立即恢复正常，不良姿势也能得到改善，对身体其他部位疼痛的治疗也容易得多。

对莫顿脚以及第一跖骨偏高这些问题，不能掉以轻心。处理好这些问题后，足部能立即恢复正常，不良姿势也能得到改善，对身体其他部位疼痛的治疗也容易得多。

足背肌

足背肌是足部背面的肌肉（图 10.42）。跖骨间的骨间肌也属于足背肌，因为可以在足背摸到它们（图中未显示）。我们可以直接处理足背肌和骨间肌中的触发点，因为这些触发点引发的疼痛通常都在肌肉所在部位，不会传递到别的部位。糖尿病会导致足部不敏感。此外，按摩足部任何部位都要小心。

趾短伸肌、跨短伸肌和骨间肌

趾短伸肌、跨短伸肌都是伸展脚趾的短肌，位于足背上的脚趾长伸肌肌腱下方。走路时长伸肌和短伸肌一起使脚趾抬起，离开地面。

骨间肌主要分为两类：足背骨间肌和足底骨间肌。骨间肌起左右移动脚趾以及帮助脚趾屈曲和伸展的作用。第三类小肌肉是蚓状肌，蚓状肌与足底的跖骨平行，不过不在跖骨之间。这些复杂的骨间肌看起来没有多大意义，却可以帮助维持足部平衡并调整足部姿势来适应地面，还可以抵消足部大而不敏感的肌肉产生的多余的力量。

趾短伸肌、跨短伸肌和骨间肌触发点引起的症状

脚趾短伸肌触发点引起的疼痛位于肌肉周围，也就是足背外侧（图 10.42）。图中的趾短伸肌由连接左侧三根脚趾的三头肌肉组成。跨短伸肌则连接大脚趾。趾短伸肌和跨短伸肌触发点的牵涉痛区与趾长伸肌、胫骨前肌以及第三腓骨肌触发点的牵涉痛区一样。因此，我们有时候需要排查所有这些肌肉才能找到引起疼痛的触发点。

骨间肌触发点引起的疼痛位于脚趾上面，常常会延伸到脚趾下面（图 10.43）。有时候疼痛会覆盖整个足前部并上行扩散到胫骨前部（图中未显示）。骨间肌触发点常常导致足前部抽筋和肿胀。足背任何肌肉都可能引起足背钝痛。第一足背骨间肌触发点可能导致大脚趾刺痛，其牵涉痛区可能有麻木感 [1]。

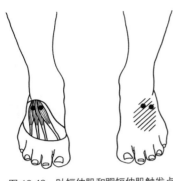

图 10.42　趾短伸肌和踇短伸肌触发点
及其牵涉痛区

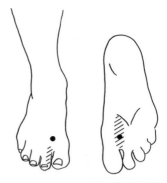

图 10.43　骨间肌触发点及其牵涉痛区。
骨间肌位于跖骨间

趾短伸肌、踇短伸肌和骨间肌触发点的成因

走路、跑步、登山等都可能导致脚趾伸肌或骨间肌产生触发点，有时候所有的这些肌肉都会产生触发点，因为这些肌肉在行使其职能的时候相互依赖。

注意不要穿足前部过紧的鞋子。鞋子过紧会阻碍血液循环，影响行动，促使骨间肌和趾短伸肌出问题。为了保护这些使用特别频繁的肌肉，建议不要穿高跟鞋。穿高跟鞋时，脚会往鞋子前部滑，从而挤压足前部的肌肉。当然，也不能走向另一个极端——不穿鞋。这也是不好的，因为如果你不适应赤脚，就会导致足部肌肉过于紧张。

趾短伸肌、踇短伸肌和骨间肌触发点的按摩技法

抬起脚趾就能感到趾短伸肌和踇短伸肌收缩（图 10.44）。足间肌用指尖按摩即可，这些肌肉比较小而薄，不需要很大的力量按摩。

按摩骨间肌时，用两根手指或者"被支撑的拇指"深入跖骨之间，既可以从上往下按，也可以从下往上按（图 10.45）。图 10.46 和图 10.47 是另外两种按摩骨间肌的手法。还可以像图 6.49 那样，用一个大夹子夹住一块尖头的橡皮作为工具。按摩时将橡皮

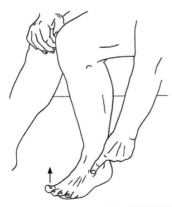

图 10.44　通过单一肌肉收缩查找短伸肌

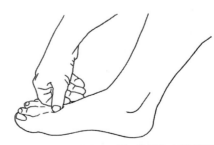

图 10.45　用"被支撑的拇指"插入跖骨间对骨间肌进行按摩

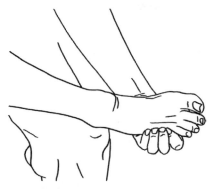

图 10.46　用手指包裹着足部按摩足背骨间肌

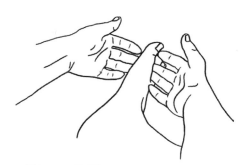

图 10.47　用手指同时按摩足背和足底骨间肌

的尖头插入跖骨间，然后向左、向右将肌肉抵向跖骨。如果骨间肌触发点很严重，按摩时可能会非常痛；如果按摩得过于用力，还可能导致抽筋。因此，刚开始按摩时，力度小一点儿。如果骨间肌、足背的短伸肌或者足弓抽筋，可以通过用力拉伸足底来缓解。平常如果喜欢拉伸肌肉，注意要在拉伸前对肌肉进行按摩。

足底肌

很多足部和足跟疼痛都被诊断为足底筋膜炎的症状。如果你不了解触发点和肌筋膜疼痛，那这种诊断也许是有意义的。诊断足底筋膜炎的依据是，按压足弓会引起疼痛。足弓分布着足底筋膜，这些肥厚的肌腱组织支撑着足弓，人们通常认为足弓疼痛就是肌筋膜炎的症状。这个诊断有问题，因为趾短屈肌和足底方肌就位于足底筋膜之下，如果它们有触发点，按压也会疼痛。有病例表明，对这些按压起来会痛的部位进行按摩，让人痛了很久的所谓的"足底筋膜炎"几天之内就改善了。此外，处理足底疼痛时还要注意，小腿后部肌肉触发点往往也是主要的疼痛来源之一。糖尿病会导致足部不敏感，因此，糖尿病患者按摩足部的任何部位都要小心。

没有针对性的揉脚可能让人感觉比较舒服，但对治疗慢性足部疼痛无济于事。要想按摩有效，就要对其内部结构有直观的了解。足底有七块肌肉，每一块肌肉都有它的功能。它们一旦产生触发点，就会引发不同类型的疼痛。下面的病例讲了足底肌触发点引发的两个不同问题。

> 处理足底疼痛时还要注意，小腿后部肌肉触发点往往也是主要的疼痛来源之一。

克利夫，28 岁，超市经理助理，每天工作时基本要一直走路，只是偶尔停下来休息一会儿。他足底痛得厉害，就算坐下来也无法缓解。他的老板贝蒂发现他脚痛后，教他把脚放在一个小橡胶球上进行按摩。第一次按摩的时候痛得特别厉害，他觉得无法忍受，差点没有继续按摩。好在他坚持了下来。他把球放在衣服口袋里随身带着，一有空就按一会儿。几天后贝蒂问他的脚怎么样了时，克利夫才意识到脚痛已经悄悄消失了。

雷蒙德，77岁，足底经常抽筋，大多数时候脚趾都是麻木的。医生认为麻木的原因可能是雷蒙德治疗淋巴瘤时做了化疗。雷蒙德的女儿每周来看望他两三次。碰巧他女儿读过关于触发点的书，于是每次来看望他的时候就给他按摩足部。刚开始的时候一按摩他就疼得很厉害，于是，他女儿只好减小力度，尽量把疼痛控制在他能承受的范围内。按摩几周后雷蒙德注意到，他最近几乎都没有出现过抽筋的现象，脚趾的麻木感也消失了。

跗展肌

跗展肌是使大脚趾活动的几块肌肉中的一块，位于足底内侧缘，连接足跟和大脚趾中的一块骨头，其功能是使大脚趾向下屈曲或者向外移动。跗展肌的这个功能有助于推动身体向前运动以及维持足部和踝部稳定，并且控制足部和踝部不向内倾斜。当小腿肌肉和足部其他肌肉中的触发点导致踝部无力和不稳时，跗展肌的工作负荷就会增大。如果脚型为莫顿脚，则莫顿脚导致的踝部不稳也会给跗展肌增加额外的负担。

跗展肌触发点引起的疼痛主要位于足跟内侧，或者稍稍往上至内踝（图10.48）。如果触发点特别活跃，第一跖骨下面可能会疼痛（图中未显示）。跗展肌触发点个别情况下还可能导致神经卡压，进而导致足部和脚趾麻木[1]。

将大脚趾用力抵住地板，此时能感到足跟内侧缘的跗展肌在收缩。跗展肌比较容易触碰到，但这

> ### 按摩小贴士
>
> 常见的玩具球可能是你按摩足底的最好工具，直径为35毫米的橡胶高弹力球也不错。按摩时采取坐姿，坐稳，脱下鞋子，将球放在地板上，然后把脚放在球上，让球在足底来回滚动。缓慢滚动球，查找按压起来有疼痛感的触发点。按摩足部侧缘时需要适度倾斜足部。如果直径为35毫米的球按摩起来力度过大，可以尝试使用直径为45毫米或者60毫米的球。刚开始时，用网球可能比较合适。

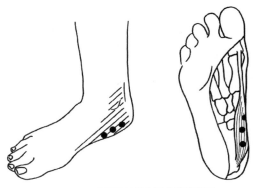

图10.48 跗展肌触发点及其牵涉痛区

块肌肉比较厚，我们需要运用杠杆作用才能深入按摩到它。最好的按摩工具是直径为35毫米的高弹力球（图10.49）。按摩时采取坐姿，将球放在地板上，把脚放在球上，足部适当外翻（图10.50）。这个部位有三个触发点，一个稍微靠内，另外两个位于内侧缘。具体的按摩方法请参考上页的"按摩小贴士"。按摩足底的话，高尔夫球通常用得比较多，但效果不是最佳的，因为高尔夫球大了一点儿，而且过于光滑，也偏硬。小一点儿的球就可以，高弹力球最好。有些杂货店的糖果机就出售高弹力球。如果按压触发点时痛得特别厉害，那么刚开始可以使用直径为45毫米的高弹力球或者网球。

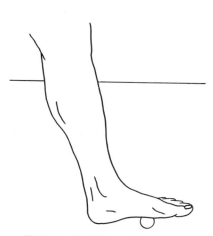

图 10.49　将直径为 35 毫米的高弹力球放在地板上对足底进行按摩

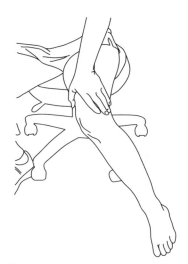

图 10.50　用直径为 35 毫米的高弹力球按摩足部内侧缘的姿势

　　如果足底有一块肌肉出问题，那么其他足底肌很可能都会因此出问题。在排查触发点时记住一点：如果肌肉没有问题，按压时就不会痛。此外，按摩时，力度以让自己感到"舒适的疼痛"为宜，即有疼痛感，但痛的同时又让人觉得比较舒服和放松。

小趾展肌

　　小趾展肌的功能是使小趾向外侧伸展，这个动作可以在身体左右摇摆时控制足部左右摆动。因为这块肌肉很重要，所以这块肌肉相对较大。在崎岖不平的地面行走或奔跑时，小趾展肌的工作负荷就会增大，容易促使触发点产生。高跟鞋或者鞋底很硬的鞋对小趾展肌也不好。

　　小趾展肌触发点引发的疼痛主要位于小趾展肌上，就在足部外侧缘靠近足跟的部位，有时候会稍往上扩散到外踝（图10.51），这种疼痛有时候感觉像扭伤导致的疼痛。如果触发点特别活跃，还会导致小趾和第五跖骨头下方疼痛（图中未显示）[1]。

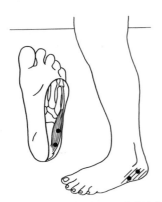

图 10.51 小趾展肌触发点及其牵涉痛区

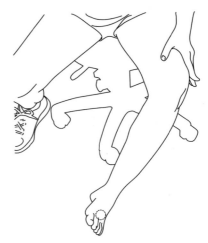

图 10.52 用直径为 35 毫米的高弹力球
按摩足部外侧缘的姿势

将小趾向外展开，就能感觉到小趾展肌的收缩。按摩的方法是，将直径为 35 毫米的高弹力球置于地面，将脚放在球上，让球来回滚动。你可能会发现，最严重的触发点位于足跟外侧、足底外侧缘上方。按摩时将足部适当内翻，让球在足部外侧缘（图10.52），使球向足跟滚动。

趾短屈肌

趾短屈肌分别连接跟骨和趾骨，在长长的足弓正中间。趾短屈肌的功能是辅助趾长屈肌，使除大脚趾外的其他四根脚趾向下屈曲。趾短屈肌和趾长屈肌中的触发点都会将疼痛传递到足前部、脚趾下方的跖骨头后方（图 10.53）。这种疼痛像走在棱角分明的石块上的感觉，也就是人们常说的脚酸的感觉 [1]。

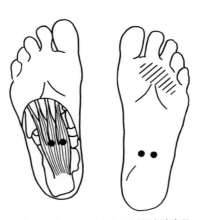

图 10.53 趾短屈肌触发点及其牵涉痛区

治疗足跟疼痛时，人们常常使用足弓垫或其他矫形工具，这是因为人们错误地以为足跟疼痛是由足弓无力或足弓塌陷造成的。如果足弓垫产生的压力导致足底前部疼痛加剧，就要排查趾短屈肌是否有触发点[1]。

对于足弓酸痛，人们很自然的反应就是按摩足弓，但不要忘了，足弓的大部分疼痛都源于腓肠肌触发点。虽然趾短屈肌位于足弓部，但它引起的疼痛不在足弓。

将脚趾往下屈曲能感到趾短屈肌收缩，因此，通过屈曲脚趾就能确定它的位置。按摩时可以将一个直径为35毫米的高弹力球放在地板上，将脚放在球上，使球来回滚动（图10.49）。

足底方肌

足底方肌一端连接跟骨、靠近趾短屈肌的起始点，另一端连接趾长屈肌肌腱，其功能是辅助脚趾屈曲。足底方肌的另一个名称"副屈肌"就得名于它的这一功能。这块肌肉位于足底深处，正好在足跟前部，完全被趾短屈肌覆盖。

足底方肌触发点会引起足跟刺痛，这种疼痛像脚踩到石头上被擦伤的感觉（图10.54）。患者足跟往下踩的时候就像钉子扎入了足跟一样，痛得厉害时足跟根本无法着地，患者只能踮脚走路。当然，足跟疼痛主要还是由比目鱼肌触发点引起的。足底方肌以及比目鱼肌中的触发点引起的足跟疼痛常常被误认为骨刺引起的。骨刺当然是可能存在的，但它可能不是疼痛的根源。如果按摩就能消除疼痛，那么疼痛就不是骨刺引起的。当然，有时候肌筋膜触发点和导致疼痛的骨刺可能会并存[1]。

我们无法通过单一肌肉收缩找到足底方肌，因为它总是和覆盖在它上面的趾短屈肌一同收缩。这两块肌肉中的触发点位置非常接近，但足底方肌中的触发点更靠近足跟，也深得多。实际上用拇指或其他手指无法深入按摩到足底方肌。要想按摩到它，你可以采取坐姿，用一个直径为35毫米的高弹力球或橡胶球（如果用球按摩力度太大，刚开始你可以选择稍稍大一点儿的球）进行按摩。

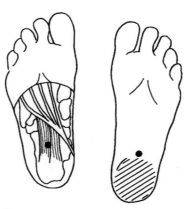

图 10.54　足底方肌触发点及其牵涉痛区

蹈收肌和蹈短屈肌

蹈收肌和蹈短屈肌这两块肌肉很难通过某个动作单独收缩其中一块，将大脚趾向下压时，两块肌肉都会收缩，因此不容易区分。但这两块肌肉中的触发点有不同的疼痛区。蹈收肌触发点会引起除大脚趾外的四根脚趾下面的跖骨头附近疼痛（图 10.55），有时候会引起麻木。蹈短屈肌触发点引起的疼痛则位于第一跖骨头下面、足部内侧靠近大脚趾的地方（图 10.56）。

蹈收肌和蹈短屈肌触发点是行走时足前部疼痛的主要根源，不走路时疼痛则会减轻很多。为了弥补由第二跖骨偏长导致的身体不平衡，大脚趾的这两块肌肉很容易过度使用。因此，跖骨弓的慢性疼痛常常和莫顿脚相关。（跖骨弓由跖骨头组成，位于足前部。）

将大脚趾往下压时能感觉到蹈收肌和蹈短屈肌收缩，可以通过这个方法来确定这两块肌肉的位置，然后在肌肉上慢慢排查触发点。触发点位于跖骨弓上、第一跖骨后面。按摩这个部位时，直径为 35 毫米的高弹力球是很好的工具。按摩时可以采取坐姿，将球放在地板上，脚放在球上。这两块肌肉中的触发点有的比较深，因为这两块肌肉本身就比较深，而且被别的肌肉覆盖着，因此按摩时需要增大一些力度。如果用手按摩，手很容易疲劳。按摩时可以将足部外翻（图 10.50）以便按摩到蹈短屈肌中的第二个触发点，它位于足部内侧缘。

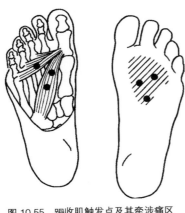

图 10.55　蹈收肌触发点及其牵涉痛区

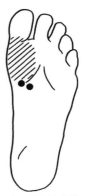

图 10.56　蹈短屈肌触发点及其牵涉痛区

小趾短屈肌

小趾短屈肌其实比你想象的粗壮，在我们行走、跑步甚至在身体调整重心的时候，小趾短屈肌在保持身体平衡方面起很重要的作用。用力往地面按压小趾时，能感到小趾短屈肌沿着第五跖骨下面收缩。在行走或奔跑时，这个动作可以防止踝部外旋太多，同时可以使身体的重心集中在脚上。

　　踝部不稳会使小趾短屈肌负重过大。身体负重过大或者自身体重过大也会导致小趾短屈肌过度使用。此外，在崎岖不平的路面行走或者奔跑容易拉伤小趾短屈肌，因为这种情况下它需要格外用力来保持身体平衡。

　　小趾短屈肌触发点引发的疼痛位于足部外侧、小趾下面（图 10.57）。可用直径为 35 毫米的高弹力球按摩。按摩的细节请参考第 310 页的"按摩小贴士"。

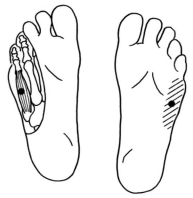

图 10.57　小趾短屈肌触发点及其牵涉痛区

第十一章

触发点疗法的临床应用

本章的目标读者主要是按摩治疗师，当然，如果你想要帮助他人按摩，也可以阅读本章。对医生、物理治疗师、体育教练、瑜伽教练、护士以及医疗保健行业的其他人员来说，这一章也是非常有帮助的。

教育的升级

自从 2001 年本书的第一版面世，我在触发点疗法研讨会上与全球几千位按摩治疗师合作过。刚开始的两年半，我父亲、克莱尔和我一起开办讲习班，之后我成了主讲讲师。课程的内容既包括自我按摩的技法，也包括临床治疗的技法。参加讲习班的按摩治疗师反映，他们在学校学习按摩的时候，老师很少讲授触发点的知识，即使有也只是蜻蜓点水，一带而过。在执业过程中他们遇到了很多疼痛病例，以前学到的按摩技法根本不能解决那些问题，因此迫切需要学习新的治疗方法。来按摩的顾客的需求已经从简单的养生发展到消除病痛。本章就是针对按摩治疗师的需求写的。

优秀的按摩治疗师可以有各种类型，有的专注于学习某一种技法，直至精通；有的喜欢学习很多不同技法，最终成为全能型按摩治疗师。大部分按摩治疗师都会广泛学习多种技法，然后按自己的理念进行组合，形成自己的治疗风格。本章介绍的技法也可以是这些组合中的一部分。大家除了掌握好自己已知的按摩技法之外，还可以掌握肌筋膜触发点按摩技法，成为合格的肌筋膜触发点按摩治疗师。

在治疗疼痛的过程中，整个医疗保健领域都忽略了触发点疗法。其实，医学领域各个分支（包括药学）的学生都应该学习触发点疗法，尤其是自我按摩的方法，这可以为了解和处理触发点打下基础。如果按摩治疗师能在自己身上找到触发点，那么他们在给别人找触发点的时候效率就会提高。自我按摩也可以提高触发点疗法的治疗效果。

医疗按摩的新方法

触发点按摩是治疗疼痛的好方法，它实用易行，不拘场地，不需要按摩床，也不需要按摩椅，随时可以进行。为他人按摩时可以隔着衣服，比较卫生、方便。在临床治疗时，按摩治疗师可以针对患者的特定部位进行按摩，无须对全身进行按摩，这可以节省时间。医生如果有触发点的相关知识，遇到相关问题的时候便可以给出正确的诊断，引导病人去正规的按摩机构进行物理治疗。医生和医疗保险机构都乐于见到这种情况。

处理触发点的方法有许多种。传统的方法是按住触发点直至触发点变软然后消除，这种方法称为缺血性压迫法。这种方法容易使用过度，导致酸胀和疼痛加剧。在治疗过程中应针对个体的不同情况使用不同的手法，提高效果的同时减少副作用。临床上对病人进行按摩时，专业的按摩治疗师需要特别注意利用人体工程学原理，合理施力，减少无谓的体力消耗。要知道，按摩对力度的要求是很高的。

本书推荐的推压方法的优势在于，力度集中在某一处，患者能够承受，而且患者感到的是一种"舒适的疼痛"。这种方法能在患者只产生轻微不适感的情况下消除疼痛。触发点按摩可以让患者舒适、愉快。

典型的触发点临床治疗分为物理治疗和按摩治疗两个部分。在治疗前和治疗过程中，有站姿测试和身体活动度测试。为了便于观察和活动，患者有时候只能穿短裤，当然女性患者还要穿上背心。为了让治疗环境更加轻松，按摩治疗师可以使用柔和的灯光，播放轻柔的背景音乐。按摩治疗师在按摩过程中可以结合其他手法，如瑞典式按摩法、肌筋膜放松术、活动关节法、拉伸等。一个疗程结束后，按摩治疗师还应为患者讲解触发点自我按摩的技法。如果你有私人教练或物理治疗师的资格证书，也可以推荐患者进行拉伸和强健肌肉的训练。

深入的交流

这种以治疗为目的的按摩与普通的以放松或健身为目的的按摩相比，需要更加严谨的态度，需要更加清楚地了解患者的身体状况，因此需要按摩治疗师与患者进行深入交流。

对患者进行按摩之前，按摩治疗师需要对患者做个了解：坐下来面对面地询问和倾听患者的既往病史以及疼痛情况，以此来了解患者可能存在的身体问题，因为在有些情况下患者是不能进行按摩的。此外，可以请患者在人体示意图上用铅笔标出自己的疼痛部位，作为之后治疗的依据，这比语言描述更为直观。

在按摩过程中，按摩治疗师也要主动询问患者的情况，并不断了解患者的感受。有些患者对疼痛的忍受能力很强，即使非常痛，也不说出来；有些出于对按摩治疗师的信任，为了不打断治疗，一直忍着疼痛；有些则对按摩存在误解，以为越痛越有效。其实对按摩来说，疼痛应该越少越好。

由于无法知道患者的感受，此时按摩治疗师需要患者告诉他们是否按到了触痛点。有些按摩治疗师比较敏感，能够通过触摸找到患者肌肉中的小结节。即使这样，他们也不可能触摸到位置较深或者收紧得特别厉害的肌肉中的触发点。因此，在按摩过程中，按摩治疗师感觉已经找到了触发点所在区域时，要提醒和鼓励患者配合查找触痛点。治疗的过程是一个互动的过程。

人体中有许多结节和肿块，因此你触摸到的硬块并不一定就是触发点，甚至有的硬块不能按摩。即使你的手指就在触发点可能出现的位置附近，离触发点也可能有微小的距离，因此了解患者的感受很重要。将疼痛的程度分为10级，1级疼痛没有疼痛感，10级疼痛痛得让人叫起来，不能忍受。按摩时使用的力度以5级疼痛为宜，即让人有疼痛感的同时能够放松身体，是一种"舒适的疼痛"：如果再增大一点儿力度，患者就会不舒服；而如果减小一点儿力度，患者又会觉得不过瘾。当然，这个度很难把握。通常，这种刚刚好的程度就是再加大点儿力度就会感觉患者的肌肉产生了一点儿抵触的力量。肌肉面对疼痛会收紧以自我保护，此时按摩的话会适得其反。如果你一碰到患者，患者就痛，就从最小的力度开始按摩。

面对一位新患者，从斜方肌开始按摩比较好。人们的斜方肌通常都有一些问题，而且按摩斜方肌可以了解患者对于疼痛的反应和耐受程度。在按摩过程中要不断询问患者感受到的疼痛程度，并同时观察患者的身体反应。只问"感觉怎么样？""这个力度怎么样？"是不够的。对于这样的问题，患者的回答往往很含糊，有时候甚至会误导按摩治疗师。因此，问患者疼痛大概是几级（1~10级）这样的问题会比较好，这样患者的回答就会更清楚。几个疗程后患者逐渐熟悉按摩，知道按摩治疗师需要怎样的反馈，就会逐渐在适当的时候给出反馈。

对于新患者，刚开始给他们按摩时要谨慎。如果力度把握恰当，按摩可以改善纤维肌痛，但通常情况下按摩治疗师都会用力过度。因此，对于纤维肌痛综合征患者，按摩治疗师宁愿力度不足也不要用力过大。在开始的几次按摩中，每次按摩触发点的时间应控制在30分钟之内。

身体力行

了解每个触发点的位置和触感的最好方法就是在自己身上尝试。掌握了自我按摩的方法后，

临床按摩准则

　　以下是按摩治疗师对触发点进行按摩时需要遵循的一些准则：

　　1. 首先在自己身上尝试触发点疗法；

　　2. 对患者进行评估，对患者身体各个部位的活动度进行测试；

　　3. 找出触发点的诱因；

　　4. 对身体组织进行预热后查找触发点；

　　5. 按摩触发点时使用短时反复推压的方法；

　　6. 教患者进行触发点自我按摩；

　　7. 拉长肌肉时动作要轻柔；

　　8. 强健被过度拉长的肌肉。

　　（请阅读第二章"'作恶者不哭，受害者才哭'——因对抗而产生的触发点"这一部分的内容。）

按摩治疗师因为工作性质的关系，手部和手臂肌肉常常受损，学习了这本书的内容后，最起码能够自己按摩手部和手臂了。

对触发点就会有基本的了解。大部分人身上都有潜在触发点，但对于一些旧伤或者慢性疼痛，因为它们存在得比较久，人们已经习惯了与之共存，所以常常懒得去寻找解决这些问题的方法。我们还是要尝试去找出自己身上引发这些问题的所有触发点，反正不会损失什么，说不定就这样把一些老毛病解决了呢！在我们的讲习班上，这样的惊喜出现过成百上千次。能够自我处理那些活跃触发点会给你的生活带来很大的不同。对职业按摩治疗师来说，自我按摩至关重要。按摩治疗师因为工作性质的关系，手部和手臂肌肉常常受损，学习了这本书的内容后，最起码能够自己按摩手部和手臂了。

评估患者的情况

在按摩开始之前，除了让患者口述自己的既往病史和疼痛经历外，最好也让患者在人体示意图上标出自己的疼痛部位。每次按摩前都标一次。这些标记可以帮助按摩治疗师记录和跟踪患者的恢复情况。

不要指望患者在第一次交谈中就把所有情况都向你介绍清楚。有些问题不太严重患者就会忘记说，有些问题患者认为不重要就会忽略。但事物之间是有联系的，也许小线索对找出大问题的根源至关重要。因此，要不断向患者提问，问他们各个部位的疼痛程度，并帮助患者回忆他们曾经经历过的摔跤、车祸以及他们的习惯动作，这些都有可能是问题产生的根源。

请观察和研究患者的姿势和动作特点。可以给患者做一次人体姿势评估，并观察其走路的步态。如果你在在校期间没有机会学习和掌握这些较为复杂的内容，现在有很多关于这方面的继续教育资源可供你使用。托马斯·梅尔斯的《解剖列车肌筋膜经络系列丛书》（*Anatomy Trains Myofascial Meridians Series*）中有一张关于体态评估的数字激光视盘（DVD）《身体检查101》（*Body Reading* 101）。这张DVD非常实用，可以在"解剖列车"网站（www.anatomytrain.com）购买。关于检查患者相关关节的活动度，詹姆斯·瓦斯拉斯基的《临床按摩疗法：结构疗法治疗疼痛》（*Clinical Massage Therapy: A Structural Approach to Pain Management*）[1]介绍了活动度检查指南、稳定骨盆的主要方法以及无痛消除冻结肩的方法等。史佛莱特和理查德·芬恩自创了一套很有用的活动度检查挂图，你可以在雅虎网站（www.roundearth.stores.yahoo.net）找到这套挂图。

找出触发点产生的根本原因

解决问题的第二步是找出潜在的原因，治疗就从这里开始了。患者如果两条腿长度不一致、单侧骨盆偏小、上臂偏短或者坐在扶手椅上时习惯靠在某一侧的扶手上，那么即使你帮患者把触发点消除了，触发点仍会反复出现。如果患者脚型为莫顿脚或者第一跖骨偏高，其足部就会出问题，并继而影响全身其他部位（此内容在第十章已有讲述）。请观察患者的日常行为和生活习惯，看是否有习惯性肌肉紧张的情况，是否用胸腔呼吸。用胸腔呼吸是很多与呼吸相关的肌肉（如前锯肌、胸锁乳突肌和斜角肌）产生和无法消除触发点的根源。饮食不够均衡、摄入大量含咖啡因的饮料、每天在电脑前工作时间过长等都会导致触发点产生。其中的一些因素不属于触发点疗法的范畴，可以建议患者阅读相关书籍以及寻求医生或营养师的帮助。对于我们专业的按摩治疗师，建议阅读特拉维尔和西蒙编写的《肌筋膜疼痛和功能障碍：触发点手册》，它详细介绍了肌筋膜触发点产生的根本原因、活动度测试以及拉伸注意事项等方面的知识，光是书中的图片就已经很超值了。本书的第二章"触发点的前世今生"也对以上内容做了简要介绍。

国外的网站有一些关于神经肌肉按摩的课程，比如"中西部神经肌肉疗法"网站（www.nmtmidwest.com）上的"精确神经肌肉疗法"（Precision Neuromuscular）课程，"神经肌肉治疗中心"网站（www.nmtcenter.com）上朱迪丝·沃克·德莱尼的"神经肌肉治疗训练中心"（Neuromuscular Therapy Training Center）课程，以及"神经躯体教育"网站（www.neurosomaticeducators.com）上保罗·圣·约翰的研讨班。大家可以通过学习这些课程来掌握人体结构评估的内容，还可以通过学习"肌筋膜疼痛"网站（www.myopain.com）上莎伦·索尔和玛丽·比安卡拉纳的课程或"360神经肌肉疗法"网站（www.360nmt.com）上斯图·怀尔德和凯蒂·亚当斯的"360神经肌肉疗法"（360 Neuro Muscular Therapy）来成为专业肌筋膜触发点治疗师，从而掌握特拉维尔的整个治疗方法。

热身推压和查找推压

大部分按摩治疗师都广泛使用掌推法。掌推法要求治疗师用手掌在患者皮肤表面平滑移动，这种手法在按摩开始时能帮助患者平静下来，也能帮助恢复患者机体组织的血液循环。按摩治疗师还能在掌推的过程中找到患者身体中的骨性标志。在采用触发点疗法之前，按摩治疗师还可以使用肌筋膜放松法来放松患者的肌肉。排查触发点时也可以用推压法，在触发点可能出现的区域往上推压7~8厘米或者推压肌纤维的肌腹。在推压和查找的过程中注意肌纤维的走向，而且要注意，肌纤维并不一定连贯地连接肌肉的两头，单羽肌和双羽肌都有多个肌腹，比如腹直肌就有多个肌腹。此外，并非肌肉的任何部位都会产生触发点，因此不需要检查肌肉的每个部位。本书中的插图会指出触发点出现的大致区域，大部分触发点都出现在肌纤维中部。因此，查找触发点时只须在这个大致区域内推压，肌肉组织中有异常阻力的地方就可能有触发点。有时候治疗师能摸到肌肉里的小结节。可能有触发点的肌纤维紧带区通常感觉像吉他的一根琴弦，并且触感非常明显。在这个紧绷的紧带区查找最痛的触痛点，记得时时询问患者的感觉。

触发点按摩手法：短促、反复推压

按摩触发点的手法多种多样。按摩治疗师可以一直按住触发点直至触发点变软、紧带区抽搐或者患者感到牵涉痛减轻；有些治疗师采用短促、快速的振动推压法；还有一种方法是，治疗师按住触发点让患者轻轻收缩肌肉，或者治疗师通过按住触发点使肌肉被拉伸。

以上这些方法都有人使用，也都有效果。而我们推荐的推压法（第三章"治疗指南"介绍了这种方法）能够较大限度地节省手的力量，同时也能使触发点得到放松。这种推压法为短促推压，要求从疼痛点的一端推到另一端，推压距离通常为 2~3 厘米，有时候甚至只有 0.5 厘米。这种反复推压的作用和水泵的作用一样，将肌肉中让触发点继续存在的物质排出去。这种擀面杖式推压能对已经缩短了的肌纤维起轻微拉伸的作用。治疗师在每个推压动作之间都要短暂停顿，而非一直压住不放，这样做能让新鲜的血液和氧气回流到这个区域。

首先用掌推法对触发点所在区域进行按摩作为热身，让肌肉处于自然状态（既不紧张也不松弛）或稍微收紧的状态。热身并且筋膜变软后，就可以对触发点进行按摩了，沿着肌纤维走向从触发点一端到另一端短促推压 10~12 次，记得在两次推压之间停顿。接着重复进行掌推按摩，如果触发点还没有变软，请继续进行深度推压按摩，然后开始按摩下一个触发点。

> **按摩小贴士**
>
> 首先用掌推法对触发点所在区域进行按摩作为热身，让肌肉处于自然状态（既不紧张也不松弛）或稍微收紧的状态。
>
> 热身并且筋膜变软后，就可以对触发点进行按摩了，沿着肌纤维走向从触发点一端到另一端短促推压 10~12 次。
>
> 接着重复进行掌推按摩，如果触发点还没有变软，请继续进行深度推压按摩，然后开始按摩下一个触发点。

很多治疗师在尝试之后都倾向于使用我们推荐的这种按摩手法。治疗师的手很宝贵，我们学会的所有知识和技能都需要通过手来实现，因此需要尽可能地保护好我们的手。一般来说，按摩时用指尖（不是指甲尖）而非指腹用力，指尖受力面积比较小，因而用较小的力就能按得比较深。如果用指腹按压，为了达到同样的效果，就需要使用更大的力，这样，手很快就会疲劳（图 3.3，图 3.5，图 3.6）。注意使用符合人体工程学的姿势和手法，用身体的重量而非肌肉来施加力量。

对患者来说，在效果相同的基础上，这种间歇式推压的方法比持续按压的方法更能有效减少对组织的损伤。作为按摩治疗师，我们要懂得欲速则不达的道理。如果一开始过于急切，按摩力度过大或按摩次数过多，则会对患者的身体造成二次伤害。按摩只是帮助人体恢复血液循环，然后让身体自愈。按摩治疗师的作用是启动人体自愈的发动机。有些患者觉得持续按压这种按摩技法的效果更好，更喜欢它。还有些患者身上的触发点在中等强度的按压下能很快消除。努力在你和患者之间找到平衡吧。

> 注意使用符合人体工程学的姿势和手法，用身体的重量而非肌肉来施加力量。

通常来说，你希望肌肉往哪个方向伸展就往哪个方向推压。以腘绳肌为例，如果它收紧变短，则向臀部方向推压；如果腘绳肌被拉得过长（比如骨盆前倾），则向膝部方向推压。但如果患者血液循环出了问题或者出现了水肿的情况，则应先处理血液循环和水肿的问题，稍后再处理肌肉和肌筋膜的问题。

教患者自己按摩触发点

因为时间和经济条件的限制，很多人不可能一有需要就到诊所来接受专业治疗，而且即使每周按摩一小时也不可能消除整天坐在电脑前所带来的影响。因此，自己按摩一些反复出现的慢性触发点就显得尤为重要。在所有造成触发点产生的诱因消除之前，触发点还是会随时反复出现，因此我强烈建议按摩治疗师向患者教授触发点自我按摩的方法，并向他们提供自我按摩的工具。自我按摩可以让治疗效果更好，可以巩固治疗成果，还可以让我们的客户对我们更加信任。表面上来看，把你珍贵的技术传授给他人会让客户减少，但实际上良好的口碑会给你带来更多客户，并且老客户其实还是会时常来向你求助。而且，客户会意识到你开办诊所是为了帮助他人，而不仅仅是为了赚钱。

轻柔拉伸肌肉

传统的触发点疗法都要求在触发点消除后才进行肌肉拉伸。但无论我们怎么解释，还是有一些患者对拉伸心存畏惧，不愿意进行拉伸。因此，对初次接触触发点疗法的患者我们要谨慎。在拉伸之前，可以让患者全方位活动肌肉或者关节。肌肉拉伸最好等到按摩的第二个或者第三个疗程结束之后进行。如果患者擅长瑜伽或者做过其他拉伸训练，那么他对作为治疗方法的拉伸的反应会好一些；如果患者习惯静坐不动的生活方式，过于急切的拉伸反而会让问题恶化。对于拉伸，没有统一的规定，按摩治疗师需要根据具体情况把握。

本体感觉神经肌肉促进技术又称收缩放松拉伸，在触发点失活后，它是非常好的放松方法。主动拉伸与本体感觉神经肌肉促进技术相结合对单一肌肉的拉伸效果非常好。请阅读本书第 49 页 "拉伸" 的内容。要记住一点，拉伸时应该感觉比较舒服，不应该有疼痛感。

> 并非所有肌肉都要进行放松以及通过拉伸来拉长。已经缩短了的需要拉伸，而已经被拉长了的肌肉则不需要拉伸。如果拉伸已经被拉长了的肌肉，身体的不平衡仍然存在。

此外，能辨别哪些肌肉缩短变紧了（由习惯性姿势、压力和外伤导致的）也很重要。并非所有肌肉都要进行放松以及通过拉伸来拉长。已经缩短了的需要拉伸，而已经被拉长了的肌肉则不需要拉伸。如果拉伸已经被拉长了的肌肉，身体的不平衡仍然存在。

强健被过度拉伸变长的肌肉

我们中的大部分人在走路时驼背、含胸，坐着时骨盆前倾。因此，按摩和拉长身体正面的缩短的肌肉很重要。但同时，强健背部肌肉也很重要，因为背部肌肉长期处于被过度拉伸的状态。这样做有助于我们的身体保持直立，纠正弯曲的不良姿势。在美国，由于法律的限制，对大部分按摩治疗师而言，建议患者锻炼可能不在他们的工作范围内，因为他们可能没有这方面的证书或者没有学习这方面的内容。但是，对大部分患者来说，由私人教练辅助锻炼对他们非常有益。如果你自己成为一名持证私人教练，就有资格向患者提出建议了。

设立合理的期望值

本书插图中画出来的所有触发点是有可能在 75 分钟的全身按摩中全部按摩到的。在这种全身按摩中，每个触发点只按摩几下，却可以让患者得到深度放松和有效治疗。这和瑞典式按摩比较相似。但是，也不一定每次都做全身按摩。如果患者仅仅是来解决身体一处或者两处的问题，就可以缩短时间，集中解决这些问题。按摩前需要和患者沟通，了解患者的需求，然后做出按摩计划，并与患者商量。

一次触发点按摩之后，患者应该就会感觉舒服多了。有时候只按摩一次患者的症状就有很大改善，疼痛彻底消失都有可能。当然，要彻底解决所有问题还是需要多次按摩。被推压的部位在按摩结束后会酸痛好几天，这是正常的。按摩成功的话，在接下来的好几天或者好几周症状都不会出现，或者从此不再出现。可以的话，建议在按摩后的第二天给患者打电话回访。

按摩没有效果怎么办？

按摩不成功的表现包括：疼痛加剧、全身酸痛、疲劳、出现新症状、瘀青、关节更加僵硬、关节活动度减小等。有时候在按摩过程中患者对按摩的力度表示很满意，比较舒服，但是按摩结束 24 小时后开始感觉不好，这可能意味着按摩过程中力度太大、对触发点的按摩时间过长或者全身按摩时间过长。如果患者在按摩前服用了止痛药，对疼痛的敏感度就会降低，因此要了解患者是否服用过止痛药。

触发点按摩失败的主要原因是没有按摩到正确的位置或者遗漏了主触发点。治疗中很容易重点按摩卫星触发点而忽略了造成问题的主触发点。这种情况下，主触发点还是会重新激活卫星触发点，有时候这种情况发生得非常快，几小时甚至几分钟内症状就会重新出现，让人感觉按摩没有任何效果。

如果按摩没有效果，也许错并不在你。患者自己如果不纠正一些错误的行为习惯，如继续做那些造成肌肉疲劳的动作，病情就难以好转。按摩治疗师需要和患者一起讨论导致触发点产生的因素，并想办法解决。用胸腔呼吸、神经紧张以及不良姿势都是主要的因素，还有身体结构的异常，如两条腿长度不一或莫顿脚（见第二章和第十章），也是导致触发点产生的因素。

如果患者觉得按摩没有效果或者导致疼痛加剧，还有可能是肌肉拉伸进行得过早或者过于剧烈。较为安全的做法是，在全部触发点都失活之后进行拉伸。即便如此，也不能过度拉伸，否则也会重新激活触发点。有时候，需要按摩几次以后才能看到效果，这也是为什么我们要教会患者进行自我按摩：按摩次数更多等于效果更好，每天自我按摩有非常好的治疗效果。

> 对于服用了止痛药的患者，请降低按摩强度。

按摩后触发点加重怎么办？

按摩过度会刺激触发点，导致触发点更严重。治疗过度甚至还会导致肌肉痉挛。在对触发点进行推压后可以用掌推法按摩几下，之后就暂时不管它了，继续按摩其他触发点。如果还要回去按摩刚才按摩过的触发点，一定要像给婴儿按摩那样轻柔、小心。按摩结束后对被过度刺激的肌肉冰敷 10~15 分钟能有效缓解疼痛。不过我们也可以放心，即使不做处理，在最糟糕的情况下，这种触发点加重的情况也只会持续几天，之后患者就会明显好转或者回到之前不舒服的状态。有些患者在进行触发点按摩之前要按摩浅层筋膜，只有这样他们才能承受住按摩的力度，触发点疗法对他们才有效。

在处理各种疼痛问题的方法中，中枢神经系统脱敏疗法非常有用。对很多患者来说，我们都可以首先采用有力而轻柔的触碰疗法来平静其神经系统。可以登录我的网站（www.triggerpointbook.com）了解更多信息。

> 少即是多。

仰卧位按摩

很多按摩治疗师主要采取让患者脸朝下的俯卧位进行按摩。采取这种体位的话，按摩主要集中在身体背面。有的按摩治疗师本来想从俯卧位开始，等身体背面按摩结束再对身体正面的颈前部、胸部、腹部和髋屈肌进行按摩。但是等充分按摩身体背面的肌肉后，按摩身体正面的时间已经不够了，于是身体正面的肌肉总是得不到充分的按摩。很多不良姿势都会导致身体正面出问题，因此，我建议按摩尽可能地从仰卧位开始。

与患者保持交流

无论采用哪种体位，从斜方肌开始按摩是比较好的，因为几乎每个人的斜方肌都多多少少有些紧张，并且有触发点。可以通过按摩斜方肌来试探患者对疼痛的忍受程度。开始按摩前请向患者介绍疼痛等级。因为每个人对疼痛的感觉非常主观，基于个人之前的疼痛经历，用给疼痛等级打分的方法比较好。将疼痛分为 10 级，5 级刚刚好，6 级让人眯眼睛，7 级让人龇牙咧嘴，8 级让人喊"天哪，这里好疼"，9 级让人骂脏话，而 10 级让人想逃走。我们不要按到 10 级，而应把疼痛程度控制在差不多 5 级，或者更低一点儿。对一个新的触发点按摩，开始时要轻，然后慢慢增大力度。

前表线

托马斯·梅尔斯（2001）[2] 提出了"解剖列车"的概念，认为人体是由连续的筋膜网络构成的，指出了人体在功能上的整体性，意在为按摩治疗师提供肌筋膜网络图。该书的中文版本已经出版，因此，这里不再赘述。如果留心观察，我们就能发现久坐不动的生活方式常常导致身体正面的肌肉和肌筋膜缩短变紧，从而导致各种情况复杂的后果。前表线是一条大致连贯的肌筋膜，从足背开始，往上贯穿腿部、腹部和胸部，然后围绕胸锁乳突肌到头后部。用肌筋膜放松术对前表线沿线的触发点进行按摩后，身体背面被过度拉长的软组织就能得到放松。人体的自我保护机制会让这些被过度拉长的肌肉也产生触发点，这些触发点通常出现在菱形肌、冈下肌、竖脊肌、腘绳肌以及小腿后部肌肉中。要放松前表线，请从足背开始逐渐往身体上部按摩，然后从背部往下按摩。当然，不可能每个人都是这种情况，按摩治疗师需要分析每位患者的姿势和活动度来决定怎么按摩 [2]。如果你不擅长进行具体的人体姿势评估，可以购买托马斯·梅尔斯的《身体检查 101》DVD 套装。

足背和胫骨肌

请从足背开始按摩，这个部位不常产生触发点，但需要放松肌筋膜。沿腿部向上，胫骨前肌位于胫骨附近，趾长伸肌则离腿外侧约一指宽。这两块肌肉中的触发点都位于膝部往下约一掌宽处（图 11.1），用双手"被支撑的拇指"按摩。记住，这里的指宽和掌宽都以患者的手指和手掌为准。每块肌肉的肌腹中的触发点也许不止一个。跛长伸肌位于小腿 1/3 处（从踝部到膝部）、趾长伸肌下方。

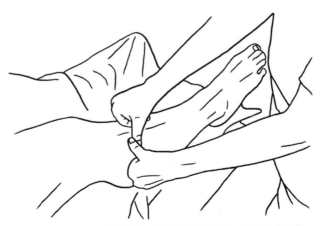

图 11.1　用双手"被支撑的拇指"按摩胫骨前肌，按摩的位置是膝部往下约一掌宽处、胫骨旁边

腓骨肌

腓骨长肌触发点位于膝部往下一掌宽处。按摩时可以使用"被支撑的拇指"，也可以手握空拳，使用掌指关节（图 11.2）；一只手按摩，另一只手帮助固定腿部。腓骨短肌触发点大致位于小腿 1/3 处（从踝部到膝部），按摩技法和腓骨长肌的一样。第三腓骨肌触发点位于腓骨前方、从外踝往上 5~10 厘米处，可以用拇指按摩（图中未显示）。

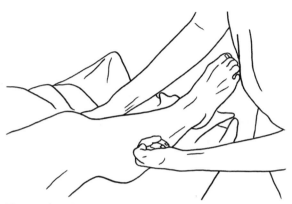

图 11.2　握空拳，掌心朝上，用掌指关节对腓骨长肌进行按摩，另一只手固定腿部

股四头肌、缝匠肌和阔筋膜张肌

先对股四头肌做热身推压，然后查找阔筋膜张肌触发点，其中一个在髂前上棘（或者髋骨前部）下方及外侧 2~3 厘米处。可以让患者将膝部向内侧转动几次，这样可以通过让这块肌肉收缩来确定其位置。可以用双手"被支撑的拇指"或者"被支撑的手指"进行按摩。阔筋膜张肌中另一个触发点的位置则再往外 1~1.5 厘米。股直肌上端的触发点位于腹股沟上方、髂前上棘往下不到一掌宽的位置，其按摩技法和阔筋膜张肌的一样。如须确定股直肌的位置，可以让患者伸直腿，然后反复抬起，此时股直肌会收缩，治疗师可以用手感觉到。股内侧肌、股中间肌和缝匠肌都可以使用"被支撑的手指""被支撑的指节"或"被支撑的拇指"来按摩（图 11.3）。股中间肌触发点位置较深，被股直肌遮盖。按摩时，在髂前上棘往下约一掌长处将股直肌往中间推，将股直肌下方的股中间肌抵在骨头上进行按摩。股内侧肌位于大腿内侧，比较容易找到，从膝部往上约一掌宽处是股内侧肌下端触发点所在位置，再往上一掌长处是其上端触发点所在位置。缝匠肌触发点则可能出现在缝匠肌中的任何部位。让患者腿伸直抬起并外旋，按摩治疗师就可以感觉到其缝匠肌在收缩。如患者存在膝外翻的情况，则其缝匠肌已经被过度拉伸了，从而导致触发点反复出现。

股外侧肌可能有多个触发点，按摩时手握空拳、掌心朝上，从膝部一直按摩到股骨大转子（图 11.4），用另一只手扶住膝部以固定腿部。股外侧肌最下端的四个触发点位于膝部上方 5 厘米处，应该正好在髂胫束前方和后方。如果按摩时不采用侧卧位而采用仰卧位，那么只能按摩到一部分触发点，另一部分要采用俯卧位才能按摩得到，因为股外侧肌比较宽，覆盖整个大腿外侧。股外侧肌触发点导致的疼痛感或紧缩感可能会被误以为髂胫束的问题。髂胫束紧张是一侧的臀大肌和阔筋膜张肌缩短导致的。

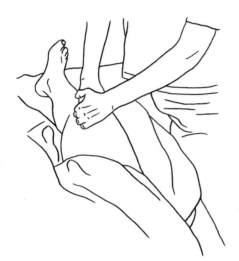

图 11.3　左手侧边靠在皮肤上，右手指尖推动皮肤以按摩股内侧肌

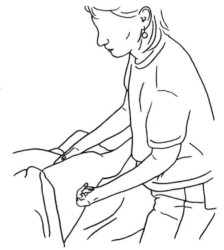

图 11.4　手握空拳，掌心向上，用指节朝髋部方向按摩股外侧肌，另一只手扶住膝部以固定腿部

大腿内侧肌肉

按摩前，用床单把下面的那条腿仔细盖好。要确定长收肌的位置，可以将一只手放在患者膝部内侧，另一只手放在大腿内侧，让患者内收大腿，就能明显感觉到长收肌在收缩。长收肌和后面的大收肌之间的一道窄窄的槽可以作为区分它们的分界线。可以将大收肌看成第四块腘绳肌，它几乎在大腿后部。

长收肌触发点位于大腿内侧比较靠上的位置，用"被支撑的手指"按摩，从触发点一端横向推压到另一端（图 11.5），横向推压比沿大腿内侧纵向推压更温和。股薄肌和大收肌触发点还可以用手指抓捏按摩。大收肌上部的触发点在坐骨结节下方，采用俯卧位或自我按摩更温和。按摩股内侧肌采用侧卧位更方便，侧卧时屈曲上方的那条腿（图中未显示）。

耻骨肌位于股直肌内侧。按摩这个部位要小心股动脉，如果手指感到搏动，就向旁边移。按摩时将触发点抵着腹股沟下方的股骨。如果按摩治疗师按摩这个部位令双方都不自在，那就让患者自我按摩吧。

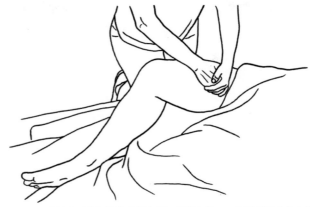

图 11.5 用"被支撑的手指"按摩大腿内侧，要横向推压，而非沿肌肉走向纵向推压

腹肌

为了更好地了解腹肌触发点，我们将其分成四组来讲述。

上腹肌 第一个要推压的部位是腹斜肌和腹直肌与下面三根肋骨的连接处，一开始要站在患者左侧，沿顺时针方向推压。（请注意，图 11.6 中，按摩治疗师站在患者右侧。）用双手并采用查找推压的方法从患者距离自身较远的一侧向自己所在的方向缓慢推压。第二个要推压的部位位于最下端肋骨下方（图 11.6）。将肌肉组织抵住肋骨下面（内侧）往上推压，一直推压到身体中部。找到触发点后，用"被支撑的手指"进行短促、反复推压，每个触发点推压 10~12 次（图 11.7）。按摩时注意避开剑突（胸骨突），但也要注意查找腹直肌触发点，腹直肌触发点位于剑突左右两侧各 2~3 厘米处。

中腹肌 同样的查找推压方法也可用于查找中腹肌中的触发点。腹斜肌包裹着整个身体两侧，肋骨和骨盆间的肌肉可以用手指进行抓捏按摩。腹直肌可分为 8~10 个部分，每个部分都有各自的肌腹。因此，中腹肌中的任何部位都可能产生触发点。

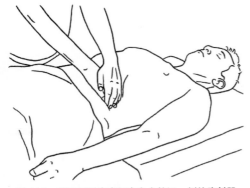

图 11.6 用双手对患者距离自身较远一侧的腹斜肌进行按摩

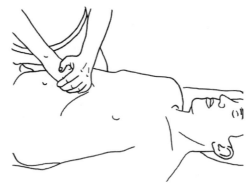

图 11.7 按摩腹直肌时，起支撑作用的手移动"被支撑的手指"，注意避开剑突

下腹肌 下腹肌中的触发点也可以用查找推压的方法查找。从腰方肌外侧缘开始横穿腰方肌，向身体中部拉：沿髋骨上沿往腹股沟韧带拉，然后横穿过身体中线，将肌肉向下按压至耻骨上端。这一路有多个触发点，因为耻骨所在部位有布遮挡，可以让患者自己指出耻骨的位置。这个部位比较私密，可以指导患者自己用手按摩。按压这个部位的触发点时感觉像在按压瘀青的部位，因此按摩时轻一点儿。

腰大肌和髂肌 按摩这两个部位时，患者的体位应和图 7.31 中患者自我按摩的体位相同。患者屈曲的膝部背向治疗师，膝部下方可以垫一个枕头或靠垫（图 11.8），这样不仅让骨盆稍稍倾斜，还将髋部垫高了一些，有助于让肠子移到另一侧。如果这个姿势让患者感到不舒服，可以让患者平躺回去。姿势摆好后，患者和治疗师都要深呼吸以集中精力。

找到髋骨（髂前上棘）和肚脐眼之间的中点，用双手手指竖着朝脊柱方向缓慢按入腹部（图 11.8）。腰大肌几乎与脊柱平行，从这个姿势来看，它几乎就位于皮下。按摩时注意观察患者的面部表情，以确定你的按压力度是否合适，有可能你还没碰到腰大肌患者就已经感到痛了。用短促、轻柔、横向按压的手法在腰大肌中查找圆硬块。如果这块肌肉中没有这样的硬块，那么可能这一侧腰大肌中的触发点并不活跃，还没有导致肌肉收紧变硬。请在这块肌肉中仔细查找触痛点，从肚脐眼往下一直找到腹股沟韧带。髂肌的按摩位置是髂前上棘内侧、骨盆前部的低凹处，这个部位可能比腰大肌更敏感。以画圈的手法沿肠道进行顺时针、长距离推压以结束腹部按摩。

按摩左侧腰大肌时，小心你指尖下面的下行主动脉的搏动，如果感觉到搏动，就往外移一点儿以避开主动脉。你可能需要从动脉血管下面斜插才能碰到腰大肌。如果患者腹部中心部位到处都有搏动感，那么他可能有主动脉瘤。此时要停止按摩，建议他去看医生。

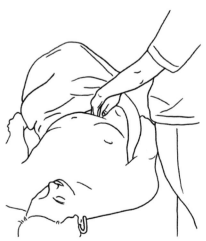

图 11.8　用双手按摩腰大肌。对准脊柱，避开左侧下行主动脉。
患者屈曲的膝部背向按摩治疗师

胸肌

在采用触发点疗法前放松肌筋膜对胸肌，也就是胸大肌、胸骨肌、锁骨下肌和胸小肌（图中未显示）特别有帮助。胸肌可以隔着一层衣服按摩。按摩治疗师可以通过推压胸大肌来推压胸小肌触发点，也可以用"被支撑的拇指"从胸大肌外侧缘下方斜插入胸小肌边缘，将胸小肌抵在肋骨上进行推压（图 11.9）。患者将手臂举起的话按摩治疗师更容易触及胸小肌。胸大肌外侧缘的触发点可以用拇指和食指揉捏按摩（图 11.10）。你可以在你自己身上查找以确定很多触发点的位置。

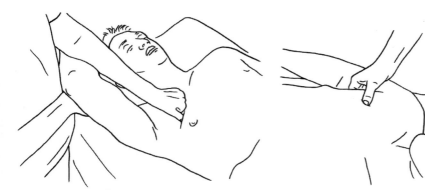

图 11.9　用"被支撑的拇指"斜插入胸大肌外侧缘下方来对胸小肌进行按摩

图 11.10　用拇指和食指揉捏按摩胸大肌（外侧缘）

肩胛下肌和上后锯肌

按摩这些部位时，为避免皮肤擦伤，请剪掉指甲，并在患者腋窝下涂抹足够的乳液。让患者把手放在对侧肩部以将背部肩胛骨向外侧移。让患者用另一只手把肘部轻轻压向胸部（图 11.11），以便留出更大的按摩空间。如果这个姿势让患者感到疼痛，那就调整成让患者感到舒服的姿势。

按摩治疗师站立于患者竖起的肘部旁，面向按摩床头。一只手深入患者肩部下方以接近患者头部，在肩胛骨内侧缘附近屈曲手指，做将其肩胛骨拉向自己的动作。这样就可以按摩到上后锯肌，它位于肩胛骨上角内侧。完成这个动作后，手停留在肩胛骨最靠近头部的部位，另一只手插入患者腋窝，掌心朝向自己。如果位置正确，按摩治疗师的手指应位于患者肩胛骨和胸壁之间的空隙，指尖应该能碰触到其肩胛下肌，指甲盖应该靠着其肋骨。向肩胛骨下的这只手发力（图 11.12）。做这个按摩动作要慢而谨慎。还要注意，即使轻轻按压肩胛下肌中的活跃触发点，也可能产生让患者无法忍受的疼痛，因此在这个过程中请与患者保持交流，询问患者疼痛到达哪个等级。

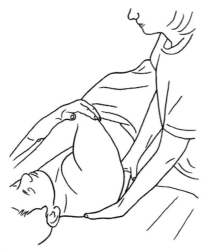

图 11.11 指尖往下朝按摩床、往外朝按摩治疗师自身方向按摩肩胛下肌。一开始用抵着肋骨的指甲盖按摩

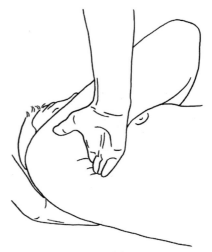

图 11.12 手指插入肩胛骨和肋骨之间按摩肩胛下肌，身体下面的手将肩胛骨拉向按摩治疗师自身

可以朝着两个方向推压按摩：既可以与肌纤维走向相同、朝肩胛骨下角下压，也可以与肌纤维走向垂直、朝向自己做短促的挖的动作。如果采用后面这种手法，你能感觉到患者的肌肉有肌腱样的紧绷感。先往肱骨头（肩胛下肌附着处）方向按摩，然后向下往肩胛骨下角按摩。虽然通常我们建议每个触发点推压 10~12 次，但对肩胛下肌触发点建议减少按摩次数。尤其是开始的几个疗程，尽量保守一点儿，否则患者的腋窝会酸胀，这种感觉可不好受。要注意，在这个过程中你的手指背面可能会无意中按压到前锯肌。

肱二头肌、肱肌和前臂伸肌

可以用"被支撑的拇指"或手指指节来查找和按摩肱二头肌触发点。肱肌触发点在外上髁正上方、肱二头肌外侧缘下方，可以用"被支撑的拇指"查找和按摩（图 11.13）。可以在从肘部往上 7~10 厘米的范围内查找。关于推压按摩的方向，简单来说就是将肌肉组织向你希望它们发展的方向推压，在这里是朝向肘部。大多数人的肱二头肌和肱肌都存在变短收紧的情况。

按摩治疗师可以用自己的前臂按摩患者的伸肌（图 11.14），如果按摩单独的触发点，也可以用双手"被支撑的拇指"，按摩屈肌也用这样的手法（图 11.38）。桡骨头附近、肘窝褶皱往下 2~3 厘米处可能有桡侧腕长伸肌、肱桡肌和旋后肌的触发点。查找这些触发点的时候，用你的另一只手将患者前臂内旋和外旋。桡侧腕短伸肌在桡骨上、肘部往下约 7 厘米处。指伸肌在手臂后区，比较好找。将掌心翻转向下则能够按摩到尺侧伸肌，它也位于肘部往下约 7 厘米处。请认真学习解剖学知识，你只有能分辨这些肌肉，才能进行按摩。你可以让患者单一收缩某块肌肉，这样就可以找到这些肌肉了。

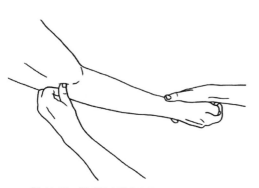

图 11.13 用"被支撑的拇指"按摩肱肌，位置是肱二头肌下缘、肘窝褶皱正上方

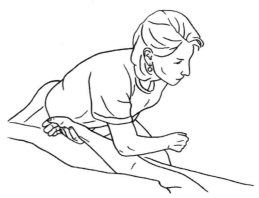

图 11.14 用手臂尺侧往患者的肘部方向按摩其伸肌，也可以用双手"被支撑的拇指"按摩

用手指在腕部附近的背面和侧面查找拇指长肌触发点。拇指根部的肌肉可以用"被支撑的拇指"按摩（图中未显示）。第一骨间背侧肌也可以用"被支撑的拇指"按摩（图11.15）。其他骨间肌可以让患者自己按摩，患者可以用"被支撑的拇指"的指尖按摩，也可以用夹子夹着橡皮按摩（图6.48）。

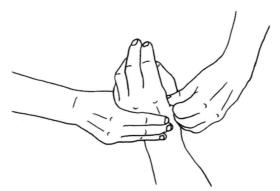

图 11.15 用"被支撑的拇指"按摩第一骨间背侧肌，将肌肉抵在掌骨上

胸锁乳突肌

按摩胸锁乳突肌时，按摩治疗师坐在按摩床头靠床角的位置，一只手托住患者颅骨底部和颈后部，让其头部保持正中，另一只手的拇指和食指揉捏按摩（图11.16）。注意辨别胸锁乳突肌的胸骨部和锁骨部，它们之间有一道窄窄的槽。这两块肌肉都和患者的手指差不多粗，锁骨部比胸骨部位置更深。要触碰到锁骨部，你可能需要把这一侧颈部的全部软组织都抓在手里。让患者将头扭向另一侧，你可以看到其胸锁乳突肌收缩鼓起。从耳后开始查找触发点，用手指的指腹按摩这些触发点，而不像对别的肌肉中的触

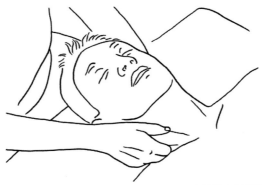

图 11.16　用手指揉捏按摩胸锁乳突肌，沿肌纤维走向按摩

发点一样用指尖按摩。手法是短促地反复推压，像挤奶一样一挤一松。查找和按摩胸锁乳突肌触发点时，不用给患者抹乳液。

　　如果患者的肌肉已经因紧张而变得僵硬，那么其锁骨部就很难捏到，特别是在颈部下部、锁骨部和胸骨部分开的地方。此时可以让患者的颈部往要按摩的那一侧稍稍转一下，这样肌肉可以得到放松，就比较容易按摩了。除非胸锁乳突肌受伤了，否则这里的任何疼痛都可以看成触发点产生的征兆。健康的胸锁乳突肌受到挤压时不会有疼痛感。

　　只要按照说明来按摩胸锁乳突肌和斜角肌，就不存在损伤颈动脉的情况。不过即使这样，按摩治疗师还是要了解一下颈动脉的位置。将手指放在下颌，感受这个部位的搏动。知道了颈动脉的确切位置，你就会明白，无论你在颈部侧面抓起多大一块肌肉组织，你也不大可能捏到它。但也不要完全相信这个原则，而要相信你的手指。如果你感到了搏动，挪开手指即可。很多治疗师都被颈动脉吓住了，不敢对颈前部进行按摩。但这个部位其实是很重要的区域。如果你能在自己身上进行自我按摩，那么你在给患者按摩的时候就容易找准位置，你也会更有信心。把自己的身体当成实验室吧。

> 如果你能在自己身上进行自我按摩，那么你在给患者按摩的时候就容易找准位置，你也会更有信心。把自己的身体当成实验室吧。

斜角肌

　　在对斜角肌进行按摩之前，你需要对它与胸锁乳突肌的相对位置有清晰的了解。前斜角肌较难按摩，因为它在胸锁乳突肌下面，被胸锁乳突肌完全遮盖。按摩时，按摩治疗师坐在按摩床头的床角，掌心朝上，用手指揉捏胸锁乳突肌。胸锁乳突肌后方的指尖就在中斜角肌上。松开胸锁乳突肌，掌心朝下，用两根手指推压斜角肌，沿肌纤维走向往下一直到锁骨部中段。重复以上推压动作，查找触痛点。按摩前斜角肌时，也先用手指捏住胸锁乳突肌，然后放开，掌心朝下，用食指和中指的背面将胸锁乳突肌向气管方向推（图 11.17）。位置正确的话，你的手指会被胸锁乳突肌覆盖一部分。此时按压住前斜角肌，将其抵在椎骨上并朝按摩床的方向按压。我们通常认为椎骨在颈后部，在这个部位碰触到椎骨，你一定觉得很有趣吧？在整块肌肉中查找触发点，一直往下，直到前斜角肌与第一肋骨的连接处。胸锁乳突肌与锁骨的连接处刚好在你的手指下方。

　　按摩斜角肌时，患者曾有过的那些疼痛或麻木的症状常常会重现。按压斜角肌触发点时，患者也可能会有轻微的不适感，像遭遇了轻微的电击，也像被按压到了神经。一旦触发点失活，这种感觉就会消失。一旦你真的按压到了被卡压的神经，患者的疼痛就会立即从 0 级升到 10 级。如果出现了这种情况，先要解决神经卡压的问题。

　　后斜角肌位于肩部顶端、锁骨上方，它与斜方肌在这个位置形成一个夹角。应朝向患者的足部，用中指沿锁骨上方朝颈部进行短促推压（图 11.18）。患者用胸腔进行深呼吸时，你能感到他的斜角肌在收缩，他的第一肋骨会向上抬起抵着你的手指。

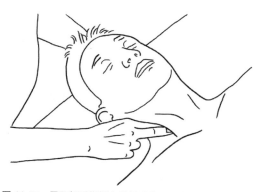

图 11.17　用两根手指探入胸锁乳突肌下方，将其推向气管，就可以按摩到前斜角肌

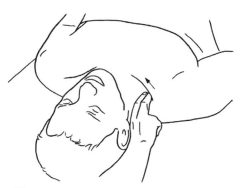

图 11.18　用中指沿锁骨上缘往患者足部的方向按压后斜角肌

　　你如果不能确定前斜角肌或中斜角肌的位置，可以让患者用鼻子反复短促吸气，这个动作会引起前斜角肌和中斜角肌收缩，这样可以帮助你准确地找到它们。

咬肌和翼肌

　　按摩翼内肌时，按摩治疗师坐在按摩床头，用手指将患者的翼内肌触发点抵在下颌内部，也就是下颌角。这和自我按摩的手法是一样的（图 4.44）。

　　按摩咬肌时，按摩治疗师站在患者肘部处，面向按摩床头。按摩咬肌触发点比较简单直接。将戴了手套的食指伸入患者口腔内，用拇指和食指揉捏它们之间的肌肉来查找触发点（图 11.19），可以让患者咬合来收缩肌肉以便查找。

　　趁手指还在患者口腔内，在上牙龈后上方的凹槽里按摩翼外肌的下缘（图 11.20），这道凹槽和你的食指尖差不多大。向上朝头顶、向前朝脸部反复推压，推压的距离只有0.5 厘米。如果翼外肌有问题，治疗师的手指轻轻地按压也会给患者带来难以忍受的疼痛。因此，按摩时请密切观察患者的表情。此时你的手指在患者口中，他不方便说话，你可以让他用手指比画，及时告诉你疼痛的等级。从外面按摩的方法也是很实用的。可以如图 4.47 所示，让患者张开嘴咬一个小纸杯，此时他的耳道后方有一道浅浅的凹槽，从这道凹槽往上、往前推压，用另一只手固定其头部。具体按摩技法在第四章中有详细介绍。有些国家的法律禁止在口腔内进行治疗性按摩，此时按摩治疗师可以教患者学习这些按摩技巧。

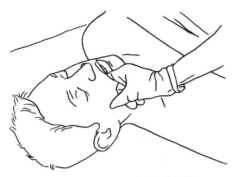 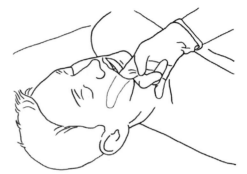

图 11.19　用拇指和食指按摩咬肌　　　　图 11.20　用食指按摩翼外肌，沿上齿龈外侧一直往后，然后向上、向前推压，就像做轻微的挖的动作

俯卧位按摩

我们通常推荐先采用仰卧位进行按摩，但有些时候，患者更喜欢采用俯卧位。无论是仰卧还是俯卧，建议都从上斜方肌开始按摩，因为这个部位常常产生触发点。按摩这个部位时，向患者介绍疼痛的等级也很方便，还可以确定患者对疼痛的敏感程度和耐受程度。

斜方肌

上斜方肌　斜方肌 1 号触发点位于肩部上端那块厚厚的肌肉顶端，按摩时用拇指和食指揉捏（图 11.21）。如第四章所说，这个触发点位于皮下，其所在的肌肉呈条状，有时候和一根织毛衣的针差不多粗。这块肌肉比较难捏住，经常会从指间滑下来。

按摩斜方肌 2 号触发点时，治疗师面向按摩床头，站在患者肘部处（图 11.22），用两手同时捏离自身近的那一侧上斜方肌，拇指在上，其他手指在下。如果这个姿势不舒服，你可以移到按摩床头，双手的姿势变为掌心朝上。沿肌纤维走向，用双手中指从患者颈部与身体的连接处往肩部外侧推压。朝着与肌纤维走向垂直的方向推压效果也不错。这个区域可能有两个触发点，一个在厚厚的条状肌肉中间，另一个在往外 2~5 厘米处。外侧的这个触发点位于肩胛骨和锁骨交接处的内侧角落。查找这两个触发点的关键在于捏住上斜方肌前部。按摩外侧触发点的方法是：用中指正面从下方按压上斜方肌时，用拇指从这块肌肉后部按压，两根手指一起使力，并用中指往肩部外侧横向推压。

下斜方肌 治疗师站在按摩床头，确定肩胛骨下角和上角，斜方肌 3 号触发点就位于这两个骨性标志中间。在这个部位，斜方肌下侧缘穿过肩胛骨内侧缘。沿肩胛骨内侧缘触摸斜方肌下侧缘，感觉它像路上的减速带。按摩时为防止肌肉移动，可将拇指置于斜方肌下端、肩胛骨旁边（图 11.23）。另一只手的拇指沿肌肉边缘斜着朝第十二胸椎按压。图 11.23 中按摩治疗师用左手"被支撑的拇指"按摩，右手拇指固定肌肉，患者右侧身体上的长斜线表示的是右侧斜方肌的下侧缘。下斜方肌中的触发点是主触发点，它们会激活上斜方肌和颈后部的触发点，导致颈部和头部疼痛难以消除。

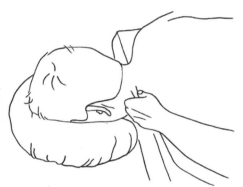

图 11.21 用拇指和食指揉捏斜方肌 1 号触发点，它刚好位于颈部与身体的连接处

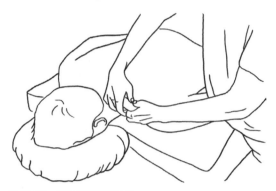

图 11.22 用双手按摩斜方肌 2 号触发点，拇指推压的方向可以与肌纤维的走向垂直，也可以一致（往肩部外侧按摩）

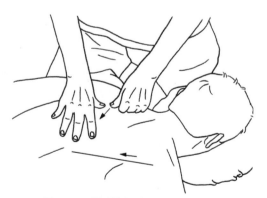

图 11.23 用"被支撑的拇指"按摩斜方肌 3 号触发点，另一只手的拇指固定肌肉

肩胛提肌和颈夹肌

肩胛提肌位于颈根部和肩胛骨上角之间，其长度为 5~7 厘米，因人而异。肩胛提肌从上斜方肌下面穿过时，与它形成一个 X 形。肩胛提肌下端的触发点可以用双手"被支撑的拇指"按摩（图 11.24）。双手拇指从上斜方肌前方伸到其下方，做挖的动作，能

感觉到肩胛骨上角，然后围绕它进行推压按摩。按摩时可以将自己的肘部抵住髋部，利用身体的重量来帮助按摩，这样手可以轻松一些。对于对疼痛特别敏感的患者，你可以不将拇指或"被支撑的手指"伸到斜方肌下方，而只按摩整个斜方肌。如果选择用"被支撑的手指"按摩，则站在患者肘部处（姿势如图 11.33 所示）。要查找颈夹肌下端的触发点，则须将手指伸到上斜方肌下方，朝第二胸椎方向做挖的动作，并往骨头上压。

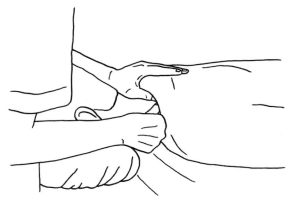

图 11.24　从上斜方肌前边缘探入，按摩肩胛提肌 1 号触发点

站在患者肘部处，面向按摩床头。对于肩胛提肌中间的触发点，用"被支撑的拇指"将肌肉推向第六颈椎（在颈部侧面非常靠下的位置）的横突顶端（图 11.25）。颈夹肌上端的触发点则位于颈部侧面中间，在第三颈椎的横突处，正在胸锁乳突肌后方。

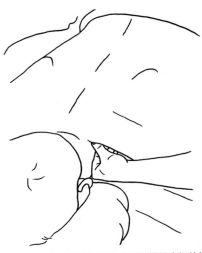

图 11.25　用"被支撑的拇指"将肩胛提肌中间的触发点
抵住第六颈椎和第七颈椎的横突进行按摩

颈后部

先用双手揉捏颈部来使颈部热身和放松，然后从脊柱棘突旁边开始推压按摩，方向是从颈根部到枕骨，再到颅骨上方。可以用"被支撑的手指"按摩（图 11.26），也可以用双手拇指按摩（图 11.27）。用"被支撑的手指"给患者按摩时，朝你的方向按摩；用双手拇指按摩时，向两边推。向颅骨方向慢速、平行推压几次，在整个颈后部和颈部两侧查找触发点。人体是三维立体的，颈部不仅仅包括前部和后部，还有侧面。要确保准确找到颈后部的全部肌肉，包括头夹肌、颈夹肌、头半棘肌、脊柱深层肌和枕下肌。具体请参考第四章。颈后部很复杂，用查找推压的方法查找触发点时要慢而谨慎。你对自己的颈部按摩得越熟练，对别人的颈部构造就越了解。注意避免深度按压枕下三角。请阅读第四章"枕下肌"以获取更多信息。

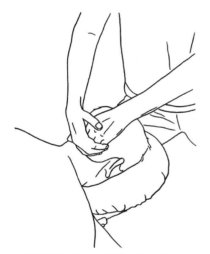

图 11.26　用"被支撑的手指"按摩颈根部到枕骨之间的区域

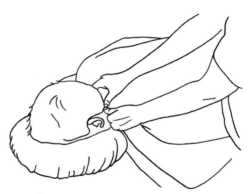

图 11.27　用双手拇指朝枕骨推压颈后部（注意避开枕下三角）

脊柱表层肌

脊柱表层肌触发点可以用"被支撑的手指"、手掌根部、指节或者前臂按摩，或者交替使用这几种方法。（中斜方肌和菱形肌中的触发点可以使用以上方法中的任何一种。）如果使用前臂或肘部按摩，则要避免按压椎骨的棘突。请注意，图 11.28 中按摩治疗师的右手拇指始终在查找脊柱的位置，引导前臂按摩。按摩前做几次长距离推压，方法如下：用双手对颈根部到骨盆的背部区域进行推压，然后沿髋部顶端向外侧按压；再沿同样的路线缓慢、深度推压，并且开始查找触发点。

最长肌和髂肋肌下端的触发点可以用"被支撑的手指"或双手"被支撑的拇指"抵住最下端那根肋骨往上推压（图11.29）。最长肌是棘突旁边粗壮的绳状肌肉，髂肋肌离最长肌5~10厘米。继续往上推压5~8厘米，把所有的触发点都找到。

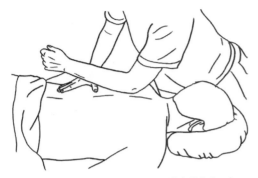 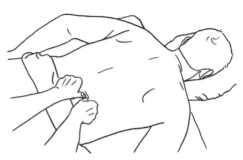

图11.28 用手臂尺侧或者肘部按摩脊柱表层肌。另一只手的拇指引导肘部以避开棘突

图11.29 用双手"被支撑的拇指"抵住最下端那根肋骨推压髂肋肌

脊柱深层肌

多裂肌和回旋肌都是在深处紧贴脊柱的肌肉，其触发点可以用双手"被支撑的拇指"按摩（图11.30）。在脊柱表层肌存在触发点的椎骨处，脊柱深层肌的斜行肌纤维可能也有紧带区和触痛感。

从第七颈椎下方开始一直往下按摩，用双手拇指横向按压椎板沟，即棘突和横突间的一道狭窄缝隙。推压时拇指（双手拇指可以一起推压，也可以交替推压）朝远离治疗师的方向做挖的动作。推压手法要非常短促，要顺着胸棘肌肌纤维的走向推压，不要横向推压，否则刺激会很大，甚至可能导致肌肉痉挛。胸棘肌是胸腔区一块纵向的条状肌肉，与棘突相距不到2厘米。按摩脊柱深层肌时要沿肌纤维走向进行推压。

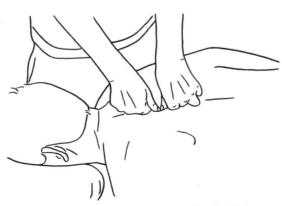

图11.30 用双手"被支撑的拇指"横向按压棘突和横突间的窄缝来按摩脊柱深层肌

上后锯肌

按摩上后锯肌需要将患者肩胛骨移开。请注意看图 11.31 中患者手臂的姿势——从按摩床头垂下来。按摩治疗师从头枕下面把患者的手臂往另一侧拉，这样可以使其肩胛骨远离脊柱。记住，是将手臂往头枕方向压。在肩胛骨内侧缘附近（非常靠近肩胛骨上角）查找触发点。用前臂轻柔按摩或者用"被支撑的拇指"按摩，也可以像前面"肩胛下肌和上后锯肌"部分介绍的那样，让患者仰卧，手扶着对侧肩部按摩。

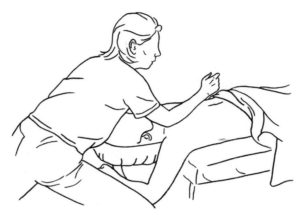

图 11.31 用手臂尺侧按摩上后锯肌。按摩治疗师抓住患者左手，将手臂拉向患者右侧来移开其肩胛骨

冈上肌

按摩冈上肌触发点时，按摩治疗师站在按摩床头，用双手"被支撑的拇指"按摩（图 11.32）。注意，要伸直腕部，利用身体的力量轻轻向前施力。按摩集中在肩胛骨上角和肩胛冈之间的三角区域，朝着肩部外侧短促推压深处的中心触发点，然后往外移一小段距离，推压藏在肩峰下面的肌肉。如果这个部位有触发点，对按压就会非常敏感，患者会感觉像瘀青的部位被按压那样疼。因此，治疗师按摩时要轻柔一些。

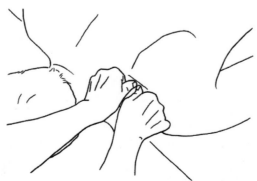

图 11.32 用双手"被支撑的拇指"按摩冈上肌。拇指指甲相对，沿肩胛冈往外侧横向推压

冈下肌和小圆肌

冈下肌可以用"被支撑的手指"（图 11.33）或者双手"被支撑的拇指"按摩。冈下肌触发点可能出现在肩胛冈以下、内侧缘和外侧缘之间的多个位置。最外侧的触发点位于冈下肌外侧缘。这块肌肉位于肩胛骨外侧缘靠内约 2.5 厘米处，并与其平行。冈下肌触发点往往需要多次深度推压才能被"唤醒"，然后才会产生那种让人熟悉的触痛感。插图中按摩治疗师保持颈部和脊柱直立，用身体的力量来帮助用力，这样的姿势可以很好地运用人体力学原理。

按摩小圆肌时可以使用"被支撑的手指"，沿肩胛骨外侧缘（在腋窝褶皱上端 2~3 厘米处）查找触发点。这块肌肉的长短和粗细与食指差不多。它如果处于紧绷状态，你可以在肩胛骨朝向肱骨头的外侧缘处摸到它。

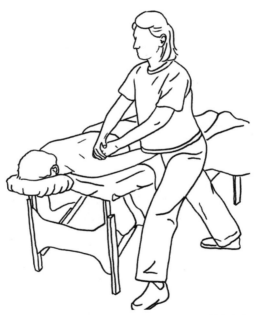

图 11.33　按摩冈下肌和小圆肌时，右手尺侧放在患者身体上，引导左手手指按摩，左手放松，推动皮肤

背阔肌和大圆肌

可以通过背阔肌和大圆肌之间的一道槽来区分二者，大圆肌更粗壮，位置更深。按摩时，按摩治疗师把手伸到患者身体离自身较远的一侧，用手指揉捏（图 11.34）。这两块肌肉要分开按摩：用"被支撑的手指"将大圆肌抵在骨头上推压，其触发点在肩胛骨外侧缘中部（图中未显示）；可以采用两手抓捏的方法按摩背阔肌下端外侧缘（图 11.35）。你也可以用"被支撑的手指"按摩离自身近的那一侧的肌肉。

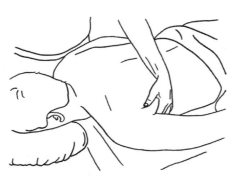

图 11.34 按摩背阔肌和大圆肌可以采用手指揉捏的方法。按摩治疗师可以站在离按摩区域较远的一侧，也可以站在按摩床头

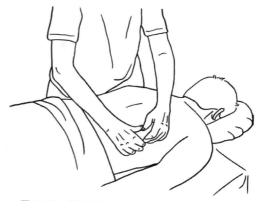

图 11.35 按摩背阔肌可以采用短促的手指抓捏的方法，按摩治疗师站在离按摩区域较远的一侧

前锯肌

按摩治疗师可以用"被支撑的手指"按摩患者身体离自身较远一侧的前锯肌（图 11.36），也可以用"被支撑的手指"按摩离自身较近一侧的前锯肌，此时掌心朝上。前锯肌的主触发点位于腋下一掌宽处最突出的肋骨上。找到这个主触发点后，可以在整个胸腔侧面查找前锯肌其他肌腹中的触发点。

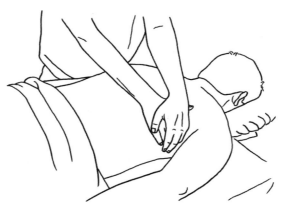

图 11.36 手伸到患者身体离自身较远的一侧，用双手按摩前锯肌触发点，主触发点位于腋下一掌宽处

三角肌、肱三头肌和前臂屈肌

按摩三角肌前，用手掌根部对其进行热身推压，然后手握空拳，用指节在紧带区查找触发点，或者用"被支撑的拇指"查找。采用仰卧位和俯卧位时都要对患者的三角肌进行按摩。按摩肱三头肌时，让患者的手臂垂在按摩床两侧（图 11.37），双手"被支

撑的拇指"重合一部分，使双手距离更近，以便手指的指节压在患者手臂上来固定手部。肱三头肌中的五个触发点都可以用这种手法按摩。靠近肘部的中间的触发点也可以用手指揉捏的方法按摩（图中未显示）。

按摩前臂屈肌时，患者手臂掌心朝上置于按摩床上。有些触发点可以用双手"被支撑的拇指"按摩（图11.38），也可以用前臂轻轻按摩或者用"被支撑的手指"按摩。前臂内侧大部分触发点都位于肘窝褶皱往下7~10厘米的椭圆形区域内。这个部位的肌肉和触发点可以采用单一收缩某块肌肉的方法来辨认。另外要记住的是，如果将手臂内侧纵向分为三部分，拇长屈肌则位于手臂内侧的中间部分，它的触发点不仅会引起拇指疼痛，还会导致拇指指间关节闭锁。按摩屈肌的方向最好是朝向手，这可能跟你在别的地方学到的内容有冲突[1]。只要患者不存在循环方面的问题或者水肿，这个按摩方向是没有问题的。深度推压后，请进行浅层的推压以引导淋巴液流回手臂。

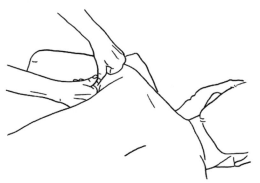

图11.37 双手"被支撑的拇指"重合一部分，逐渐朝远离治疗师的方向按压肱三头肌（长头）

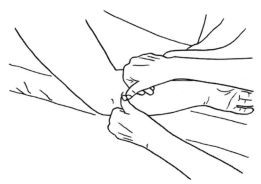

图11.38 按摩前臂屈肌时，双手"被支撑的拇指"重合一部分，朝肘部内上髁推压。也可以用尺侧按摩，或者手握空拳用指节按摩

腰方肌

腰方肌用双手拇指按摩（图11.39）。区分腰方肌和脊柱肌的方法是：让患者提臀数次，此时腰方肌会收缩，用手指可感觉到。腰方肌位于粗壮的脊柱表层肌下方，被脊柱表层肌覆盖，按摩时手指需要伸到脊柱表层肌下方、离棘突7~10厘米处，往上做挖的动作。

按摩治疗师站在离患者被按摩的肌肉近的一侧，面向按摩床头（图11.39）。腰方肌外侧触发点中靠上的那一个位于肌肉外侧缘与下端肋骨连接处附近，请在这个区域查找。按压这个触发点的感觉像按压瘀青的部位一样。找到触发点后，将其抵向下端肋骨与横突相连接的角上。对于内侧触发点中靠上的那一个，仍是将手指伸到脊柱表层肌下方往上做挖的动作，并往对侧肩部方向查找触发点。

然后调整姿势，面向患者臀肌，开始查找内侧触发点中靠下的那一个。先找到骨盆与最下端横突形成的角，在与脊柱相距7~10厘米处将手指伸到脊柱表层肌下方，朝对侧股骨大转子的方向查找。对于外侧触发点中靠下的那一个，重新调整姿势，面向患者足部，在腰方肌外侧缘与骨盆连接处查找。

这四个部位除了用双手拇指按摩，还可以用双手同时横向按摩（图11.40）。从患者离自身较远一侧的腹斜肌开始，按住后身体往后仰，利用身体的重量将指尖向自己身体的方向拉，到达患者的脊柱表层肌时停止。只按摩某一个触发点也可以用这个方法，只不过要缩短拉的距离。

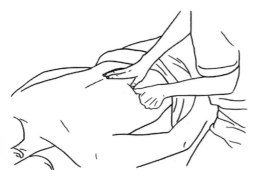 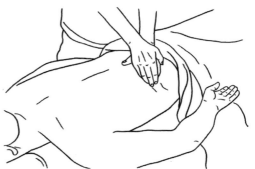

图11.39 用双手拇指按摩腰方肌时，朝向对侧肩部推压最下端肋骨和横突的连接处

图11.40 将双手放在患者身体离自身较远的一侧，推压腰方肌外侧缘，然后身体后仰，用指尖将腰方肌往自身方向拉

梨状肌和臀肌

按摩臀肌时可以隔着衣物，也可以直接接触患者皮肤，使用的工具可以是肘部、"被支撑的手指"、"被支撑的指节"或者"被支撑的拇指"。用肘部按摩大概最符合人体工程学，因为可以利用身体的重量来施力（图11.41）。按摩前通过触摸确定髋骨、骶骨、股骨大转子和坐骨结节的位置。这些骨性标志在我们查找触发点的过程中起关键的作用。

臀中肌1号触发点位于骶骨外侧缘旁边、骨盆边缘下方的浅槽中。在臀中肌上横着往外侧推压，可以找到臀中肌2号触发点，它位于臀部隆起处。臀中肌3号触发点位于身体侧面、髂前上棘后方7厘米左右的位置。可同时按摩这三个触发点，方法是将臀中肌往上朝骨盆边缘推压。

在臀中肌3号触发点往下2~3厘米处，朝骶骨查找臀小肌触发点。再往下2~3厘米，在股骨大转子上方，可以找到多个触痛点。梨状肌1号触发点位于股骨大转子后方，大约在骶骨边缘中间。梨状肌2号触发点在触碰时要小心，它可能在坐骨神经上方。

臀大肌触发点中靠上的一个位于骶骨边缘，可能与梨状肌2号触发点重叠。按摩臀大肌触发点中靠下的那个时，将肌肉往下推向坐骨结节上缘外侧。臀大肌中的其他触发

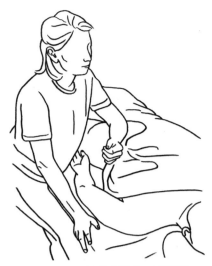

图 11.41　用肘部按摩臀肌。也可以用
"被支撑的手指"按摩

点都位于坐骨结节内侧。在查找这些靠近尾骨的触发点时，请先征求患者的意见，或者
你教患者自己按摩。

腘绳肌

　　按摩腘绳肌触发点可以使用"被支撑的指节""被支撑的手指"或前臂（图 11.42），
用长距离查找推压的方法，从膝部上方开始一直到坐骨结节，分两条路线进行推压。一
条路线沿半膜肌和半腱肌，另一条路线沿股二头肌。这两条路线分别从膝部两侧开始，
往上逐渐靠近，终点都是坐骨，最终形成一个倒 V 字形。半膜肌和半腱肌的任何部位都

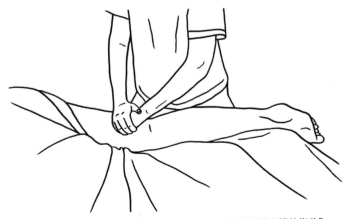

图 11.42　用"被支撑的手指"按摩腘绳肌。也可以用"被支撑的指节"
按摩，或者手握空拳（掌心朝上），用指节按摩

可能产生触发点，而股二头肌只有中间 1/3 的部分才有触发点。如果患者有骨盆前倾的情况，那么你可以换一个方向（从坐骨往膝部方向）按摩腘绳肌[1]。

小腿后部肌肉

按摩小腿后部肌肉最安全和最省力的工具是"被支撑的手指"或者"被支撑的拇指"，因为用这些工具不用太费力就能按到肌肉深处（图 11.43）。不要用揉捏的手法按摩这个部位，因为它很容易导致手部肌肉疲劳。通常小腿后部肌肉中的触发点得不到足够的按摩，特别是三块深层肌肉中的触发点。很多人的小腿后部肌肉触痛比较强烈，建议慢慢地逐步深入推压。

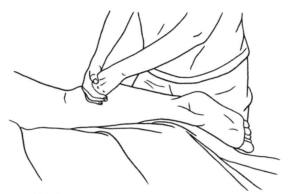

图 11.43　按摩小腿后部肌肉时，右手尺侧接触皮肤，引导左手指尖移动

先将小腿后部的腓肠肌下缘想象成一条线。如果患者腓肠肌的形状比较清晰，你会看到其下缘是不太规则的，其内侧的头比外侧的低一点儿。然后想象有一条纵向的线将小腿腓肠肌分成左右两边（两个头），小腿的两根骨头（胫骨和腓骨）各在一边。如果能想象出皮肤下面的肌肉分布，对我们的按摩就会有很大帮助。

腓肠肌每一个头的肌腹中部都有一个触发点，都靠近膝窝褶皱。腓肠肌两个外侧触发点之间有一个比目鱼肌触发点，在深层。比目鱼肌的另外两个触发点位于腓肠肌下缘以下，正好在中线两侧。内侧（大脚趾一侧）的触发点会引起足跟疼痛，外侧（小趾一侧）的触发点会引起下背部疼痛。另一个不常出现但很重要的触发点会导致下颌疼痛，这个触发点在以内侧触发点为中心、直径约 5 厘米的区域内，你可以在从腓肠肌下缘往上 2~5 厘米的范围内搜索。

腓肠肌的两个头之间是胫骨后肌和趾长屈肌。按摩胫骨后肌触发点时，首先找到腓肠肌的正中间，从两头之间的空隙往下按压，然后往上推压 2~3 厘米，再往外推压 2~3 厘米，将胫骨后肌抵在腓骨上。注意，手指不要滑到旁边粗壮的腓肠肌上，而要一直在腓肠肌的两个头之间。开始时推压力度小一点儿，这个部位的触发点按摩起来非常痛。

趾长屈肌的按摩方法也一样，不过这次是将腓肠肌向内推向胫骨（小腿内侧）。找到腓肠肌的正中间位置，向下压入两头之间，然后向上推压 2~3 厘米，再向内推压 2~3 厘米，用短促、反复推压的方法将趾长屈肌推向胫骨。蹬长屈肌触发点正位于腓肠肌下方、小腿中线上，它比比目鱼肌外侧的触发点更深。按摩时先按向这个触发点，再朝外按向腓骨。

莫顿脚

比较患者第一跖骨和第二跖骨的长度，如果其第二跖骨长于第一跖骨，即可判定其脚型是莫顿脚（图 11.44）。用拇指将脚趾往下压，然后用其他手指将第一、第二跖骨头往上推，这样可以让跖骨头凸出来。还可以查看患者足底第二跖骨头下面是否有比较厚的胼胝，这也是第二跖骨偏长的标志（图 10.39）。第二和第三脚趾间的"趾蹼"偏长也是莫顿脚的标志。

如果脚趾无法往下屈曲露出跖骨头，那么很有可能是趾长伸肌和骨间肌因为有触发点而缩短了。对于第一跖骨是否偏高的检查，请参考第十章的"莫顿脚和第一跖骨偏高"。处理莫顿脚和第一跖骨偏高问题的方法是在第一跖骨下垫一片圆垫，圆垫既可以自己动手做，也可以在"莫顿脚"网站购买。

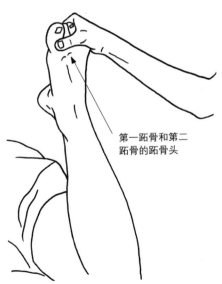

第一跖骨和第二跖骨的跖骨头

图 11.44 用拇指将脚趾往下压，然后用其他手指将第一、第二跖骨头往上推，这样可以检查患者的脚型是否为莫顿脚

足底肌

按摩足底七块肌肉可以用双手，双手手指同时用力（图 11.45）。在大脚趾一侧和足跟两侧查找触发点。跨短屈肌和小趾展肌在足部外侧缘都有触发点。对于比较深的足底方肌触发点，可以用"被支撑的拇指"按摩（图 11.46）。可以用"被支撑的拇指"或指尖在骨间肌所在区域查找骨间肌触发点（图中未显示）。

按摩足底肌触发点对按摩治疗师来说是很辛苦的，治疗师可以只确定触发点的位置并进行简单按摩，然后教患者用直径为 35 毫米的高弹力球进行自我按摩。

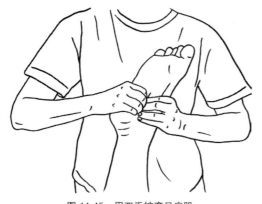

图 11.45 用双手按摩足底肌

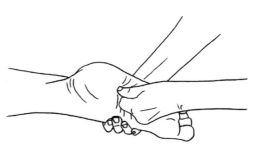

图 11.46 用"被支撑的拇指"横向按摩足底方肌，足底方肌就在足跟前面

触发点疗法及实践

本书提供了大量信息，大家是无法在短期内全部学会这么多内容的，需要不断尝试和练习。最好找一个对触发点也感兴趣的人，在他身上练习。可以请你的患者在每次按摩结束后多待 5~10 分钟，允许你在他们身上练习你学会的新技法，我想你的患者不会拒绝这额外的服务的。

我建议你去复印店把这本书装订成活页的形式，这样翻看起来比较方便。你也可以把触发点和自我按摩的插图复印好赠送给患者。当然，如果需要复印的内容太多，就建议他们买书吧。

第十二章

肌肉紧张和慢性疼痛

慢性肌肉过度紧张会促使触发点产生，并使触发点持续存在和难以消除，还会影响触发点疗法的效果。在对慢性疼痛的治疗中，消除习惯性肌肉紧张是极其重要的一部分[1]。

很多人采用各种不同的系统性放松法来处理紧张问题，我也是其中之一。我35年前就学习了埃德蒙·雅各布森博士发明的渐进式放松法并将其作为解决我的神经紧张问题的方法之一，从那以后我每天都会使用这种方法。这么多年来我对这种放松法有了自己的体会，并在此基础上创建了自己的系统性放松法，它主要包括两个部分：被动宣泄紧张法和主动释放紧张法。我相信这两种方法比渐进式放松法更好。如果你用其他方法仍无法缓解紧张，建议你试一试我的方法。

主动释放紧张法来源于雅各布森博士的渐进式放松法，可以有系统地逐渐放松身体的各个部位。雅各布森博士建议连续收缩肌肉来检查哪些肌肉紧张，然后针对紧张的肌肉进行放松。虽然他后来取消了肌肉收缩这一步，但大家仍然坚持进行肌肉收缩，而且肌肉收缩也是现代渐进式放松法的中心环节。而我自己的经历告诉我，我们不必依靠收缩肌肉就能查明肌肉是否处于紧张状态，而且收缩肌肉有时候还有反作用。雅各布森后来也发现了这个问题。在下面的对主动释放紧张法的介绍中，我会教你调整身体，在不收缩肌肉的情况下探查肌肉是否紧张。当你掌握了足够的技巧后，如果你发现自己处于紧张的状态，就可以第一时间放松整个身体。

被动宣泄紧张法和主动释放紧张法是相对的，它不试图系统性放松肌肉，因为有时候人处于紧张状态时是很难放松的。被动宣泄紧张法是让患者被动地沉浸于紧张中，待紧张达到顶峰时让它自己消失。被动宣泄紧张法与降低身体敏感度紧密相关，让人正视恐惧，并充分体会与之相关的情绪。它让人将注意力集中于肌肉紧张的问题，绕开对情绪的认知，以直接和实用的方式应对情绪的主要表现形式——肌肉紧张。

被动宣泄紧张法可以推动主动释放紧张法进一步深化，可能是我的方法中最有效的一部分。以我的经验来看，被动宣泄紧张法能迅速打断愤怒、低落等强烈的情绪，进而消除这种状态下几乎难以控制的肌肉高度紧张。消除了习惯性肌肉紧张的刺激源，肌肉就不容易产生触发点，很多问题解决起来就容易得多。

我的经历

我没有获得过专业证书，因此没有资格讨论放松在医学领域的应用，但我可以谈谈我自己的亲身经历。我相信在科学领域里，个人的经历也非常重要。许多客观的科学研究都来源于个人经历，科学家在此基础上提出问题，进行研究。目前关于这方面的研究还不成系统，因此我认为很有必要在这里谈一谈我自己在系统性放松方面的体会。

当我还是一名演员时

故事开始于 35 年前，那个时候我还很年轻，放弃了在纽约成功的钢琴生意，去追逐我当演员的梦想。我用了整整三年时间试图通过自己的努力进入戏剧界。1968 年秋天，我完成了我在肯塔基州哈罗兹堡县的第二季演出，这个县距离列克星敦约 30 英里（约 48 千米）。我的表演生涯并不怎么顺利，之前完成第一季演出后，我曾在全国各地游荡了一年，深陷所谓的生存危机之中。我是个想成为演员的钢琴调音师，我还想成为剧作家，或者职业吉他演奏家，或者别的什么。我喜欢做与钢琴相关的工作，但也想做点儿别的更有意义的事情。坦率地说，31 岁的我根本不知道自己想要什么。

在我开车从哈罗兹堡回纽约的路上，迷茫中，我意识到，回纽约对我来说不是正确的选择。我把车停了下来，在那个迷雾重重、潮湿闷热的上午，我坐在高速公路的路边，思考人生，想弄清楚我该走向何处。蒙蒙细雨中闪闪发亮的绿色原野让我的思路逐渐清晰。我意识到，我其实很不想抛弃乡村的茵茵绿草，去城市天天面对高楼大厦和沥青马路。那何不调转车头，回到列克星敦待一段时间呢？当树叶转黄的时候，肯塔基州是一个非常美丽的地方。列克星敦虽然不大，但是那里有一位优秀的心理医生，我可以找到他，请他帮助我明确我将来的方向。如果能待在列克星敦，在那里做一名演员，那该多么美好！我一点儿也不想过以前那种一成不变的生活，一想到调音，我就难受。

我去了列克星敦，找到了那位优秀的心理医生——修·斯托罗博士，他也是肯塔基大学医学院的教授。当我第一次在他开设的社区诊所里见到他时，我就对他产生了信任。他冷静而有掌控力，随着我们交谈的深入，我对他的信任越来越多。于是我向他和盘托出了我的生活状态：我心态不好，生活不稳定，人生没有方向，从一个地方到另一个地方，觉得自己没办法长期投入某一项事业，总是这山看着那山高；此外，我还易怒，没办法和别人建立稳定的关系。我还向斯托罗博士讲了我无法忍受噪声的问题，我很容易被别人吃饭时发出的响声（牙齿碰到叉子的声音、嚼食物的声音、吧唧嘴的声音）激怒。我想有妻子和孩子，但是我无法容忍噪声这个问题一定会影响家庭生活。从一定程度上来说，我对噪声敏感的问题甚至是我所有问题的核心。

斯托罗博士当时刚出版了一本书——《科学的精神病学入门》（*Introduction to Scientific Psychiatry*，1967）[2]，他说那本书也许对我有用。我去图书馆借了那本书，出于对斯托罗博士本人的喜欢，我在下一次和博士见面之前就读完了那本书。

声音和噪声

在与斯托罗博士第二次见面时，他让我更详细地讲述了我的经历。我天生就容易紧张、焦虑，一直因为对声音过于敏感而深受折磨。别人用鼻子哼一声，我就会陷入痛苦之中。我妈妈也这样，当我妈妈知道我也有这个毛病时，她恨不得去死。

我妈妈有时因为无法忍受吃饭时的各种声音，会冲进厕所呕吐。爸爸因此忐忑不安，试图控制自己吃饭时发出的声音，但声音反而更大了。之后他就会逐渐失控，在整个吃饭过程中都不停地抽鼻子。我觉得他就是故意的，故意制造出这些噪声，别人也都是故意的。

妈妈一直试图放松，但结果只是保持那种呆若木鸡的状态，像一尊雕塑那样呆坐在那里。她在房间里的时候我能感觉她的紧张，我也不由得紧张起来。我看着她的胸脯随着呼吸起伏，我自己的胸脯也不由自主地起伏。我尽量控制自己在呼吸时不发出声音，但这样的话，我根本不能呼吸。这就是我的家庭生活。

显然，在学校里，其他同学嚼口香糖、擤鼻涕的声音都让我心烦意乱，教室里离我最远的同学抽一下鼻子我都听得见，我的对策是偷偷地用手指头堵住耳朵。上大学后，室友的鼾声让我发疯，于是我退学了。加入海岸警卫队后，我睡觉时用卫生纸堵住耳朵，用枕头蒙住头。再后来，由于机缘巧合，我进入了钢琴调音行业。在这个行业中，我对声音的高度敏感派上了用场，但我被噪声困扰的问题反而更严重了。调音时需要辨别一些细小的泛音，它们很容易被周围的杂音盖过，于是我的调音过程就成了与狗叫声、孩子的哭声、洗衣机的声音、剪草机的声音、电视机的声音等进行搏斗的过程。

最近的一次与噪声相关的不愉快发生在一家餐馆里，噪声让我非常沮丧和生气，于是饭都没吃完我就离开了。斯托罗博士问了我几个问题，然后告诉我他愿意帮助我通过放松练习来减轻焦虑。他还给我催眠，希望借此消除我不必要的神经紧张，释放被压抑的情绪。斯托罗博士的方法是由南非心理学家约瑟夫·沃尔普的系统脱敏疗法发展而来的。

斯托罗博士给了我一本蓝色的小册子，他让我开始观察我自己在社会交往中的感受，然后根据小册子上提供的方法进行放松练习。我急切地开始了放松练习，而且练习立即有了效果，可以说，效果还很神奇，有时候练习进行到一半我就睡着了。我欣喜万分。

系统脱敏疗法

从去斯托罗博士那里求医开始，我就开始记录我的求医过程，记录了整整七大本，我至今还保存着它们。1968 年 9 月 26 号，我在斯托罗博士那里的第三个疗程结束，我认为那是我人生中一个重要的时刻，那一天的每一个细节我都详细地记录了下来。

多么精彩的一天！我太意外了，我成功地被斯托罗博士催眠了，这真是太神奇了！我感觉既没有睡着，也非醒着，全程是有意识的，这和人们对于催眠的描述是吻合的。在这个过程中我感觉只要我愿意，随时可以停止。博士告诉我，催眠的效果如何主要依赖于我的专注程度，与被催眠者是否合作和回应有关。可能是因为我特别愿意被催眠，因此对我来说效果很好。

首先，博士让我将注意力集中在卡片上的一个螺旋形图形上。当我看着卡片时，博士让我开始放松，从右手指尖开始，一点儿一点儿到肩部。博士告诉我，在这个过程中，我很快就会有睡意，眼睛就会闭上。我的眼皮果然越来越重，眼睛真的闭上了。然后博士立即让我整个身体放松下来，他告诉我，每呼吸一次，我的身体都会越来越重，越来越放松。我真的非常放松。

接下来博士让我想象自己走进之前离开的那家餐馆，尽量逼真地重现当时的场景。他让我坐在柜台边，想象一切是怎么发生的。他告诉我点餐时，旁边的人在喝咖啡，发出了喷喷声。这时候我感觉自己身体的每个部位都开始紧张了。他让我将注意力集中在声音上，尽量还原所有细节。在半梦半醒中，我的紧张逐渐升级，前臂、腕部和手指都极度紧张，我的大腿因为紧张而变得麻木，并产生了刺痛感；胸部、腹部、脸、手臂的紧张程度逐渐升高。我自己都无法想象，紧张就在这么短的时间内蔓延到我的全身。

然后他让我想象和我隔一个座位的人正在发出咀嚼食物的声音，想象听到我身后的人牙齿咬在金属叉子上的声音。我的紧张急剧升级，并且左手腕部和左腿很快出现疼痛。我大声叫起来，我不喜欢这样的紧张和疼痛，但博士还是让我处于这样的半梦半醒的状态中。紧张达到史无前例的程度，但突然，我开始笑起来了。他问我为什么笑，我说我不相信这一切会发生在我身上，我之前甚至都觉得我不可能被催眠。他让我继续观察周围的情况，观察我自己对这些环境噪声的反应。

几分钟之后，最不可思议的事情发生了。紧张突然之间减轻了一半，还是自行减轻的。这种紧张减轻的状态持续了几分钟，我发现我能够主动将剩下的一半紧张全部消除。是的，我成功了！我的紧张降到了零。博士告诉我，餐馆的场景开始淡去，声音逐渐消失。此时我的身体又变得像铅一样沉重，我给了他一个我放松了的信号。他说我会感到前所未有的舒服，然后他从 1 数到 5，我就醒过来了。

那天我离开斯托罗博士的诊所时，我感觉我是飘在空中的。那一整天我都很放松，感觉还处于那种半梦半醒的状态中。那天我做了很多我以前根本不愿意做的事情。但那种深层的放松感还是会消失，晚上躺在床上时我仍旧感到非常紧张。我尝试着控制但没有效果，然后整晚腹泻呕吐，好像在净化我的整个身体一样。

重返现实

在斯托罗博士的引导下，我花了 18 个月的时间进行催眠和系统脱敏治疗。我开始明白，神经紧张不是什么了不起的大事，我开始感觉好像我自己也能处理紧张问题了，于是开始寻求自己的方法。在此期间我出演了几部话剧，而且遇到了一位姑娘，她是西西里和斯堪的纳维亚混血儿，是我见过的最美丽的姑娘，后来我们结婚了。但我仍然不知道我想成为什么样的人。虽然很迷茫，但为了不浪费时间，我决定重回大学校园，学习心理学和戏剧艺术。

在我的心理治疗结束后不久，我的第一个女儿出生了，那时我意识到我得认真对待生活，为女儿赚钱。于是我重操旧业，再次进入钢琴调音行业。不过这次，我的困扰比以前小多了。当我拿到戏剧艺术的学位后，我对表演的兴趣却没有了，我更喜欢的角色是丈夫、父亲和家庭的顶梁柱。

我开始意识到在工作中我一直对自己要求太高，太努力了，给自己制造了太多紧张情绪。随着对肌肉紧张的认识增加，我发现在给钢琴调音和维修时，我的肌肉总是保持紧张的状态，我更是不必要地紧张，这可能也是之前我一直想离开调音行业的原因。而我之所以喜欢表演，是因为表演能够让我从紧张中解放出来，从而得到短暂的放松。现在不同了，我对自己的系统性放松法掌握得越来越娴熟，给钢琴调音和维修时也就不那么费力了。除了能从工作中获得金钱的回报，我逐渐能享受完成工作所带来的满足感。

我在系统性放松法上取得的一些成功让我意识到，我对噪声的过度敏感其实是整体神经过敏的一个指征。此后，当有噪声让我烦恼时，我会立即检查肌肉的紧张情况，而且总是会对我自己的肌肉的紧张程度感到惊讶。我对噪声感到烦恼的时候就是我运用自己的系统性放松法的时候。

我的系统性放松法有效地解决了我对噪声敏感的问题，不仅如此，它对我的整体状况都产生了有益的影响。我遇事比以前更冷静了，做事更有效率了。不过，要让使用系统性放松法成为习惯并使其有效，需要数年的坚持和努力。对我自己而言，即使是现在，当我工作压力过大时，对噪声敏感的问题仍会卷土重来。当然，如果我知道出问题了，就会立即使用系统性放松法，不会让问题持续很长时间。

习惯性肌肉紧张

众所周知，神经紧张或者焦虑会引起自主神经过于活跃，从而导致心跳加速、血压升高、呼吸急促、肌肉紧张、新陈代谢超出正常水平。肌肉紧张是神经紧张的主要表现形式。和神经紧张的其他表现形式不同，肌肉紧张可以通过直接的干预得到控制，这可谓我们的福音，因为肌肉紧张程度降低就能显著减轻焦虑感。释放紧张是最有效、最直接的减轻焦虑感的方法。当神经紧张或焦虑比较严重时，如果你有能力放松肌肉，就能很快恢复平静。如果不具备这种能力，那你就只能是情绪的奴隶，任由它将你带入慢性精神折磨和身体不适中[2]。

因神经紧张而习惯性紧张的肌肉总是处于一种准备紧张的状态，随时会真正变紧张。肌肉在这种状态中得不到片刻休息，时间一长，就会被过度使用，致使触发点难以消除。肌肉紧张一旦消除，触发点对按摩的反应就会更明显，而且触发点失活后，也不容易卷土重来。可惜的是，放松肌肉并不能直接消除触发点，消除触发点需要更加有针对性的方法。

很多人都意识不到肌肉紧张，一旦出现肌肉紧张的问题，除了借助药物、烟草和酒精来使自己平静，或者分散注意力（如看电视），就不知道该如何处理了。日常生活中人们会通过种花、运动或者其他业余爱好来排解压力，但这些活动会导致相关肌肉过度使用，反而会增高肌肉的紧张程度。

当然，一定程度的肌肉紧张在做某些动作时是必需的，没有肌肉收缩，任何移动，甚至生命都不会存在。但紧张和焦虑在消退后依然会导致肌肉持续紧张。如果这种紧张过于强烈并且成为习惯，不仅会形成神经紧张和焦虑逐渐严重的恶性循环，还会严重损害身体健康。例如，外部骨骼肌的过度紧张不仅会引起血压升高，诱发内脏器官紧张，从而引发疾病，还会削弱免疫系统，导致免疫力下降[3]。

主动释放紧张法

在35年前斯托罗博士教给我的放松法的基础上，我在日复一日的实际运用中，根据自己的体会，对斯托罗博士的方法进行了完善。主动释放紧张法应在被动宣泄紧张法之前学习，因为被动宣泄紧张法需要使用者意识到肌肉紧张，而这种能力须在主动释放紧张法中得到锻炼。意识不到肌肉紧张是深度放松的主要障碍。你也许觉得自己是放松的，但实际上最多只不过是局部或者表面放松。

主动释放紧张法的原理来自雅各布森的渐进式放松法，但我的方法更简单，使用者自主性更强，也有更多的选择：既可以放松很长时间，让自己沉浸于放松的舒适中，也可以根据需求不同程度地缩短放松时间。当然，对放松这种能力的掌握要达到较高层次的话，还需要练习较长时间。在我之前，也有很多人试图简化雅各布森的方法，但因为对其理念理解有误，将其错误地简化为收缩 / 放松，其效果大打折扣。

渐进式放松法

埃德蒙·雅各布森（1885—1976）是渐进式放松法的鼻祖，这种方法通过对主要肌群的相继放松来释放不必要的肌肉紧张，结构性很强。他的成果于 1908 年面世，那时候他正在哈佛攻读第三个博士学位，即将毕业（他最后获得了医学、心理学和法学的博士学位）。他自己就遇到了一个常见的问题：他的脑子到晚上还是转得很快，导致他难以入睡。

一天晚上，他在黑暗中辗转难眠，于是开始思考自己失眠是否与身体的极度紧张有关，如果能放松身体，也许就能放松精神，顺利入睡。于是他尝试着一个部位一个部位地放松，从手臂到腿部，到腹部，到背部……最后一直到下颌、嘴巴和眼睛。他发现，当他在想着这些肌肉的时候，他就不会想别的，当然也就不会想那些令人不快的事情了！当最后到了放松下颌、嘴巴和眼睛的阶段时，他就停止了思考，意识渐渐模糊，进入了睡眠状态。

这种渐进式肌肉放松法是普通人发现的，方法简单，奇怪的是在那之前却没有人记录下来。但这种简单易行的方法却符合科学。雅各布森在接下来的几年中用科学的方法研究这种方法的有效性，他尤其想证明的是他的这套放松法是怎样成功地平复自主神经系统、消除神经紧张的。为了使研究客观，雅各布森设计了测量肌肉中微小电流的方法，比较紧张状态下和平静状态下肌肉中的电流的差异。他的这项创新为后来广泛应用的生物反馈法和肌电图描记法奠定了基础。

雅各布森的《渐进式放松》（*Progressive Relaxation*）[4] 第一版于 1929 年出版。在这本书中，雅各布森向医学界公布了系统性放松骨骼肌的方法，他称自己的方法为科学的放松法，因为他证实了这种方法不仅能消除焦虑和解决其他心理问题，还有助于预防心脏病、溃疡、慢性疲劳和高血压等。他通过生理测试证明，骨骼肌紧张的同时，内脏器官的平滑肌也会紧张。他建议医生用这种放松神经肌肉系统的方法来取代常用的镇静药[5]。

作为医生，他也会给病人开镇静药，但通常情况下，他会避免开这类药物。如果他活到现在，一定会对人们过度依赖精神类药物的现状感到失望吧。

雅各布森的第一本书中介绍的治疗方法需要学习很久才能学会，因为他认为，科学的放松法需要在专业指导下才能学会。后来，他的观念发生了转变，因而又写了好几本书来向非专业人士介绍这种渐进式放松法，以便他们自学自用。他希望他的渐进式放松法最终能够在学校里向孩子们传授。

不是简单的收缩／放松

雅各布森在其《渐进式放松》[5] 第二版中称，只要患者对肌肉紧张有清晰的认识，就不应该在放松之前进行肌肉收缩。《自我控制》（*Self-Operations Control*）是紧随《焦虑和紧张控制》（*Anxiety and Tension Control*）[2] 出版的一本小册子，《焦虑和紧张控制》是给医生看的一本书。在《自我控制》中，雅各布森特意建议大众不要养成放松前必定收缩的习惯。在《你必须放松》（*You Must Relax*）[6] 一书的结语中，雅各布森提出了"减轻紧张"的口号，建议大家逐渐减轻收缩，直到最后根本不需要收缩。可惜的是，这些教导湮没在文字中，最后被大家扔进了故纸堆，雅各布森自己也没有在每一本书里都强调这个建议，导致大众误解了他的方法，以为收缩就是渐进式放松法的核心。因此，现在很多关于放松的书一直把雅各布森的渐进式放松法总结为"收缩／放松"，实际上这大错特错。

"收缩／放松"的问题在于，你在收缩一块肌肉的时候难免会同时带动其他肌肉收缩，甚至还会带动已经放松了的肌肉一起收缩。这会延缓达到深度放松的状态，甚至让你无法达到深度放松的状态。我认为大部分人具有放松的本能，只要愿意尝试，即使在压力下也可以得到放松。作为按摩治疗师，我常常让患者有意识地放松我正在按摩的肌肉，这对治疗很有帮助。

当你不能确定肌肉是否紧张的时候，可以稍稍收缩一下，给自己一点儿提示。但要记住，只是轻轻地收缩一下，而且收缩的时间要短。就像雅各布森博士说的，不要让收缩成为一种习惯。

释放紧张的过程

刚开始尝试主动释放紧张法的时候，你需要全神贯注，不能有其他活动将你的注意力从肌肉上移走。对初学者来说，要达到最放松的状态，需要 30 分钟到一小时，还需要一个安静的地方，这样才能集中注意力。如果你想让这种方法对你有效果，那么你需要制定一张时间表，按时进行放松，让它成为你日常生活的一部分。

雅各布森将放松称为"人体自带的镇定药"（1970）[6]，它比镇静药更有效，而且没有副作用。在采用主动释放紧张法的过程中，无论是坐着还是躺着，你都会在中途不知不觉地睡着。在这个过程中如果你走神了，就让自己的注意力回到你的肌肉上，接着放松。这种情况有时候要发生好几次。

只要你是普通人，不是外星人，我敢保证你一定有不必要的肌肉紧张，很多人只是没有意识到而已。你也许不相信自己特别紧张，你也许觉察不到某些部位的紧张。相信我，随着练习的增多，你识别肌肉紧张的能力和释放紧张的能力都会提高。每一步的目标是，让某一个部位比之前更软、更放松。通过练习你很快就会明白各个部位的紧张是什么感觉，经验是你最好的老师。

16 步释放法

16 步释放法是一个完整的流程，这个流程中的每一步又都可以分成若干个步骤。例如第一步最好一次放松一侧的前臂。你也可以分两步放松一侧的前臂，先放松前臂后区，再放松前臂前区。你甚至可以每次只放松某一块肌肉。用触发点疗法进行自我治疗的人对肌肉都非常熟悉，应该很擅长这个。放松的时候，请想象你正在放松的部位。请为这个过程留出足够的时间，每一步至少都要几分钟，仔细体会这个过程吧。放松部位的顺序可以根据自己的喜好调整，但是眼睛应该最后放松，因为它们就像管理员一样需要监管整个放松过程。释放眼部肌肉紧张的时候，你可能会觉得眼睛在斜视或者不能聚焦。

1. 前臂	9. 下背部
2. 手部	10. 中背部和上背部
3. 上臂和肩部	11. 肩部上端
4. 小腿	12. 颈后部
5. 足部	13. 头皮和太阳穴
6. 大腿	14. 下颌和颈前部
7. 臀部和髋部	15. 嘴巴和舌头
8. 腹部和胸部	16. 前额和眼睛

8 步释放法

这个缩减版的放松流程需要的时间不超过 30 秒或 40 秒。只有对前面完整版的释放法非常熟悉，使用这个缩减版的才有效果。每一步放松的同时要呼气，整个流程做完，要呼气八次。如果你愿意多花一点儿时间，可以在两步之间呼吸几次。

1. 肩部、手臂和手部	5. 后背部
2. 腿部和足部	6. 颈后部
3. 臀部和髋部	7. 下颌、太阳穴和嘴巴
4. 腹部和胸部	8. 眼睛

4 步快速释放法

只有完全掌握和充分练习了以上两种方法，你才能顺利完成下面的 4 步快速释放法。之后，你可以在任何时候使用这种方法，一次呼气就能释放身体中的紧张，整个流程只需 15~20 秒。这种快速放松法的优势是，你可以在一天中的任何时候随时使用，并且用多少次都不为过。

1. 头不移动，眼睛向上看
2. 注意力集中于你的整体紧张状态，持续几秒
3. 深深吸气，直到你慢慢数到 5
4. 数到 5 的时候，让眼睛回到正常状态；继而闭上眼睛，同时呼气，并让你的全身放松。到这里，放松过程结束

然后，进行 2~3 次平稳的呼吸，每一次呼气都要比前一次更重，身体也要比前一次更放松。这个过程结束后，你可以冷静地把注意力转回到工作中。催眠师也常使用这种方法引导患者快速进入催眠状态。

一步极速释放法

经过一段时间的练习，你会变得非常善于处理过度的肌肉紧张，只要意识到紧张，你就会立即反应要处理它，这就是一步极速释放法。这是一种真正的放松反应，是一种纯粹的身体反应，不需要语言的肯定，不需要思考，不需要嘴里念叨着放松的步骤，不需要任何认知过程，也没人知道你在做什么。一天中我会多次进行这种最简单的放松，这已经成了我生活的一部分。人类天生就有这种释放紧张的潜能，经常练习我们的潜能就会被激发出来，从而帮助我们到达以前无法达到的高度。

被动宣泄紧张法

雅各布森博士认为，如果你能够识别自己的紧张，就完全没有必要在放松之前刻意收缩肌肉。因此，我在这里推荐被动宣泄紧张法，提出任由肌肉紧张，这可能和雅各布森博士的建议相反。我相信雅各布森博士会喜欢我的被动宣泄紧张法，尽管他并没有在他的书里表达过这个观点。

在神经高度紧张的时候，人们可能无法主动释放紧张，甚至还可能紧张加剧——肌肉有时候好像有自己的脑子，会按照它们自己的意志行动，强迫其放松就好像强行盖上正在沸腾的开水壶的盖子，是徒劳的。你可能在一定程度上得到放松，但接着你就会遇到一个无法逾越的障碍——已经释放的紧张似乎要卷土重来。这是一场持久的战斗，很多人中途就放弃了。

被动宣泄紧张法通常在主动释放紧张法无效之后使用，主张不去试图放松，停止与紧张对抗或尝试压制紧张。当人处于焦虑中时，过度的肌肉紧张会导致产生那种让你想逃离的不适感，面对和接受这种不适感就是一种治疗。如果你对紧张的肌肉说："来吧，宣泄吧！"紧张很快就会自行消耗殆尽，焦虑感也会大幅减轻。肌肉紧张和神经紧张紧密相关，肌肉紧张的消除有助于精神的放松，并且有助于你采取行动来解决任何引起你焦虑的问题 [7]。

被动宣泄紧张之前，你应该已经基本掌握了主动释放紧张法的技巧，并且能够敏锐地意识到自己的紧张，还有能力控制它。被动宣泄紧张法可以跨越你使用主动释放紧张法所不能逾越的障碍。学会被动宣泄紧张法之后，你可以先使用被动宣泄紧张法，然后使用主动释放紧张法，让放松的状态达到更高水平。两种方法相辅相成，一起使用比单独使用任何一种的效果都要好得多。

宣泄过程

首先，检查自己身上的肌肉（16 步释放法中需要放松的肌肉），集中精力去感受每块处于紧张状态的肌肉。这可能比你想象的难受，这很正常。记录下最紧张的部位。腹部、下颌和背部通常是最紧张的部位。

不要尝试放松，让紧张持续，也不要与之搏斗。如果紧张程度急剧增高，就像我被斯托罗博士催眠时一样，随它去。紧张程度也许不会增高，如果增高了，就任其发展。不妨抱着试试看的心理，看紧张到底会发展到什么程度。

嘴巴、舌头、脸和眼睛的紧张程度会因思考或担忧而增高，要特别记录这些部位的反应。你可能会出现呼吸比较浅或者屏住呼吸的情况。当紧张达到高峰的时候，你或许感觉自己要爆炸了，特别是你第一次尝试的时候，这种感觉更明显。你会开始怀疑自己能否忍受这种感觉。请坚持下来，充分体会紧张，让自己沉浸其中。

此时肌肉会硬得发疼，请继续观察。此刻你想赶走紧张，你感觉不能再坚持了，但是再坚持一会儿。有一个时刻即将到来，这个时刻就是你无法再承受紧张，紧张自己会突然倾泻而出。然后，你可以把憋着的那口气吐出来，让你的胸口得到放松。但当你吸入一大口新鲜空气时，紧张又回来了，一切的反应如之前一样。别害怕，也别泄气，这是好现象。

还是别急着放松，让紧张回归，任由其发展，无须与之搏斗。这一次紧张会很快达到高峰，你会发现这一次的紧张程度低于上一次，甚至一半都不到。依然不要控制这种紧张，只须观察和等待。很快它就会倾泻而出，和之前一样。这就好了吗？还没有。它还会回来，只是这次它达到高峰的速度更快，然后和之前一样迅速消失。

可能会有 3~4 次的紧张高峰，肌肉的紧张程度一次比一次低。最后一次，紧张程度非常低，都不值一提。之后你就可以进入控制阶段，并开始主动释放紧张。此时你会发现你已经跨越了之前的障碍，放松对你来说变得很容易。主动释放紧张法比之前使用时的效果好得多，你能达到之前无法达到的深度放松状态。整个宣泄过程刚开始一般需要10~15 分钟，你一旦熟练后，就可以缩短到 30 秒。

其实被动宣泄紧张法是与"收缩／放松"直接对立的，在整个过程中你根本不需要刻意收缩肌肉。与让肌肉自行收缩相比，刻意收缩肌肉会留下更多紧张。你也许还会担心任由肌肉紧张会引起肌肉痉挛。对有些人来说这是有可能的，但 35 年来，我还没有见过在被动宣泄紧张的过程中发生痉挛的病例。虽然在这个过程中，我们会感觉肌肉承受了很大压力，但实际上这种压力比在日常工作或娱乐中承受的压力要小得多。

当人的注意力只集中于肌肉紧张时，被动宣泄紧张法可以让人对神经紧张有客观的了解，让情绪问题随着紧张的缓解自行解决。不一定非要从认知上处理情绪问题。即使我们对情绪反应或者过往经历没有清晰的了解，被动宣泄紧张法也是有用的，维也纳心理学家维克托·弗兰克尔提出的"矛盾意向法"解释了原因。他凭借这一方法在纳粹集中营中幸存了下来。

矛盾意向法

弗兰克尔博士的矛盾意向法指用完成自己最不情愿做的事情的成就感来战胜恐惧，这是一种符合古代伦理标准的方法，目的是让人主动面对让自己恐惧的事情。在这种方法中，人不仅故意将自己暴露于恐惧中，甚至还渴望暴露于恐惧中[8]。

不能直面恐惧会使恐惧永难消除，避开畏惧的事物会让畏惧更甚，因为你没有给自己对付它的机会。例如，被噪声困扰时用耳塞是错误的做法，这种逃避噪声的方法虽然会暂时减轻焦虑，但它告诉你应对这个问题的正确方法是逃避，而且还会加强"应该躲避噪声，因为你无法克服它"的想法，其结果是你越来越无法忍受噪声。我对付噪声的方法是培养对噪声的渴望，学会不害怕由噪声引起的肌肉紧张。

从本质上说，任何逃避造成恐惧场景的行为都只会削弱应对恐惧的能力，逃避带来的轻松会强化逃避反射，于是你就失去了在逆境中强大自己的机会。要想成功应对恐惧，你就不能让自己有逃避的机会[9]。

一般来说，面对威胁时我们有两个选择：与之搏斗或者逃避。但是，其实还有第三个选择——接受。它也许对改变现状帮助更大。这是矛盾意向法的核心，也是被动宣泄紧张法的核心。

无法控制的紧张

肌肉紧张是焦虑、愤怒、恐惧、压抑以及身体疼痛等问题的主要反应，而习惯性肌肉紧张会让人在任何刺激面前更加紧张，也会让情绪更加失控，从而让问题更加复杂。肌肉紧张会像滚雪球一样自我增长，会加重焦虑，会导致身体疼痛，还会导致精神痛苦。雅各布森博士认为，肌肉和内脏器官中存在由无法控制的紧张引起的生理感觉，人的神经紧张或焦虑感主要由这些生理感觉构成。从本质上讲，神经紧张只不过是一些肌肉紧张导致的强烈的不适感[5]。

情绪障碍和肌肉紧张之间的相互作用让情绪障碍和肌肉紧张形成了相互强化、共同存在的恶性循环。被动宣泄紧张法和主动释放紧张法能够打破这种恶性循环，避免过度的情绪反应导致的问题。

被动宣泄紧张法在系统脱敏疗法、暴露疗法、厌恶疗法、内爆疗法、密集练习法以及意识训练法等心理疗法中都有效，但这些疗法都重视主观感受，没有哪一种方法运用了有意识接受肌肉紧张的理念。被动宣泄紧张法和英国医生尼古拉斯·马勒森提出的方法比较相似，他认为，不仅要去充分体会恐惧的感觉，还要体会随之而来的身体的感觉[10]。

心理学家约瑟夫·沃尔普认为，宣泄是指故意长时间暴露于相对强烈的焦虑中。他认为这和历史悠久的精神发泄疗法相似。在精神发泄疗法中，患者需要描述导致他们焦虑或恐惧的不愉快的经历。在描述的过程中，患者会体验到那种强烈的情绪，就像又经历了一遍一样。之后，他们会轻松很多 [7]。

被动宣泄紧张法与精神发泄疗法的不同之处在于，被动宣泄紧张法只关注肌肉紧张。也正因为它只立足于机械的、非心理的视角，我认为它能应用于自我消除神经紧张、焦虑、愤怒和恐惧等的常规脱敏疗法。被动宣泄紧张法不主张控制负面情绪，最终却能很好地控制负面情绪。你若是第一次用这种方法，建议在安静无人的地方，用虚构的事件进行宣泄。在虚构的事件（相当于白日梦）中去体会厌恶、恐惧、担忧、焦虑、憎恨等导致你紧张或产生防御反应的情绪是比较安全的。

在这种虚构的场景中反复练习能够减少负面反应，并减少习惯性肌肉紧张。之后，你就能够逐渐将这种方法应用于实际的生活场景中。我使用这种方法已经几十年了，至今仍在使用，没有任何副作用。

为缓解对某个问题的紧张反应而使用被动宣泄紧张法时，将你的注意力分成两部分，一部分放在你幻想的事件上，另一部分放在你紧张的肌肉上。使用被动宣泄紧张法时，从最小的问题开始。例如，你有对噪声敏感的问题，就选一类对你造成困扰最小的噪声，然后逐渐选择对你造成困扰越来越大的噪声。打赢一场场"小战役"后，你就会逐渐强大起来。如果你希望每天都有一个美好的开始，那就把被动宣泄紧张和主动释放紧张作为每天早晨要做的第一件事，用虚构的场景进行练习，应对幻想中的问题的能力提高有助于提高你对日常生活中真实事件的应对能力。

期望值

系统性放松法中的这两种方法不是练习几次就能解决神经紧张问题的。紧张反应是人体的一部分，我们不能期望将它永久消除。例如，遇到困难时腹部会紧张，它来得非常快，我们还没意识到它就走了；颈部和肩部习惯性紧张是潜在的，我们大部分时间都意识不到它的存在。此外，睡觉时，我们也会无意识地紧张。

即使你能在一些场景中熟练使用这两种放松方法，情况改善可能也还需要时间。但只要你坚持，一段时间后，你就会发现紧张减轻了，你对愤怒和可感知的威胁的紧张反应也减弱了。

如果你的学习动力很强，而且能够坚持运用这些方法，我相信，没有专业指导，你也能学会并运用系统性放松法。（不过，如果你精神方面的问题比较严重，或者你对被动宣泄紧张法有疑虑，请相信自己的直觉，不要用这种方法，或者寻求专业人士的帮助。）专业人士应该对本书和本章非常感兴趣。我搜遍了相关书籍和互联网，没有找到与被动宣泄紧张法类似的方法，本方法是专注于解决肌肉紧张问题的独一无二的方法。

你达到系统性放松的程度与你练习的程度密切相关。除非你养成了新习惯，否则你很难避免重拾老习惯。系统性放松必须成为你生活的一部分，成为你不假思索就会做的事情。一旦你理解了这种方法，又掌握了一定的技巧并将其完全融入你的生活，这种方法就和触发点自我按摩一样，非常简单易行。

我在这里并不是说你得时时刻刻处于放松状态，这是不可能的。任何有意义的生活都离不开需要力量的行为，而这些行为都离不开肌肉的紧张。本章说的肌肉紧张指肌肉超常紧张，到了影响生活的程度。如果你想少一些身体疼痛，少一些精神痛苦，少一些触发点，多一些对触发点的控制能力，就下定决心，开始学习控制不必要的习惯性肌肉紧张吧！

后　记

　　我父亲之所以写第十二章，是因为他使用主动释放紧张法和被动宣泄紧张法的经验与使用触发点疗法的经验一样丰富。他感觉自己发现了一块埋藏已久的璞玉，非常想与大家分享。他深信自己的思想将埃德蒙·雅各布森创立的基本理念向前推进了一步。我父亲深切希望充满智慧的心理学家们能够接受这些新思想，能够在临床实践中研究它们，能够将其写进他们的著作中，并且将其带入主流思想。大卫·怀斯和罗德尼·安德森的著作《骨盆疼痛：前列腺及慢性骨盆疼痛的新观念和新治疗方法》（*A Headache in the Pelvic: A New Understanding and Treatment for Prostatitis and Chronic Pelvic Pain Syndromes*）[1] 详细地描述了一种渐进式放松法，他们称之为"自相矛盾的放松法"。这种方法与我父亲的被动宣泄紧张法有相似之处，两者都引导患者聚焦于身体的紧张并接受紧张。他们在自己的诊所中使用这种方法来治疗慢性骨盆疼痛。怀斯医生还写了另外一本书《自相矛盾的放松法：以接受焦虑来化解焦虑的理论与实践》（*Paradoxical Relaxation: The Theory and Practice of Dissolving Anxiety by Accepting It*）[2] 来解释这一理念。如果你发现被动宣泄紧张法有用，那么这两本书也许对你有帮助。

安伯·戴维斯

参考文献

第一章

[1] Simons, D. G., J. G. Travell, and L. S. Simons. 1999. *Myofascial Pain and Dysfunction: The Trigger Point Manual*. Vol. 1, Upper Body. 2nd ed. Baltimore: Lippincott Williams & Wilkins.

[2] Gerwin, R. D. 1995. "A Study of 96 Subjects Examined Both for Fibromyalgia and Myofascial Pain [abstract]." *Journal of Musculoskeletal Pain* 3(Suppl.1): 121.

[3] Fishbain, D. S., M. Goldberg, B. R. Meagher, R. Steele, and H. Rosomoff. 1986. "Male and Female Chronic Pain Patients Categorized by DSM-III Psychiatric Diagnostic Criteria." *Pain* 26: 181-97.

[4] Sikdar, S., J. P. Shah, T. Gebreab, R. H. Yen, E. Gilliams, J. Danoff, and L. H. Gerber. 2009. "Novel Applications of Ultrasound Technology to Visualize and Characterize Myofascial Trigger Points and Surrounding Soft Tissue." *Archives of Physical Medicine and Rehabilitation* 90, no. 11:1829-38.

[5] Shah, J., and E. Gilliams. 2008. "Uncovering the Biochemical Milieu of Myofascial Trigger Points Using in Vivo Microdialysis: An Application of Muscle Pain Concepts to Myofascial Pain Syndrome." *Journal of Bodywork and Movement Therapies* 12: 371-84.

[6] Travell, J. G., and D. G. Simons. 1983. *Myofascial Pain and Dysfunction: The Trigger Point Manual*. Vol. 1, Upper Body. Baltimore: Lippincott Williams & Wilkins.

[7] Travell, J. G., and D. G. Simons. 1992. *Myofascial Pain and Dysfunction: The Trigger Point Manual*. Vol 2, Lower Body. Baltimore: Lippincott Williams & Wilkins.

[8] McParland, J.M., and D. G. Simons. 2011. "Myofascial Trigger Points: Translating Molecular Theory into Manual Therapy." In *Myofascial Trigger Points: Pathophysiology and Evidence-Informed Diagnosis and Management*, edited by J. Dommerholt and P. Huijbregts. Sudbury, MA: Jones and Bartlett.

[9] Dommerholt, J., C. Bron, and J. Franssen. 2011. "Myofascial Trigger Points: An Evidence-Informed Review." In *Myofascial Trigger Points: Pathophysiology and Evidence-Informed Diagnosis and Management*, edited by Jan Dommerholt and Peter Huijbregts. Sudbury, MA: Jones and Bartlett.

[10] Mense, S., and R. Gerwin, eds. 2010. *Muscle Pain: Understanding the Mechanism*. Heidelberg, Germany: Springer.

[11] Mense, S., and R. Gerwin, eds. 2010. *Muscle Pain: Diagnosis and Treatment*. Heidelberg, Germany: Springer.

第二章

[1] Simons, D. G., J. G. Travell, and L. S. Simons. 1999. *Myofascial Pain and Dysfunction: The Trigger Point Manual*. Vol. 1, Upper Body. 2nd ed. Baltimore: Lippincott Williams & Wilkins.

[2] Travell, J. G., and D. G. Simons. 1983. *Myofascial Pain and Dysfunction: The Trigger Point Manual*. Vol. 1, Upper Body. Baltimore: Lippincott Williams & Wilkins.

[3] Simons, D. G. 1960. *Man High: A Space Scientist's Account of His Record-Breaking Balloon Flight to 102,000 Feet*. New York: Doubleday.

[4] Travell, J. G., and D. G. Simons. 1992. *Myofascial Pain and Dysfunction: The Trigger Point Manual*. Vol 2, Lower Body. Baltimore: Lippincott Williams & Wilkins.

[5] Mense, S., and R. Gerwin, eds. 2010. *Muscle Pain: Diagnosis and Treatment*. Heidelberg, Germany: Springer. Mense, S., and R. Gerwin, eds. 2010. *Muscle Pain: Understanding the Mechanism*. Heidelberg, Germany: Springer.

[6] Dommerholt, J. 2011. "Dry Needling: Peripheral and Central Considerations." *Journal of Manual and Manipulative Therapy* 19, no. 4: 223-27.

[7] Shah, J., and E. Gilliams. 2008. "Uncovering the Biochemical Milieu of Myofascial Trigger Points Using in Vivo Microdialysis: An Application of Muscle Pain Concepts to Myofascial Pain Syndrome." *Journal of Bodywork and

Movement Therapies 12: 371-84.

[8] Sikdar, S., J. P. Shah, T. Gebreab, R. H. Yen, E. Gilliams, J. Danoff, and L. H. Gerber. 2009. "Novel Applications of Ultrasound Technology to Visualize and Characterize Myofascial Trigger Points and Surrounding Soft Tissue." *Archives of Physical Medicine and Rehabilitation* 90, no. 11: 1829-38.

[9] Harden, R. N., S. P. Bruehl, S. Gass, C. Niemiec, and B. Barbick. 2000. "Signs and Symptoms of the Myofascial Pain Syndrome: A National Survey of Pain Management Providers." *Clinical Journal of Pain* 16, no. 1: 64-72.

[10] Edeiken, J., and C. C. Wolferth. 1936. "Persistent Pain in the Shoulder Region Following Myocardial Infarction." *American Journal of Medical Science* 191: 201-10.

[11] Dorsher, P. 2006. "Trigger Points and Acupuncture Points: Anatomic and Clinical Correlations." *Medical Acupuncture* 17, no. 3. http://www.medicalacupuncture.org/aama-marf/journal/vol17-3/volume-17-number-3.html.

[12] Birch, S. 2003. "Trigger Point: Acupuncture Point Correlations Revisited." *Journal of Alternative and Complementary Medicine* 9, no. 1: 91-103.

[13] Birch, S. 2008. "On the Impossibility of Trigger Point-Acupoint Equivalence: A Commentary on Peter Dorsher's Analysis." *Journal of Alternative and Complementary Medicine* 14, no. 4: 343-45.

[14] Wolfe, F., D. J. Clauw, M. A. Fitzcharles, D. L. Goldenberg, R. S. Katz, P. Mease, A. S. Russell, I. J. Russell, J. B. Winfield, and M. B. Yunus. 2010. "The American College of Rheumatology Preliminary Diagnostic Criteria for Fibromyalgia and Measurement of Symptom Severity." *Arthritis Care and Research* 62, no. 5: 600-610.

[15] Ge, H. Y, Y. Wang, B. Danneskiold-Samsoe, T. Graven-Nielsen, and L. Arendt-Nielsen. 2010. "The Predetermined Sites of Examination for Tender Points in Fibromyalgia Syndrome Are Frequently Associated with Myofascial Trigger Points." *Journal of Pain* 11, no. 7: 644-51.

[16] Dommerholt, J., C. Bron, and J. Franssen. 2011. "Myofascial Trigger Points: An Evidence-Informed Review." In *Myofascial Trigger Points: Pathophysiology and Evidence-Informed Diagnosis and Management*, edited by Jan Dommerholt and Peter Huijbregts. Sudbury, MA: Jones and Bartlett.

[17] Waslaski, J. 2011. Notes from lectures. Orthopedic Massage and Pain Management Seminars. Lexington, KY.

[18] Fulton, J. F. 1947. *Howell's Textbook of Physiology*. 15th edition. Philadelphia: W. B. Saunders.

[19] Dommerholt, J., and C. Fernández de las Peñas. 2013. *Trigger Point Dry Needling: An Evidence-Based Approach*. Edinburgh, Scotland: Elsevier.

[20] Mense, S., and D. G. Simons. 2001. *Muscle Pain: Understanding Its Nature, Diagnosis, and Treatment*. Baltimore: Lippincott Williams & Wilkins.

[21] Waslaski, J. 2012. *Clinical Massage Therapy: A Structural Approach to Pain Management*. Boston: Pearson.

[22] Sirvent, P., J. Mercier, and A. Lacampagne. 2008. "New Insights into Mechanisms of Statin-Associated Myotoxicity." *Current Opinion in Pharmacology* 8, no. 3: 333-38.

[23] Wolfe, S. M., L. D. Sasich, P. Lurie, R. E. Hope, E. Barbehenn, D. E. Knapp, A. Ardati, S. Shubin, D. B. Ku, and Public Citizen Health Research Group. 2005. *Worst Pills, Best Pills: A Consumer's Guide to Avoiding Drug-Induced Death or Illness*. New York: Pocket Books.

[24] Sonkin, L. S. 1994. "Myofascial Pain Due to Metabolic Disorders: Diagnosis and Treatment." In *Myofascial Pain and Fibromyalgia*, edited by E. S. Rachlin. St. Louis: Mosby-Yearbook, Inc.

[25] Bochetta, A., F. Bernardi, M. Pedditzi, A. Loviselli, F. Velluzzi, E. Martino, and M. Del Zompo. 1991. "Thyroid Abnormalities during Lithium Treatment." *Acta Psychiatrica Scandinavica* 83: 193-98.

[26] Foster, D. W., and A. H. Rubenstein. 1980. "Hypoglycemia, Insulinoma, and Other Hormone-Secreting Tumors of the Pancreas." In *Harrison's Principles of Internal Medicine*, 9th ed., edited by K. J. Isselbacher, R. D. Adams, E. Braunwald, et al., 1758-762. New York: McGraw-Hill.

[27] Kelley, W. N. 1980. "Gout and Other Disorders of Purine Metabolism." In *Harrison's Principles of Internal Medicine*, 9th ed., edited by K. J. Isselbacher, R. D. Adams, E. Braunwald, et al., 479-86. New York: McGraw-Hill.

第三章

[1] Simons, D.G., J.G.Travell, and L.S.Simons. 1999. *Myofascial Pain and Dysfunction: The Trigger Point Manual*. Vol. 1,

Upper Body. 2nd ed. Baltimore: Lippincott Williams & Wilkins.

[2] Yaksh, T. L., and S.E. Abram. 1993. "Preemptive Analgesia: A Popular Misnomer, but a Clinically Relevant Truth?" *American Pain Society Journa*l 2:116-21.

[3] Travell, J. G., and D. G. Simons. 1992. *Myofascial Pain and Dysfunction: The Trigger Point Manual.* Vol 2, Lower Body. Baltimore: Lippincott Williams & Wilkins.

[4] Werner, R. 2013. *A Massage Therapist's Guide to Pathology.* 5th ed. Philadelphia: Wolters Kluwer Health/ Lippincott Williams & Wilkins.

[5] Khan, K. M., J. L. Cook, J. E. Taunton, and F. Bonar. 2000. "Overuse Tendinosis-Tendinitis, Part 1: A New Paradigm for a Difficult Clinical Problem." *The Physician and Sportsmedicine* 28, no. 5: 38-48.

[6] Waslaski, J. 2012. *Clinical Massage Therapy: A Structural Approach to Pain Management.* Boston: Pearson.

[7] Waslaski, J. 2011. Notes from lectures. Orthopedic Massage and Pain Management Seminars. Lexington, KY.

[8] Lowe, W. W. 2009. *Orthopedic Massage: Theory and Technique.* 2nd ed. Edinburgh, Scotland: Mosby Elsevier.

[9] Smith, W. D., and L. S. Lal, S. Lincy. 2009. "Massage Therapy: Implications for Pharmaceutical Care." *U.S. Pharmacist* 34, no. 5."

第四章

[1] Simons, D. G., J. G. Travell, and L. S. Simons. 1999. *Myofascial Pain and Dysfunction:The Trigger Point Manual.* Vol. 1, Upper Body. 2nd ed. Baltimore: Lippincott Williams & Wilkins.

[2] Jaeger, B. 1989. "Are 'Cervicogenic' Headaches Due to Myofascial Pain and Cervical Spine Dysfunction?" *Cephalalgia* 9, no. 3: 157-64.

[3] Graff-Radford, S., B. Jaeger, and J. L. Reeves. 1986. "Myofascial Pain May Present Clinically as Occipital Neuralgia."*Neurosurgery* 19, no. 4: 610-13.

[4] Lowe, W. W. 2009. *Orthopedic Massage: Theory and Technique.* 2nd ed. Edinburgh, Scotland: Mosby Elsevier.

[5] Hong, C. Z. 1994. "Considerations and Recommendations regarding Myofascial Trigger Point Injection." *Journal of Musculoskeletal Pain* 2, no. 1: 29-59.

[6] Bell, W. E. 1969. "Clinical Diagnosis of the Pain-Dysfunction Syndrome." *Journal of the American Dental Association* 79:154-60.

[7] Reynolds, M. D. 1981. "Myofascial Trigger Point Syndromes in the Practice of Rheumatology." *Archives of Physical Medicine Rehabilitation* 62: 111-14.

[8] Marbach, J. J. 1972. "Therapy for Mandibular Dysfunction in Adolescents and Adults." *American Journal of Orthodontics* 62: 601-5.

[9] Curl, D. D. 1989. "Discovery of a Myofascial Trigger Point in the Buccinator Muscle: A Case Report." *Journal of Craniomandibular Practice* 7, no. 4: 339-45.

第五章

[1] Simons, D. G., J. G. Travell, and L. S. Simons. 1999. *Myofascial Pain and Dysfunction: The Trigger Point Manual.* Vol.1, Upper Body. 2nd ed. Baltimore: Lippincott Williams & Wilkins.

[2] Lindgren, K. A., H. Manninen, and H. Rytkonen. 1996. "Thoracic Outlet Syndrome [letter]." *Muscle Nerve* 19: 254-56.

[3] Long, C. 1956. "Myofascial Pain Syndromes, Part III: Some Syndromes of the Trunk and Thigh." *Henry Ford Hospital Medical Bulletin* 4: 22-28, 102-6.

[4] Sherman, R. A. 1980. "Published Treatments of Phantom Limb Pain." *American Journal of Physical Medicine Rehabilitation* 59: 232-44.

[5] Davies, C. 2006. *The Frozen Shoulder Workbook: Trigger Point Therapy for Overcoming Pain and Regaining Range of Motion.* Oakland, CA: New Harbinger Publications.

[6] Kendall, F. P., E. K. McCreary, and P. G. Provance. 1993. *Muscles: Testing and Function.* 4th ed. Baltimore: Williams & Wilkins.

[7] Bonica, J. J., and A. E. Sola. 1990. "Other Painful Disorders of the Upper Limb." In *The Management of Pain*, 2nd ed., edited by J. J. Bonica, J. D. Loeser, C. R. Chapman, et al. 947-58, 1114-133. Philadelphia: Lea & Febiger.

[8] Waslaski, J. 2012. *Clinical Massage Therapy: A Structural Approach to Pain Management.* Boston: Pearson.

[9] Danneskiold-Samoe, B., E. Christiansen, and R. B. Andersen. 1983. "Regional Muscle Tension and Pain('Fibrositis')." *Scandinavian Journal of Rehabilitation Medicine* 15: 17-20.

[10] Hagberg, M. 1981. "Electromyographic Signs of Shoulder Muscular Fatigue in Two Elevated Arm Positions." *American Journal of Physical Medicine* 60, no. 3: 111-21.

[11] Pace, J. B. 1975. "Commonly Overlooked Pain Syndromes Responsive to Simple Therapy." *Postgraduate Medicine* 58: 107-13.

[12] Sola, A. E., and R. L. Williams. 1956. "Myofascial Pain Syndromes." *Journal of Neurology* 6: 91-95.

[13] Baker, B. A. 1986. "The Muscle Trigger: Evidence of Overload Injury." *Journal of Neurological and Orthopedic Medicine and Surgery* 7: 35-44.

[14] Cantu, R. I., and A. J. Grodin. 1992. *Myofascial Manipulation: Theory and Clinical Application.* Gaithersburg, MD: Aspen.

[15] Voss, D. E., M. K. Ionta, and B. J. Myers. 1985. *Proprioceptive Neuromuscular Facilitation.* 3rd ed. Philadelphia: Harper & Row.

[16] Lippitt, S., and F. Matsen. 1993. "Mechanisms of Glenohumeral Joint Stability." *Clinical Orthopedics and Related Research* 291: 20-28.

[17] Reynolds, M. D. 1981. "Myofascial Trigger Point Syndromes in the Practice of Rheumatology." *Archives of Physical Medicine Rehabilitation* 62: 111-14.

[18] Cailliet, R. 1966. *Shoulder Pain.* Philadelphia: F. A. Davis.

[19] Jonsson, B., and M. Hagberg. 1974. "The Effect of Different Working Heights on the Deltoid Muscle: A Preliminary Methodological Study." *Scandinavian Journal of Rehabilitation Medicine*, Suppl. 3: 26-32.

第六章

[1] Simons, D. G., J. G. Travell, and L. S. Simons. 1999. *Myofascial Pain and Dysfunction: The Trigger Point Manual.* Vol.1, Upper Body. 2nd ed. Baltimore: Lippincott Williams & Wilkins.

[2] Khan, K. M., J. L. Cook, J. E. Taunton, and F. Bonar. 2000. "Overuse Tendinosis—Tendinitis, Part 1: A New Paradigm for a Difficult Clinical Problem." *The Physician and Sportsmedicine* 28, no. 5: 38-48.

[3] Hwang, M., Y. K. Kang, J. Y. Shin, and D. Hwee. 2005. "Referred Pain Pattern of the Abductor Pollicis Longus Muscle." *American Journal of Physical Medicine & Rehabilitation* 84, no. 8: 593-97.

[4] Hwang, M., Y. K. Kang, and D. H. Kim. 2005. "Referred Pain Pattern of the Pronator Quadratus Muscle." *Pain* 116, no. 3 (August): 238-42.

[5] Kim, I. J., Y. K. Kang, D. H. Kim, M. Hwang. 2009. "Referred Pain Pattern of the Abductor Pollicis Brevis Muscle and Its Possible Mechanism." *Journal of Musculoskeletal Pain* 17: 350-57.

第七章

[1] Simons, D. G., J. G. Travell, and L. S. Simons. 1999. *Myofascial Pain and Dysfunction: The Trigger Point Manual.* Vol.1, Upper Body. 2nd ed. Baltimore: Lippincott Williams & Wilkins.

[2] Travell, J. G., and D. G. Simons. 1992. *Myofascial Pain and Dysfunction: The Trigger Point Manual.* Vol 2, Lower Body. Baltimore: Lippincott Williams & Wilkins.

[3] Long, C. 1956. "Myofascial Pain Syndromes, Part III: Some Syndromes of the Trunk and Thigh." *Henry Ford Hospital Medical Bulletin* 4: 22-28, 102-6.

[4] Muscolino, J. E. 2009. *The Muscle and Bone Palpation Manual with Trigger Points, Referral Patterns, and Stretching.* St. Louis: Mosby Elsevier.

[5] Epstein, S. E., L. H. Gerber, and J. S. Borer. 1979. "Chest Wall Syndrome: A Common Cause of Unexplained Cardiac Pain." *Journal of the American Medical Association* 241: 2793-97.

[6] Rubin, D. 1981. "An Approach to the Management of Myofascial Trigger Point Syndromes." *Archives of Physical Medicine Rehabilitation* 62: 107-10.

[7] Waslaski, J. 2012. *Clinical Massage Therapy: A Structural Approach to Pain Management.* Boston: Pearson.

[8] Lewit, K. 1991. *Manipulative Therapy in Rehabilitation of the Locomotor System*. 2nd ed. Oxford, England: Butterworth Heinemann.

[9] Bonica, J. J., and A. E. Sola. 1990. "Other Painful Disorders of the Upper Limb." In *The Management of Pain*, 2nd ed., edited by J. J. Bonica, J. D. Loeser, C. R. Chapman, et al. 947-58, 1114-133. Philadelphia: Lea & Febiger.

[10] Good, M. G. 1950. "The Role of Skeletal Muscles in the Pathogenesis of Diseases." *Acta Medica Scandinavica* 138: 285-92, 348-53.

[11] Chaitow, L., and S. Fritz. 2006. *A Massage Therapist's Guide to Understanding, Locating, and Treating Myofascial Trigger Points*. Edinburgh, Scotland: Churchill Livingstone Elsevier.

[12] Dobrik, I. 1989. "Disorders of the Iliopsoas Muscle and Its Role in Gynecological Diseases." *Journal of Manual Medicine* 4: 130-33.

[13] Porterfield, J. A. 1985. "The Sacroiliac Joint." In *Orthopaedic and Sports Physical Therapy*, vol. 2, edited by J. A. Gould III and G. J. Davies. St. Louis: Mosby.

[14] Jones, R. L. 2012. "An Introduction to the Anatomy of Pelvic Pain." In *Chronic Pelvic Pain and Dysfunction: Practical Physical Medicine*, edited by Leon Chaitow and Ruth Lovegrove Jones. NP: Elsevier Churchill Livingstone.

[15] Chaitow, L. 2006. "The Pelvic Floor Paradox." *Massage Today* 6, no. 12. www.massagetoday.com/mpacms/mt/article.php?id=13515.

[16] FitzGerald M. P., R. U. Anderson, J. Potts, C. K. Payne, K. M. Peters, J. Q. Clemens, et al. 2009. "Randomized Multicenter Feasibility Trial of Myofascial Physical Therapy for the Treatment of Urological Chronic Pelvic Pain Syndromes." *Journal of Urology* 182: 570-80.

[17] Kidd. R. 1988. "Pain Localization with the Innominate Upslip Dysfunction." *Manual Medicine* 3: 103-5.

[18] Lilius, H. G., and E. J. Valtonen. 1973. "The Levator Ani Spasm Syndrome: A Clinical Analysis of 31 Cases." *Annales of Chirurgiae et Gynaecologiae Fenniae* 62: 93-97.

[19] Chaitow, L., and R. L. Jones. 2012. *Chronic Pelvic Pain and Dysfunction: Practical Physical Medicine*. Edinburgh, Scotland: Churchill Livingston.

第八章

[1] Travell, J. G., and D. G. Simons. 1992. *Myofascial Pain and Dysfunction: The Trigger Point Manual*. Vol 2, Lower Body. Baltimore: Lippincott Williams & Wilkins.

[2] Crow, N. E., and B. G. Brodgon. 1959. "The 'Normal' Lumbosacral Spine." *Radiology* 72: 97.

[3] Sola, A. E. 1985. "Trigger Point Therapy." In *Clinical Procedures in Emergency Medicine*, edited by J. R. Roberts and J. R. Hedges. Philadelphia: W. B. Saunders.

[4] Simons, D. G., J. G. Travell, and L. S. Simons. 1999. *Myofascial Pain and Dysfunction: The Trigger Point Manual*. Vol. 1, Upper Body. 2nd ed. Baltimore: Lippincott Williams & Wilkins.

[5] Zohn, D. A. 1988. *Musculoskeletal Pain: Diagnosis and Physical Treatment*. 2nd ed. Boston: Little Brown and Company.

[6] Pace, J. B., and D. Nagle. 1976. "Piriformis Syndrome." *Western Journal of Medicine* 124: 435-39.

[7] Retzlaff, E. W., A. H. Berry, A. S. Haight, P. A. Parente, H. A. Lichty, D. M. Turner, A. A. Yezbick, J. S. Lapcevic, and D. J. Nowland. 1974. "The Piriformis Muscle Syndrome." *Journal of the American Osteopathic Association* 73: 799-807.

[8] Hallin, R. P. 1983. "Sciatic Pain and the Piriformis Muscle." *Postgraduate Medicine* 74: 69-72.

[9] Shordania, J. F. 1936. "Die chronischer Entzundung Musculus piriformis-die Piriformitis-eine der Ursachen von Kreuzschmerzen Frauen." *Die Medizinische Welt* 10: 999-1001.

[10] Rask, M. R. 1980. "Superior Gluteal Nerve Entrapment Syndrome." *Muscle Nerve* 3: 304-7.

[11] Thiele, G. H. 1937. "Coccygodynia and Pain in the Superior Gluteal Region." *Journal of the American Medical Association* 109: 1271-75.

[12] Lewit, K. 1985. "The Muscular and Articular Factor in Movement Restriction." *Manual Medicine* 1: 83-85.

第九章

[1] Travell, J. G., and D. G. Simons. 1992. *Myofascial Pain and Dysfunction: The Trigger Point Manual.* Vol 2, Lower Body. Baltimore: Lippincott Williams & Wilkins.

[2] Waslaski, J. 2012. *Clinical Massage Therapy: A Structural Approach to Pain Management.* Boston: Pearson.

[3] Muscolino, J. E. 2009. *The Muscle and Bone Palpation Manual with Trigger Points, Referral Patterns, and Stretching.* St. Louis: Mosby Elsevier.

第十章

[1] Travell, J. G., and D. G. Simons. 1992. *Myofascial Pain and Dysfunction: The Trigger Point Manual.* Vol 2, Lower Body. Baltimore: Lippincott Williams & Wilkins.

[2] Jeyaseelan, N. 1989. "Anatomical Basis of Compression of Common Peroneal Nerve." *Anatomischer Anzeiger* 169: 49-51.

[3] Reynolds, M. D. 1981. "Myofascial Trigger Point Syndromes in the Practice of Rheumatology." *Archives of Physical Medicine Rehabilitation* 62: 111-14.

[4] Werner, R. 2013. *A Massage Therapist's Guide to Pathology.* 5th ed. Philadelphia: Wolters Kluwer Health/ Lippincott Williams & Wilkins.

[5] Morton, Dudley J. 1935. *The Human Foot: Its Evolution, Physiology, and Functional Disorders.* New York: Columbia University Press.

第十一章

[1] Waslaski, J. 2012. *Clinical Massage Therapy: A Structural Approach to Pain Management.* Boston: Pearson.

[2] Myers, T. W. 2001. *Anatomy Trains: Myofascial Meridians for Manual and Movement Therapists.* Edinburgh, Scotland: Churchill Livingstone.

第十二章

[1] Simons, D. G., J. G. Travell, and L. S. Simons. 1999. *Myofascial Pain and Dysfunction: The Trigger Point Manual.* Vol. 1, Upper Body. 2nd ed. Baltimore: Lippincott Williams & Wilkins.

[2] Jacobson. 1964. *Anxiety and Tension Control: A Physiological Approach.* Philadelphia: J. B. Lippincott.

[3] Jacobson. 1967. *Biology of Emotions.* Springfield, Illinois: Charles C. Thomas.

[4] Jacobson, E. 1929. *Progressive Relaxation.* 1st ed. Chicago: University of Chicago.

[5] Jacobson, E. 1938. *Progressive Relaxation.* 2nd ed. Chicago: University of Chicago.

[6] Jacobson. 1970. *You Must Relax.* New York: McGraw-Hill.

[7] Wolpe, J. 1958. *Psychotherapy by Reciprocal Inhibition.* Stanford, CA: Stanford University Press.

[8] Frankl, V. E. 1984. *Man's Search for Meaning: An Introduction to Logotherapy.* New York: Simon & Schuster.

[9] Frankl, V. E. 1988. *The Will to Meaning: Foundations and Applications of Logotherapy.* New York: Meridian.

[10] Malleson, N. 1959. "Panic and Phobia: A Possible Method of Treatment." *Lancet* 1: 225-27.

后记

[1] Wise, D., and R. Anderson. 2003. Headache in the Pelvic: *A New Understanding and Treatment for Prostatitis and Chronic Pelvic Pain Syndromes.* Occidental, CA: National Center for Pelvic Pain Research.

[2] Wise, D. 2010. *Paradoxical Relaxation: The Theory and Practice of Dissolving Anxiety by Accepting It.* Occidental, CA: National Center for Pelvic Pain Research.